IAN WHITE

Glückliche
Gesunde
Kinder

GESUNDHEIT & ENTWICKLUNG

IAN WHITE

Glückliche Gesunde Kinder

Vom Kinderwunsch bis in die Schulzeit mit Australischen Busch-Blütenessenzen

Aus dem Englischen übersetzt von
Karl Friedrich Hörner

© Verlag Gesundheit & Entwicklung GmbH
Unterstadt 23 ◆ 8201 Schaffhausen ◆ Schweiz
Telefon +41 (0)52 624 83 10 ◆ Telefax +41 (0)52 624 83 11
www.g-e.ch

ISBN 978-3-9523872-1-4

1. Auflage 2012
Titel der englischen Originalausgabe:
Happy Healthy Kids
© 2009 Ian White
Allen & Unwin, Crows Nest, NSW 2065, Australien

Übersetzung und Bearbeitung: Karl Friedrich Hörner
Umschlaggestaltung unter Verwendung von © www.123rf .com - #10637611
und © Beta-Artworks - Fotolia.com: Annette Wagner
Satz: Sebastian Carl, D-83123 Amerang
Druck und Bindung: AZ Druck und Datentechnik GmbH, Kempten
Gedruckt in Deutschland

Alle in diesem Buch enthaltenen Angaben, Vorschläge, Daten, Ergebnisse etc. wurden vom Autor nach bestem Wissen erstellt und mit größtmöglicher Sorgfalt geprüft. Gleichwohl sind inhaltliche Fehler nicht gänzlich auszuschließen. Daher erfolgen alle Angaben etc. ohne jegliche Haftung oder Garantie des Verlages oder des Autors.

Die in diesem Buch empfohlenen Mittel und Methoden sind kein Ersatz für eine ärztliche Abklärung oder Behandlung. Verlag und Autor empfehlen, bei ernsthaften gesundheitlichen Störungen unbedingt medizinischen Rat einzuholen. Die Anwendung der Blütenessenzen dient der energetischen Harmonisierung und ersetzt keine Medikamente.

Inhalt

Danksagungen

An erster Stelle möchte ich Maggie Hamilton im Hause Allen & Unwin danken: Sie gab den Anstoß zu diesem Buch, bewegt von dem leidenschaftlichen Wunsch, dass möglichst vielen Kindern und ihren Familien mit Busch-Blütenessenzen geholfen werde. Ich danke auch Angela Rossmanith, die eine ähnliche Vision dieses Buches bewegte, für alle ihre Unterstützung, hilfreichen Vorschläge und ihre Weisheit.

Ich bin allen Menschen sehr dankbar, die so freundlich Zeit und Mühe aufgewendet haben, mir ihre Berichte und Fallgeschichten zu schicken, sowie allen Seminarteilnehmer(inne)n, die ihre Geschichten und Erfahrungen offen mitteilten. Danke auch Sal McGowan und Gai Hoole in meinem Büro; sie trugen alle diese Fallgeschichten akribisch zusammen.

Am wichtigsten aber ist mir ein riesiges Dankeschön an meine wunderbare Frau Jane Rosenson, die mir die Erlaubnis, Zeit und Raum gab, dieses Buch zu schreiben – ganz zu schweigen von ihrer ungeheuren und unbezahlbaren Liebe und Unterstützung während aller Phasen dieses Projekts.

Vorwort

Den Australischen Busch-Blütenessenzen habe ich viel zu verdanken. Hätte ich nicht vor einigen Jahren ein Seminar von Ian White über Blütenessenzen besucht, wäre ich heute wohl kaum auf diesem Gebiet verlegerisch tätig. Das Kennenlernen dieser Blütenessenzen eröffnete mir eine gänzlich neue Welt – eine stärker wahrgenommene Verbundenheit mit der Erde, ein größeres Verantwortungsbewusstsein für meine eigene Gesundheit und mehr Bereitschaft, emotionalen Themen Aufmerksamkeit zu schenken.

Durch unser fortwährendes Erkunden der Verbindungen zwischen Seele, Körper und Geist nähern wir uns erst jetzt einem Verständnis der engen Zusammenhänge zwischen emotionalen Unausgeglichenheiten und körperlichen Erkrankungen. Heute wissen wir, dass Kinder, die körperlich und seelisch glücklich und gesund sind, einen beträchtlichen Vorsprung auf ihrem Weg ins Erwachsenenleben haben. Der Einsatz von Australischen Busch-Blütenessenzen kann in diesem Prozess eine unschätzbare Rolle spielen.

Dass die Australischen Busch-Blütenessenzen heute in mehr als vierzig Ländern rund um den Globus erhältlich sind, ist wahrlich ein bemerkenswerter Erfolg; im Laufe der vergangenen zwei Jahrzehnte haben Hunderttausende von Erwachsenen und Kindern von den Essenzen profitiert. In Weißrussland wurde die Blütenessenzen-Kombination *Electro Essence* Kindern gegeben, die nach dem Desaster von Tschernobyl stark durch radioaktive Strahlung kontaminiert wurden. Innerhalb von nur zwei Wochen sanken ihre Strahlungsmengen um durchschnittlich dreiundvierzig Prozent.

Ian widmet sich weiterhin seinem Lebenswerk, den Australischen Busch-Blütenessenzen, und entdeckt immer weitere heilende Eigenschaften, die unseren Bedürfnissen im 21. Jahrhundert entsprechen. Es ist wunderbar, dass wir diesen kostbaren und heilsamen Schatz haben, der es uns in die Hände legt, diese Möglichkeiten für unsere Kinder auszuprobieren.

Maggie Hamilton,
Verlegerin der Reihe *Inspired Living*, Allen & Unwin

Einführung

Die Australischen Busch-Blütenessenzen sind ein völlig sicheres, einfaches und äußerst wirksames Behandlungssystem, das dazu beitragen kann, Sie zu emotionaler, spiritueller und mentaler Harmonie zu führen. Ihre heilende Kraft beruht auf der zeitlosen Weisheit, dass das Geschenk der Heilung eintritt, wenn das emotionale Gleichgewicht wiederhergestellt ist – denn das meiste körperliche Erkranken ist die Folge von emotionalem Ungleichgewicht. Busch-Blütenessenzen wirken bei Kindern äußerst rasch, da Kinder weniger emotionale Blockaden haben als Erwachsene.

Blütenessenzen werden hergestellt, indem man die heilende Eigenschaft aus dem am höchsten entwickelten Teil einer Pflanze extrahiert, aus ihren Blüten. Alte Überlieferungen zeigen, dass bereits die Ägypter vor mehr als dreitausend Jahren den Tau von Blüten sammelten, um emotionale Unausgeglichenheiten zu behandeln. Die Ureinwohner Australiens verwendeten ebenfalls seit langem Blüten zur Behandlung von emotionalem Ungleichgewicht. Sie sammelten den Tau oder aßen die ganze Blüte, um die Heilenergie einer Pflanze aufzunehmen. Die frühen europäischen Siedler berichteten, dass sich die hiesigen Aborigines, wenn sie erkrankten, selbst behandelten, indem sie Waratah-Blüten einige Stunden lang auf Wasser legten und dieses anschließend tranken.

Die frühesten schriftlichen, europäischen Aufzeichnungen über die Anwendung von Blütenessenzen stammen von der Äbtissin Hildegard von Bingen im 12. Jahrhundert und von Paracelsus, dem berühmten Arzt, Alchemisten und Kräuterheilkundigen im 16. Jahrhundert. Beide bereiteten Arzneien aus Blütentau, um emotionale Probleme und körperliche Leiden ihrer Patienten zu heilen. Auch in Asien, Indien und Südamerika ist die Verwendung von Blütenessenzen seit vielen Jahrhunderten weit verbreitet.

Im Laufe des 19. Jahrhunderts wandelte sich besonders in der westlichen Welt die Einstellung zu Gesundheit und Heilung, da der Körper zunehmend als eine reparaturbedürftige Maschine betrachtet wurde denn als ein komplizierter lebendiger Organismus, der Liebe, Nahrung und Pflege braucht. Die emotionalen und spirituellen Aspekte des Wohlbefindens wurden ebenfalls weitgehend ignoriert. So schwand das Wissen über die heilende Kraft von Blütenessenzen. Selbst die australischen Aborigines schienen einiges von ihrem Wissen über die Heilkräfte der Blütenessenzen zu verlieren.

Dass Blütenessenzen in den 1930er Jahren wieder in Gebrauch kamen, ist dem walisischen Arzt und Homöopathen Dr. Edward Bach zu verdanken. Seine "Bach-Blütenessenzen", zum größten Teil aus den Blüten von in England wild wachsenden Pflanzen gewonnen, entwickelten sich zu einer überaus beliebten und weit verbreiteten Behandlungsform. Wie Hippokrates, Paracelsus, Hahnemann und andere große Heiler glaubte auch Bach, dass gute Gesundheit das Ergebnis von emotionaler, spiritueller und mentaler Harmonie ist. Er beobachtete, dass Krankheiten seiner Patienten heilten, wenn er deren psychologische Unausgeglichenheiten behandelte.

In meiner Familie praktizieren wir die Pflanzenheilkunde in Australien seit fünf Generationen. Meine Großmutter und meine Urgroßmutter gehörten zu den ersten nichteingeborenen Australiern, die sich ernsthaft mit den medizinalen Eigenschaften unserer australischen Pflanzen befassten. Ich wuchs in Terrey Hills auf, im Buschland von Neusüdwales; wir wohnten gleich neben meiner Großmutter. Als kleiner Junge verbrachte ich so viel Zeit wie möglich damit, ihr bei der Herstellung von Pflanzenauszügen und Tinkturen zu helfen und sie auf ihren regelmäßigen Wanderungen ins Buschland zu begleiten. Dabei machte sie mich auf bestimmte Pflanzen und Bäume aufmerksam und sprach mit mir über ihre heilenden Wirkungen. Schon damals entwickelte ich eine tiefe Wertschätzung für die große Heilkraft der australischen Pflanzenwelt.

Seit Mitte der 1980er Jahre habe ich jene Familientradition – das Behandeln mit australischen Heilpflanzen – fortgeführt, mich dabei jedoch darauf konzentriert, die emotionalen und spirituellen Heilwirkungen unserer Flora herauszuarbeiten.

Die von mir entwickelten Australischen Busch-Blütenessenzen tragen die lange Tradition des Heilens mit Blütenessenzen weiter. Auf dem Kontinent Australien gibt es mehr blühende Pflanzen als irgendwo sonst auf der Erde, und Botaniker sagen, dass die ersten Blütenpflanzen überhaupt in Australien gewachsen seien. Die Flora Australiens ist überwältigend farbenprächtig, vor allem reich an Rot- und Violett-Tönen, und weist einzigartige, uralte Formen auf. Australien ist eines der physisch und psychisch am wenigsten verschmutzten Länder, und es besitzt eine uralte, kraftvolle Energie. Seine Pflanzenwelt spiegelt diese starke Energie wider, und Blütenessenzen, die aus den Pflanzen dieses Landes gewonnen werden, tragen diesen Geist und seine Vitalität in sich.

Busch-Blütenessenzen sind dank ihrer außerordentlichen Heilkräfte inzwischen weltweit bekannt und geschätzt. Es ist großartig, dass jeder sie anwenden kann. Als Mutter oder Vater brauchen Sie nicht medizinisch oder naturheilkundlich ausgebildet zu sein, um zu erkennen, dass Ihr Kind unter einem schwachen Selbstwertgefühl, Unsicherheit oder Traurigkeit leidet. Zudem sind die Essenzen sanft und haben keine Nebenwirkungen, damit eignen sie sich perfekt zum Haus- und Heilmittel für Kinder und Babys.

Heute werden die Australischen Busch-Blütenessenzen überall auf unserem Planeten von Familien und Behandlern sowie in Kliniken und Krankenhäusern verwendet. Sie haben große Wertschätzung erlangt und einen wunderbaren Ruf erworben, da sie vollkommen sicher sind, unglaublich rasch wirken und eindrucksvolle Resultate erzielen – nicht nur auf den emotionalen und spirituellen Ebenen, sondern auch auf der physischen Ebene.

Busch-Blütenessenzen werden auch im Bereich der Kosmetik verwendet, sie werden mit Aromatherapie kombiniert, in Massageöle und Duftöle gegeben und in Klassenzimmern versprüht, um die Lernfähigkeit der Kinder zu steigern und ihren Stress bei Prüfungen und Klassenarbeiten zu mindern. Landschaftsarchitekten beziehen die Pflanzen, aus denen Busch-Blütenessenzen gewonnen werden, in ihre Pläne ein, um die Heilkräfte und harmonisierenden Eigenschaften der Blütenessenzen in die unmittelbare Umgebung ihrer Kunden zu integrieren. In Europa und Südamerika werden Busch-Blütenessenzen in Krankenhäusern als brauchbare, effektive und sichere Alternative zur Hormonsubstitutionstherapie verwendet – ohne deren gesteigertes Risiko von Brust- oder Gebärmutterhalskrebs und erhöhten Cholesterinspiegel. *Emergency Essence* wird in Kreißsälen als Unterstützung bei Entbindungen versprüht. Waisenhäuser in Brasilien, denen wir unsere Blütenessenzen spenden, geben diese in die Speisen und Getränke der Kinder. In Tierauffangstationen werden sie verletzten Tieren verabreicht. Angehörige des internationalen Flug- und Kabinenpersonals verwenden sie, um negative Auswirkungen von Flugreisen auszuschalten. Das Spektrum der Busch-Blütenessenzen ist grenzenlos.

Es gehört zu den herausragenden Eigenschaften der Busch-Blütenessenzen, dass man sie leicht mit allen anderen Heilweisen kombinieren kann – mit Homöopathie, allopathischer Medizin, Akupunktur, Massage, Beratungen oder chiropraktischen Behandlungen. Wenn Sie oder Ihr Kind irgendwelche Medikamente einnehmen, können Sie unbesorgt zusätzlich mit Busch-Blütenessenzen behandeln.

Ob Sie als Eltern, Großeltern, Verwandte, Freunde der Familie oder Behandler damit zu tun haben: Die Australischen Busch-Blütenessenzen bieten Ihnen eine wunderbare Möglichkeit, die Ihnen anvertrauten Kinder darin zu unterstützen, ihr höchstes Potenzial zu erreichen. Seit die Australischen Busch-Blütenessenzen Mitte der 1980er Jahre erhältlich wurden, sind sie im Einsatz und werden verwendet, um Kindern Heilung auf allen Ebenen zu vermitteln. Sie tragen dazu bei, dass Menschenkinder Engeln etwas ähnlicher werden. Kann es einen besseren Weg ins Leben geben?

Ich wünsche jedem Haushalt, dass er Australische Busch-Blütenessenzen zur Verfügung hat, so dass alle Familienmitglieder eine bessere Lebensqualität genießen können. Vor allem aber hege ich den Wunsch, dass Kinder mit Busch-Blütenessenzen aufwachsen können, so dass sie ihre Herzen geöffnet halten und den Mut, die Stärke und die Begeisterung haben, ihren Zielen und Träumen zu folgen.

Ich bin sicher, dass die Australischen Busch-Blütenessenzen von großem Nutzen für Sie sein werden – und für die Kinder, die Sie lieben.

Ian White

Gebrauchsanleitung

Dies ist ein Buch für den praktischen Gebrauch, das Sie, wie ich hoffe, regelmäßig aufschlagen und zu Rate ziehen werden. Wie Sie die darin enthaltenen Informationen nutzen können, erfahren Sie in der nun folgenden, leicht verständlichen Anleitung.

Kapitel 1 ist ein Überblick über die Australischen Busch-Blütenessenzen und die Geschichte und Philosophie, die hinter ihnen stehen. Im späteren Verlauf des Buches werden Sie weitere Informationen dazu finden, und zwar in Abschnitten der Kapitel 2 bis 10, die von den verschiedenen Phasen im Leben Ihres Kindes handeln, von vor der Zeugung über die vorgeburtliche Entwicklung und die Geburt bis in die ersten Jahre.

Kapitel 11 zeigt eine sehr nützliche numerologische Methode, die ich seit vielen Jahren anwende, um Einblick in den Charakter eines Kindes zu erlangen.

In den Kapiteln 12 und 13 finden Sie Anleitungen, wie die geeigneten Essenzen auszuwählen und anzuwenden sind, sowie Einzelheiten zur Dosierung und über Bezugsquellen.

Kapitel 14 enthält eine detaillierte, alphabetisch sortierte Liste von Beschwerden und Symptomen sowie der Blütenessenzen, die sich als die zur Behandlung wirksamsten bewährt haben.

Kapitel 15 und 16 am Ende des Buches bringen weitere, genauere Details über jede Einzel-Essenz und alle Essenzen-Kombinationen. Der farbige Teil enthält Fotos der Blüten, aus denen die Essenzen gewonnen werden.

Über das ganze Buch finden Sie zahlreiche Fallgeschichten, Tipps zur Arbeit mit bestimmten Problembereichen, Empfehlungen speziell für Eltern und kleine praktische Hinweise, die ich im Laufe der Jahre als nützlich erkannt habe.

Eine Reihe von Beschwerden und Symptomen werden Sie mit einem Sternchen (*) markiert finden. Diese Sternchen zeigen an, dass in Kapitel 14 weiterführende Informationen zu diesem Thema sowie zu den jeweils gebräuchlichsten Essenzen stehen.

Anhand der über 170 Einträge im Stichwortverzeichnis können Sie leicht und rasch feststellen, wo im Buch das jeweilige Thema oder Symptom ausführlicher besprochen wird.

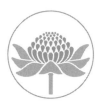

1

WIE DIE AUSTRALISCHEN BUSCH-BLÜTENESSENZEN WIRKEN

Busch-Blütenessenzen helfen, jegliche emotionalen und spirituellen Blockaden aufzulösen, die Sie haben könnten. Körperliche Krankheit oder Leiden ist ein Anzeichen für ein gestörtes Gleichgewicht. Dieses Ungleichgewicht zeigt sich zuerst auf der emotionalen oder spirituellen Ebene, und wenn es nicht beachtet wird, verschafft es sich Ausdruck im physischen Körper.

Seit Tausenden von Jahren wussten Praktiker der chinesischen und der ayurvedischen Medizin, dass sich bestimmte Emotionen auf bestimmte Teile des Körpers auswirken. So wird Zorn beispielsweise mit der Leber assoziiert, Angst hingegen mit den Nieren. Busch-Blütenessenzen fördern die Heilung und stellen das Wohlbefinden wieder her, indem sie helfen, negative Emotionen und Gedanken aufzulösen und loszulassen, und Ihr Wesen mit positiven Empfindungen wie Liebe, Freude, Mitgefühl und Mut erfüllen.

Wenn Sie Ärger haben oder durch eine Lebenskrise gehen, werden Busch-Blütenessenzen Ihnen helfen, aufmerksam zu sein und auf Ihre innere Stimme zu hören, Ihre Gefühle und Erfahrungen aufzuarbeiten und sich rascher zu erholen.

AUSTRALISCHE BUSCH-BLÜTENESSENZEN IN AKTION

Das Besondere an den Busch-Blütenessenzen ist, dass sie die Ursache eines Problems ansprechen und auflösen, anstatt nur Symptome zu behandeln. Dies zeigt ein Beispiel von Kindern in verschiedenen brasilianischen Waisenhäusern, denen meine Firma Blütenessenzen stiftet. Die Kinder erkrankten durchschnittlich sechs- oder siebenmal im Jahr an Bronchitis. Nach zwölf Monaten der Einnahme von Blütenessenzen, die bei Trauer, Traurigkeit und Verlassensein angezeigt sind – alles Emotionen, die die Lungen und Atemwege beeinträchtigen –, sank die Erkrankungshäufigkeit auf weniger als eine Bronchitis pro Kind und Jahr.

Je größer die Kreise werden, in denen Busch-Blütenessenzen zur Anwendung kommen, desto mehr Schilderungen und Berichte von ihrer heilenden Wirkung bei Kindern erhalten wir. Das Internationale Grüne Kreuz stellte fest, dass die Blütenessenzen-Kombinationen *Electro Essence* die effektivste Behandlung sei, um die nukleare Bestrahlung der Kinder in Weißrussland abzubauen, die nach dem Reaktorunglück von Tschernobyl die höchsten Strahlungsmengen aufgenommen haben. *Electro Essence* reduzierte das Maß ihrer Verstrahlung innerhalb von zwei Wochen um durchschnittlich dreiundvierzig Prozent, also um doppelt so viel wie die bis dahin beste Behandlung.

Bei den drei Jungen und meinem Mann habe ich erlebt, wie schön es ist, ein sanftes Mittel aus dem Küchenschrank nehmen und ein Problem behandeln zu können, sobald es sich zeigt. Das ist viel besser, als zu warten, bis die Sache schlimm genug ist, um den Arzt aufzusuchen (z.B. bei Ohrenschmerzen, Halsweh, Bindehautentzündung etc.). Man muss seinen Tag nicht umorganisieren, um zum Arzt zu fahren, ewig lang in einem Wartezimmer voll kranker Leute sitzen und schließlich eine eventuell belastende medikamentöse Behandlung verschrieben zu bekommen. Stattdessen lernen wir als Familie mehr über Naturheilkunde und dabei auch die Natur selbst mehr zu schätzen. Die Australischen Busch-Blütenessenzen sind für uns etwas ganz besonders Besonderes, da wir selbst im Buschland leben und sehen, dass viele von den Heilpflanzen in unserer Umgebung wachsen.

Jenny Hill, Neusüdwales, Australien

In meinen Seminaren und Workshops frage ich die Teilnehmer(innen), ob jemand schon als Kind oder Jugendlicher von seinen Eltern Blütenessenzen erhalten habe. Auch wenn es noch recht ungewöhnlich ist, jemanden zu finden, der diesen Vorzug genossen hat, sind sich doch alle darüber einig, wie viel leichter es in ihrer Kindheit gewesen wäre, wenn Blütenessenzen zur Verfügung gestanden und ihnen in schwierigen Zeiten geholfen hätten. Deshalb freue ich mich besonders, wenn ich heute von Kindern höre, die in Familien aufwuchsen, in denen Blütenessenzen verwendet wurden. Die Fälle im vorangegangenen und im folgenden Absatz illustrieren, wie einfach Busch-Blütenessenzen ins tägliche Leben integriert wurden und sich zu wichtigen Elementen für das Wohlbefinden in diesen Familien entwickelten.

Mein zweijähriger Sohn Finlay kam seit dem Augenblick seiner Geburt mit den Australischen Busch-Blütenessenzen in Berührung. *Boab* und *Fringed Violet* waren die ersten Essenzen seines Lebens *(nach* der Geburt!). Heute brauche ich nur leicht an das Fläschchen zu tippen, und schon sagt er "Aaahh!" und öffnet den Mund. Ich fühle mich so geehrt, an dieser Genialität der Natur teilzuhaben und zu beobachten, wie die Busch-Blütenessenzen sich so gut mit den Energien der Kinder von heute verbinden. Ich freue mich jetzt schon darauf, eines Tages meine vielfältigen Erfahrung mit den Australischen Busch-Blütenessenzen an meine Kinder weiterzugeben. So können auch sie die erstaunliche Verbundenheit mit Mutter Erde und das Heilen an sich selbst und von anderen Menschen erleben.

Sarah O'Brien, Westaustralien

Über das ganze Buch verteilt werden Sie viele weitere Geschichten und Fallstudien finden, die zeigen, wie wirksam die Busch-Blütenessenzen bei werdenden Müttern, bei Babys und Kindern wirken.

Ich hatte das Glück, die Australischen Busch-Blütenessenzen zu kennen und sie bei meiner Tochter – seit der Zeit, bevor ich sie empfing, während der ganzen Schwangerschaft, bei der Entbindung und während meiner Erholung von der Geburt – anwenden zu können. Ich gebrauche die Blütenessenzen regelmäßig und mit großartigem Erfolg bei meiner Tochter Charlotte. Da ich sie so häufig und in den verschiedensten Situationen einsetze, möchte ich sie nicht mehr missen. Sie sind ein ganz besonderes Geschenk für uns, das wir für uns selbst und unsere Kinder nutzen. Oft wurde ich darauf angesprochen, was für ein wunderhübsches, ruhiges und zufriedenes Baby Charlotte doch sei, und dass man selten solch ein Kind gesehen hätte. Wir bekommen oft zu hören, was für ein Glück wir haben. Ich glaube nicht wirklich, dass nur ein Glücksfall der Grund ist, warum Charlotte so ist, wie sie ist, sondern die Verbindung unserer Anwendung von Busch-Blütenessenzen und anderer ganzheitlicher Optionen, für die wir uns entschieden haben. Dank der Blütenessenzen hatten wir wundervolle achtzehn Monate mit Charlotte und freuen uns darauf, die Blütenessenzen in unserer Familie auch in den kommenden Jahren weiter zu verwenden.

Kim Mann, Neusüdwales, Australien

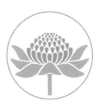

2

VORBEREITUNG
AUF DIE SCHWANGERSCHAFT

Die Entscheidung für die Elternschaft ist ein bedeutender Schritt. Wenn Sie und Ihr/e Partner/in sich auf die Elternschaft vorbereiten, machen Sie sich vermutlich Gedanken über den richtigen Zeitpunkt für die Empfängnis. Vielleicht zweifeln Sie auch ein wenig und fragen sich, ob Sie beide wirklich bereit sind, die Verantwortung der Elternschaft auf sich zu nehmen, oder ob Ihre Beziehung für die Zeit der Schwangerschaft und die vor Ihnen liegenden Jahre stark genug ist.

Wenn Sie sich dazu entschließen, schwanger zu werden, ist es am besten, sich vor der Empfängnis gute zwei bis drei Monate Zeit zu nehmen. Diese Vorbereitungszeit dient der körperlichen und emotionalen Stärkung, von der Sie und Ihr Baby später profitieren werden.

Die Auswirkungen von Stress, Umweltverschmutzung und Lebensweise können ihren Tribut fordern, deshalb ist eine gute und gesunde Ernährungs- und Lebensweise wichtig. Busch-Blütenessenzen spielen hierbei eine wichtige Rolle und helfen Ihnen, Ihre Gesundheit in dieser Phase zu optimieren.

MACHEN SIE SICH BEREIT

Wie Sie an eine Schwangerschaft und die folgende Elternschaft denken, kommen vielleicht Unsicherheit und ein mulmiges Gefühl auf. Möglicherweise zweifeln Sie an Ihrer Fähigkeit, diese Aufgabe zu bewältigen, oder stellen in Frage, dass Sie kompetente Eltern sein werden. Doch machen Sie sich keine Sorgen: Solche Zweifel sind weit verbreitet. In dieser Phase sollten Sie Ihr Selbstvertrauen aufbauen, so dass Sie positiv bestärkt sind und sich darauf freuen, ein Kind aufzuziehen.

Einer der Gründe, warum Sie angesichts einer Schwangerschaft vielleicht Zweifel haben, ist die Tatsache, dass etwas Unbekanntes auf Sie zukommt und dass Sie viele Entscheidungen treffen müssen. Doch Sie besitzen alle Voraussetzungen, um gute Entscheidungen zu treffen. Deshalb empfehle ich Frauen, in der Zeit, in der sie sich auf die Mutterschaft vorbereiten, ihre Intuition aufzubauen. Wenn Sie sich Zeit für sich nehmen und etwas langsamer treten, nehmen Sie Ihr Inneres allmählich deutlicher wahr. Ihre Intuition ist Ihr Bauchgefühl. Wenn Sie auf Ihre Intuition hören und ihr vertrauen, kann sie Ihnen ein Führer sein und Ihnen zum Beispiel dabei helfen, den richtigen Zeitpunkt für Ihre Schwangerschaft zu finden, und insbesondere wahrzunehmen, wann Ihre fruchtbarsten Tage sind. *Bush Fuchsia* wird Sie dabei unterstützen, denn diese Blütenessenz ist spezifisch für Intuition und hilft Ihnen, Ihre innere Stimme wahrzunehmen. *Bush Fuchsia* finden Sie in *Calm and Clear Essence,* in *Woman Essence* und in *Cognis Essence.*

Zeit für ein zweites Kind?

Wir wollten uns über die beste Zeit für ein zweites Kind sicher sein, und so nahm ich erfolgreich *Bush Fuchsia* zu Hilfe, um zu erkennen, wann unsere kleine Familie für Zuwachs bereit wäre.

Maria Martinez, Argentinien

ZEIT, GESUND ZU WERDEN

Bei der Zeugung geht es buchstäblich darum, ein Kind zu machen. Die Gesundheit Ihres Babys hängt also von der Qualität Ihrer Ei- und Samenzellen ab. Sie können einige sehr wichtige Schritte unternehmen um sicherzustellen, dass Sie und Ihr Partner vor der Zeugung so gesund wie möglich sind.

Es ist Ihrer Gesundheit zuträglich, wenn Sie Ihren Körper von Giftstoffen befreien – von physischen ebenso wie von emotionalen. Jedes Organ Ihres Körpers reagiert auf bestimmte Emotionen. Indem Sie ein Organ reinigen, setzen Sie auch jegliche Emotion frei, die dieses Organ gespeichert hat. Angenommen, Ihre Nieren speichern Angst, so setzt eine Nierenreinigung auch Ängste frei, die vielleicht schon seit Jahren dort festsitzen. Ihre Leber hingegen speichert Ärger; indem Sie sie reinigen, lassen Sie auch Ärger und Groll frei, die Sie vielleicht im Laufe der Zeit angesammelt haben. *Purifying Essence* ist hierbei sehr nützlich. Diese Kombination dient der körperlichen und emotionalen Entgiftung Ihrer Haupt-Ausscheidungsorgane: dem Dickdarm (Festhalten), den Nieren (Angst), der Leber (Zorn und

Groll) sowie dem Lymphsystem. Damit befreien Sie sich selbst und Ihr Baby von all dem physischen und emotionalen Ballast, den Sie mit sich herumgetragen haben.

Purifying Essence ist sehr stark und beseitigt allen toxischen Abfall der Vergangenheit aus Ihrem Körper, gleichgültig, wie lange Sie schon damit belastet sind. Haben Sie beispielsweise früher geraucht, so sind in Ihrem Körper immer noch Giftstoffe aus Ihren Raucherjahren vorhanden. Ich habe Menschen kennengelernt, die seit mehr als fünfzehn Jahren nicht mehr geraucht hatten, doch nachdem sie *Purifying Essence* genommen haben, ist Nikotin aus den Fingern gekommen, mit denen sie ihre Zigaretten zu halten pflegten. Andere Menschen konnten sich mit Hilfe von *Purifying Essence* der Narkosemittel entledigen, die nach Operationen – oft schon jahrelang – in ihrem Körper eingelagert waren.

Idealerweise würde ich Ihnen und Ihrem Partner empfehlen, einen Monat lang morgens beim Aufstehen und abends vor dem Schlafengehen je 7 Tropfen *Purifying Essence* zu nehmen. In dieser Zeit sollten Sie sich ausgeglichen und gesund ernähren, viel lebendige Lebensmittel wie Obst und Gemüse und weniger abgepackte und industriell verarbeitete Nahrungsmittel zu sich nehmen und künstliche Farb- und Konservierungsstoffe meiden.

Brechen Sie mit alten Gewohnheiten und Süchten

Der Zeitpunkt ist gut gewählt, um Drogen aus dem Körper zu eliminieren. Jetzt ist der passende Moment, um mit Gewohnheiten wie Rauchen oder zu hohem Alkohol- oder Koffeinkonsum zu brechen. Schließlich möchten Sie für eine Schwangerschaft und Elternschaft bei bestmöglicher Gesundheit sein.

Es gibt drei spezielle Busch-Blütenessenzen, die Ihnen helfen werden, schlechte Gewohnheiten und Süchte aufzugeben; meist werden sie miteinander kombiniert eingenommen:

- *Monga Waratah* gibt Ihnen ein Gefühl von Ihrer eigenen Stärke und wird Ihnen helfen zu erkennen, dass Sie von der suchtbildenden Substanz unabhängig werden können.
- *Bottlebrush* hilft Ihnen, die Gewohnheit selbst zu durchbrechen.
- *Boronia* ist gut gegen den zwanghaften Aspekt der Sucht; wenn Sie zum Beispiel die ganze Zeit ans Rauchen denken, obwohl Sie es bereits aufgegeben haben. Dies gilt auch bei Kaffeeabhängigkeit.

Nehmen Sie diese Blütenessenzen-Mischung mindestens drei Wochen lang; sie wird Ihnen helfen, die Gewohnheit des Suchtverhaltens hinter sich zu lassen. Ich würde Ihnen empfehlen, die Mischung als Erstes am Morgen und als Letztes vor dem Schlafengehen einzunehmen, darüber hinaus jederzeit, wenn Sie ein starkes Verlangen haben. Wenn Sie drei Wochen lang keinen Kaffee oder Alkohol trinken, oder keine Zigarette rauchen, dann wird dieses neu erlernte Verhalten zur Gewohnheit – und Sie haben es geschafft! Denn alles, was Sie 21 Tage lang tun, wird zu einer neuen Gewohnheit – und alles, was Sie 21 Tage lang *nicht* oder nicht mehr zu tun, ebenfalls.

Ohne es vielleicht zu bemerken, nehmen wir oft Gewohnheiten an, um emotionalen Schmerz* zu verdecken. Die Wurzeln solchen emotionalen Schmerzes könnten bis in die Kindheit zurück reichen, in der Sie beispielsweise gehänselt oder schikaniert wurden, oder kein glückliches Zuhause erleben durften. Vielleicht ist Ihr geliebtes Haustier gestorben und es brach Ihnen das Herz, oder die beste Freundin ist weggezogen und in eine andere Schule gekommen. Emotionalen Schmerz erleiden wir im Laufe des Lebens immer wieder – wenn wir enttäuscht oder verraten werden, wenn wir Menschen verlieren, die uns nahestanden, oder wenn wir durch eine Trennung oder Scheidung gehen. Um uns von dem Schmerz abzulenken oder uns ein wenig besser zu fühlen, greifen wir möglicherweise zur Zigarette oder zur Flasche, oder wir suchen unsere Zuflucht in einem anderen Suchtverhalten.

Wenn wir eine Abhängigkeit oder Gewohnheit durchbrechen, kann der emotionale Schmerz gelöst und an die Oberfläche gespült werden. Dann sind Blütenessenzen angebracht, die solchen emotionalen Schmerz lindern. Welcher Art der verborgene Schmerz auch sein mag – Trauer oder Angst, Wut oder Traurigkeit –, es gibt passende Blütenessenzen für jeden Zustand.

Unterstützung bei der Tabak-Entwöhnung

Bei einem Workshop erzählte Adrianne, dass sie seit Jahren Raucherin gewesen sei und vor einer Schwangerschaft mit dieser Gewohnheit habe brechen wollen. Sie nahm eine Mischung aus Monga Waratah, Bottlebrush *und* Boronia *und konnte nicht nur mit dem Rauchen aufhören, sondern auch mit Leichtigkeit Kaffee und Zucker aufgeben. Danach nahm Adrianne* Sturt Desert Pea*, was ihr half, eine lange bestehende Trauer und Traurigkeit anzusprechen. Sie habe viel weinen müssen, doch es seien "gute Tränen" gewesen. Sie fühlte sich großartig und konnte sich von sehr altem emotionalem Schmerz befreien.*

Ian

Verbessern Sie Ihre Verdauung

Auf dem Weg zur und durch die Schwangerschaft ist eine gesunde Lebensweise besonders für Sie als Mutter wichtig. Doch dabei geht es nicht nur darum, die richtigen Dinge zu essen. Es ist auch wichtig, die Nährstoffe aus den Lebensmitteln aufzunehmen, und dazu muss Ihr Verdauungssystem gut in Form sein.

Der Verdauungsvorgang beginnt bereits mit dem Kauen im Mund: Mit Hilfe der Zähne wird die Nahrung zerkleinert. Manche Menschen kauen nur wenig und schlucken dann weitgehend unzerkautes Essen.

Vielleicht haben Sie den Eindruck, dass Ihnen die Verdauung fetter Speisen Probleme bereitet, oder Sie leiden unter Übelkeit, wenn Sie fette oder ölige Speisen zu sich nehmen. Falls dies zutrifft, könnte es ein Zeichen dafür sein, dass Ihre Gallenblase oder die Leber nicht richtig funktioniert. Die Blütenessenz *Dagger Hakea*, die in *Purifying Essence* enthalten ist, wird die Funktion Ihrer Leber und Gallenblase verbessern.

Im Idealfall sollte Nahrung binnen 36 Stunden nach ihrer Aufnahme aus unserem Körper ausgeschieden sein, andernfalls beginnt sie im Dickdarm zu gären. In der Folge werden Abfallstoffe durch die Darmwand ins Blut absorbiert und gelangen in die Leber, das große Entgiftungsorgan des Körpers. Wenn Ihre Leber Abfallstoffe nicht ausreichend entgiftet – besonders solche, die aus dem Dickdarm stammen –, dann ist Ihr Blut weniger rein und kann auf seinem Weg durch die Lungen nicht genügend Sauerstoff aufnehmen. Viel Sauerstoff ist jedoch wichtig für gute Gesundheit und Vitalität. Deshalb führt weniger Sauerstoff im Blut (und damit im ganzen Körper) zu gesundheitlichen Beeinträchtigungen für die Mutter, ihre Schwangerschaft und ihr Baby. *Purifying Essence* wird Ihrer Leber helfen, den Körper zu entgiften.

Iss langsamer und kaue

Ich habe die Tendenz, schnell zu essen und mein Essen herunterzuschlingen. Die Einnahme von *Calm and Clear Essence* hilft mir, langsamer zu treten und zu entspannen, so dass ich auch langsamer esse. Jetzt bekomme ich keine Magenkrämpfe mehr, unter denen ich früher oft zu leiden hatte.

Robin Morton, Neusüdwales, Australien

Den Körper wertschätzen

Als angehende Mutter werden Sie Ihr immer größer werdendes Baby einige Monate lang in Ihrem Leib tragen. Je mehr Sie selbst in Verbindung mit Ihrem Körper sind, desto deutlicher werden Sie wahrnehmen, welche Veränderungen er erfährt und welche Bedürfnisse er hat. Die Befriedigung dieser Bedürfnisse fängt bereits vor der Schwangerschaft an, indem Sie sich gesund ernähren, Ihrem Körper genügend Flüssigkeit in Form von Wasser guter Qualität und frischen Säften zuführen und ihm genügend Ruhe gönnen, um sich gestärkt und erholt zu fühlen.

Um mehr in Kontakt mit Ihrem Körper zu kommen und Ihre Energien zu steigern, können Sie verschiedene Übungen praktizieren, wenn Sie dies nicht ohnehin schon getan haben. Die Blütenessenz *Flannel Flower,* die sowohl in *Relationship Essence* als auch in *Sexuality Essence* enthalten ist, kann Ihnen eine große Hilfe sein, Ihren Körper wertzuschätzen – besonders wenn Sie dazu neigen, sehr viel zu sitzen und sich nicht viel zu bewegen. Wenn Sie *Flannel Flower* einnehmen, werden Sie motivierter sein, Freunde anzurufen und ein Tennisspiel zu organisieren, statt bloß ein Tennismatch im Fernsehen vom Sessel aus zu verfolgen. *Flannel Flower* weckt das Bedürfnis und verstärkt die Lust auf körperliche Bewegung, wie zum Beispiel auf einen Spaziergang an frischer Luft. *Flannel Flower* kann Ihnen und Ihrem Partner auch helfen, die Verbindung zu Ihrer Leidenschaft und Sexualität wiederzufinden, welche in der Geschäftigkeit des heutigen Leben durchaus verloren gehen kann.

Freude am Sex

Als mein Mann sah, welchen positiven Einfluss *Flannel Flower* auf mein Körperbewusstsein genommen hatte, fing auch er an, die Blütenessenz einzunehmen. Mittlerweile nehmen wir beide unsere Körper viel mehr wahr.

Jeannie, Workshop-Teilnehmerin, wie Ian berichtet wurde

Bringen Sie Ihren Körper ins Gleichgewicht

Es ist notwenig und wichtig, dass Ihr Fortpflanzungssystem sehr gut funktioniert, bevor Sie schwanger werden. *Woman Essence* ist ein hervorragendes Mittel, das Sie in dieser Zeit einnehmen können, denn es wird jegliche Unausgeglichenheiten in Ihrem Körper harmonisieren. Einer seiner Bestandteile ist *She Oak,* eine Blütenessenz, die Ihre Eierstöcke gesund zu erhalten hilft. Tatsächlich haben die Samenzapfen des Baumes, aus dessen Blüten die Essenz gewonnen wird, ungefähr die gleiche Größe wie ein weiblicher Eierstock.

Studien haben gezeigt, dass Frauen, die unter dem prämenstruellen Syndrom (PMS) leiden, mit größerer Wahrscheinlichkeit auch unter Wochenbettdepression leiden werden. Weiß man von diesem Zusammenhang, so kann man vorbeugen und seinen Zyklus vor einer Schwangerschaft ausgleichen.

Um Ihr Fortpflanzungssystem ins Gleichgewicht zu bringen, nehmen Sie einen Monat lang *Woman Essence* ein. Danach setzen Sie die Einnahme für zwei Wochen aus, anschließend nehmen Sie die Tropfen wieder einen Monat lang ein. Wiederholen Sie diesen Zyklus zwei bis drei Monate lang. *Peach-flowered Tea-tree,* eine der Blütenessenzen in dieser

Mischung, hilft auch bei Stimmungsschwankungen und den Schwankungen des Hormonspiegels im Laufe des Monatszyklus.

Nach der Pille

Die Pille ist in der westlichen Welt immer noch die gebräuchlichste Verhütungsmethode und hat viele Auswirkungen auf die Gesundheit der Frau. Zum Beispiel kann Ihr Hypothalamus – der Teil des Gehirns, der für die Ausschüttung der Hormone verantwortlich ist –, beträchtlich aus dem Gleichgewicht geraten, wenn Sie die Pille länger als ein halbes Jahr einnehmen. Es hat sich gezeigt, dass *Bush Fuchsia* den Hypothalamus wieder in seinen ursprünglichen Zustand versetzt. Die Blütenessenz wird auch die rechte und die linke Hemisphäre sowie die vordere und die hintere Hälfte Ihres Gehirns integrieren und Ihnen somit helfen, aufmerksamer, konzentrierter und weniger gestresst zu sein, sowie rasch und klar zu denken.

Die Herz-Gebärmutter-Verbindung

Die chinesische Medizin sieht einen engen Zusammenhang zwischen dem Herzen und der Gebärmutter. Wenn Sie sich glücklich fühlen, wird Ihr Uterus mit größerer Wahrscheinlichkeit gut funktionieren. *Pink Flannel Flower* in *Woman Essence* hat eine sehr starke Wirkung auf Ihr Herz und führt ein Empfinden von Dankbarkeit und Freude herbei. Wenn Ihr Herz offen ist und Sie Freude und Dankbarkeit empfinden, wird dies zu Ihrem Uterus weiterfließen und die Empfängnis und eine gesunde, normale Schwangerschaft unterstützen.

Vertiefen Sie Ihre Sexualität

Sobald Sie und Ihr Partner bei guter Gesundheit sind, können Sie damit beginnen, mit *Sexuality Essence* zu arbeiten. Sie wird das Lustempfinden und die Freude an der Intimität zwischen Ihnen steigern. *Flannel Flower,* eine der darin enthaltenen Blütenessenzen, verstärkt den Genuss der Berührungen in Augenblicken der Zärtlichkeit und hilft Ihnen dabei, über Ihre inneren Gefühle zu sprechen. Diese Essenz ist ideal für Paare, bei denen die gemeinsame Zärtlichkeit in der Beziehung nicht mehr so spürbar ist, wie es früher gewesen war.

Auch Ihr Baby wird davon profitieren, wenn Sie *Sexuality Essence* verwenden. Für viele Menschen klingt es zwar überraschend, doch das Glaubenssystem Ihres Kindes entwickelt sich früh, zwischen der Zeugung und dem Alter von drei Jahren. Wenn das Menschenkind drei Jahre alt ist, sind neunzig Prozent seiner Überzeugungen bereits geprägt. Je wohler Sie und Ihr Partner sich in Bezug auf Ihre Sexualität fühlen, desto wahrscheinlicher werden Sie Ihrem Kind einen gesunden Glauben rund um die Sexualität vermitteln.

✓

Für die Liebe

Wenn Sie für den Akt der Liebe eine sehr intime, empfängliche Atmosphäre erzeugen möchten und den Wunsch hegen, ein Kind zu empfangen, verwenden Sie *Sensuality*-Spray. Es steigert die Leidenschaft und die Sinnesfreuden.

Ian

WENN SIE NICHT EMPFANGEN KÖNNEN

Viele Paare wünschen sich eine baldige Empfängnis, doch leider lässt diese oft länger auf sich warten. Während die meisten Paare ohne große Verzögerung schwanger werden, gibt es andere, die Monat um Monat aufs Neue enttäuscht sind.

Wenn es entgegen Ihrer Hoffnung nicht zu einer Empfängnis kommt, könnte der männliche Partner mit der Einnahme von *Flannel Flower* beginnen. Diese Blütenessenz ist sowohl in *Sexuality Essence* als auch in *Relationship Essence* enthalten. Sie wird die Menge, Vitalität und Beweglichkeit der Spermien erhöhen.

Der Frau empfehle ich die Einnahme von *Woman Essence*. Es gibt sehr viele Fallbeispiele von Frauen, die jahrelang vergeblich versucht hatten, schwanger zu werden, und dann bald nach der Einnahme von *Woman Essence* empfingen.

She Oak ist ein Bestandteil der Kombination *Woman Essence;* die wird Ihnen helfen, sich emotional für eine Empfängnis zu öffnen. Es gibt eine Vielzahl von emotionalen Faktoren, die die Fruchtbarkeit beeinträchtigen oder sogar zu Unfruchtbarkeit führen können. So mag zum Beispiel ein junges Mädchen von seinen Eltern die Vorstellung übernehmen, dass die Mutterschaft ein sehr schweres und undankbares Los sei. Diese Einstellung, besonders wenn sie von der eigenen Mutter übernommen wurde, kann sich einer Schwangerschaft der Tochter in den Weg stellen. Auch bei einer meiner Patientinnen verhinderte das Unterbewusstsein eine Schwangerschaft. Der Grund lag in einem Trauma aus einem früheren Leben, in dem sie als Mutter ihre sechs kleinen Kinder in einer brutalen Kriegssituation verlor. Die Verzweiflung jenes Erlebnisses hatte eine so tiefe Wunde in ihrer Psyche zurückgelassen, dass ihr Unterbewusstsein niemals wieder Mutter werden oder eine solche Verantwortung tragen wollte. *She Oak* kann Unfruchtbarkeit, die von solchen tief emotionalen Einflüssen herrührt, in vielen Fällen erfolgreich auflösen.

Ein dehydrierter Uterus ist eine weitere, häufige Ursache von Unfruchtbarkeit. *She Oak* wirkt hier sehr gut und wird das Gewebe mit der nötigen Feuchtigkeit versorgen; gleichzeitig wird dabei das hormonelle Gleichgewicht wiederhergestellt.

Bei der Behandlung von Unfruchtbarkeit mit *She Oak* hatte ich eine Erfolgsquote von mehr als fünfundsiebzig Prozent; viele Kollegen können Ähnliches berichten. Eine mir bekannte Ärztin in Sydney kann sich sogar einer Quote von mehr als neunzig Prozent erfolgreicher Behandlungen mit *She Oak* erfreuen.

Zu einer internationalen Konferenz über Blütenessenzen waren zwei Frauen 700 bzw. 1000 Kilometer weit gereist, um mir persönlich für die Blütenessenz *She Oak* zu danken. Eine von ihnen war binnen zwei Monaten nach Beginn der Einnahme von *She Oak* schwanger geworden, die andere innerhalb von drei Monaten. Beide hatten schon seit acht bzw. sieben Jahren vergeblich versucht, ein Kind zu empfangen. Sie waren sehr bewegt und voll des Dankes für diese Busch-Blütenessenz.

Endlich schwanger!

Mit Hilfe künstlicher Befruchtung hatte ich zwei Babys bekommen. Stellen Sie sich meine Freude vor, als ich merkte, dass ich auf natürliche Weise abermals schwanger geworden war! Diese Blütenessenzen hatten mir dabei geholfen:

- *Woman Essence*, um meinen Hormonhaushalt auszugleichen,
- *Creative Essence*, um ein Baby zu erschaffen, und
- *Confid Essence* für das Vertrauen, dass mein Körper dies ohne fremde Hilfe kann.

Die Essenzen hören nie auf, mich in Erstaunen zu versetzen; ihre Kraft erneuert die Kraft in uns.

Sarah O'Brien, Westaustralien

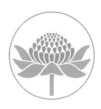

3

SCHWANGERSCHAFT
UND ENTBINDUNG

Ihre Bemühungen um eine Schwangerschaft waren erfolgreich, Sie erwarten ein Baby. Sobald Sie eine Vorstellung davon haben, wann Ihr Kleines kommt, wird die Aussicht auf die Elternschaft immer mehr zur greifbaren Wirklichkeit. Dies wird eine der intensivsten Phasen in Ihrem Leben sein. Während der nächsten Monate werden Sie Ihr ungeborenes Baby in Ihrem Inneren tragen. Das ist ein sehr schöner und wunderbarer Vorgang, der die meisten Frauen mit Staunen und Verwunderung erfüllt.

Werdende Mütter machen sich viel Gedanken darüber, wie das, was sie ein- und aufnehmen, ihr Baby beeinflussen könnte. Es ist eines der wichtigsten Merkmale der Australischen Busch-Blütenessenzen, dass sie völlig sicher einzunehmen sind. Sie können sie also auch während der Schwangerschaft ohne irgendeine nachteilige Wirkung verwenden. Sie werden Ihnen helfen, emotionale und körperliche Ausgeglichenheit zu genießen, und dies wird auch Ihrem Baby zum Vorteil gereichen.

WIE NEHMEN SIE DIE NEUIGKEIT AUF?

Die Art und Weise, wie Sie darauf reagieren, wenn Sie herausfinden, dass Sie schwanger sind, hat eine sehr starke und weitreichende Auswirkung auf die Psyche Ihres Kindes. Selbst wenn Sie und Ihr Partner schon einige Zeit versucht hatten, ein Kind zu empfangen, und Monat für Monat auf die frohe Botschaft hofften, kann die tatsächliche Bestätigung einer Schwangerschaft Sie wie ein Schock treffen. Obwohl es sich um eine erfreuliche Neuigkeit handelt, kann die Erkenntnis, dass Sie ein Baby erwarten, Gefühle von Angst* und Besorgnis auslösen. Diese Reaktion ist sehr verbreitet.

Zahlreiche Studien bestätigen, dass Kinder von frühestem Anfang an die Gefühle ihrer Eltern aufnehmen, und diese Gefühle können sie zeit ihres Lebens begleiten. Wenn Menschen etwa in der Hypnose eine Rückführung in die Zeit vor ihrer Geburt erleben, können sie sich erinnern, wie ihre Eltern einst auf die Bestätigung der Schwangerschaft reagierten. Wenn eine Mutter oder ein Vater über die Neuigkeit nicht erfreut ist, kann das Kind eine gewisse Ablehnung und ein Gefühl des Verlassenseins empfinden. Manche Eltern wünschen sich sehr, dass ihr Kind ein Junge oder ein Mädchen wird, und es ist ihnen vielleicht nicht bewusst, dass das Kind, wenn es nicht das erhoffte Geschlecht hat, ihre Gefühle der Enttäuschung oder Zurückweisung aufnimmt.

Wenn Sie sich wegen Ihrer Reaktion auf die Neuigkeit Sorgen machen, kann *Confid Essence* für Sie und Ihren Partner sehr hilfreich sein. Es wird Ihnen Vertrauen geben und helfen, die Verantwortung anzunehmen, welche die Elternschaft mit sich bringt. Ein Bestandteil dieser Kombination, *Dog Rose,* spricht alle Ängste an, die aufkommen können, wenn Sie ein Kind erwarten, während *Illawarra Flame Tree* eine Hilfe sein wird, wenn Sie sich durch die Verantwortung, Eltern zu werden, überwältigt fühlen.

✓ Unerwartete Schwangerschaft

Wenn die Empfängnis eingetreten ist, bevor Sie sich dies gewünscht hatten, kann *Bottlebrush* es Ihnen als Mutter leichter machen, mit Ihrem Kind eine Verbindung einzugehen. Für Ihren Partner ist *Red Helmet Orchid* die Essenz, die ihm dabei helfen wird, sich mit seinem Kind zu verbinden. Beide Blütenessenzen sind in *Relationship Essence* enthalten.

Ian

SEIEN SIE BEREIT

Wenn dies Ihre erste Schwangerschaft ist, werden Sie vieles einfach durch die persönliche Erfahrung lernen. Wenn Sie in Büchern und auf Internetseiten lesen, was Sie erwartet, und wenn Sie der Person, die Sie medizinisch-fachlich betreut, Fragen stellen und mit Verwandten und Freundinnen sprechen, die Ihnen diese Erfahrungen voraus haben, werden Sie zahlreiche weitere Informationen finden. Auch wenn Sie noch nie zuvor schwanger gewesen sind, können Sie sich doch sehr intensiv vorbereiten.

Kümmern Sie sich um Ihr Wohlbefinden

Ihr Wohlbefinden während der Schwangerschaft ist sowohl für Sie als auch für Ihr Kind wichtig. Es umfasst Ihr körperliches ebenso wie Ihr emotionales Wohlbefinden; das wiederum durch Ihre Beziehung zu Ihrem Partner, das Ausmaß der Unterstützung, die Ihnen zur Verfügung steht, sowie Ihre Umgebung beeinflusst wird. Jeglicher Stress während Ihrer Schwangerschaft wird zur Ausschüttung von Stress-Hormonen führen, die die Plazentaschranke überwinden und auch Ihr Baby beeinträchtigen. Deshalb ist es gut für Sie, sich so oft und viel wie möglich zu entspannen und alle Themen ansprechen, die Sie beunruhigen.

Ruhig bleiben

Während meiner Schwangerschaft widerfuhr Angehörigen meiner Familie eine Reihe von aufregenden Situationen. *Emergency Essence* hat mir in dieser Zeit sehr geholfen und mich beruhigt, wenn ich in Sorge war.

Juanita Veaney, Großbritannien

Schon der normale Alltag ist voller Aufs und Abs. Manchmal fühlen Sie sich vielleicht den Tränen nahe, sind am Arbeitsplatz womöglich frustriert, oder Sie fühlen sich im Straßenverkehr angespannt. Anstatt sich aber darüber Sorgen zu machen, dass Sie Ihr Kind damit beeinträchtigen könnten, nehmen Sie besser innerlich etwas Abstand von den äußeren Einflüssen und entspannen Sie sich.

Wenn es größere Aufregungen gibt und Sie sich durch die Ereignisse in Ihrem Leben belastet fühlen, ist *Emergency Essence* sehr hilfreich. Es entfaltet in Krisensituationen eine beruhigende Wirkung. Nehmen Sie es ein, so oft Sie es benötigen, und sei es in besonders anstrengenden Situationen alle zehn Minuten.

Kummer in der Schwangerschaft

In meinen Workshops kommen häufig Frauen auf mich zu und erzählen davon, wie ihnen oder ihrer Familie während ihrer Schwangerschaften eine Reihe von schwierigen Dingen zugestoßen ist; *Emergency Essence* hat ihnen sehr geholfen, ruhiger zu werden und Stress und Kummer zu lindern.

Ian

ÜBELKEIT IN DEN ERSTEN MONATEN DER SCHWANGERSCHAFT

Ein Gefühl von Übelkeit kann das erste Anzeichen einer Schwangerschaft sein. Es ist bekannt als Schwangerschaftsübelkeit* und kann zu jeder Tageszeit auftreten. Für manche Frauen zählt es zweifellos zu den unangenehmeren Aspekten der Schwangerschaft.

Ich habe den Eindruck, dass Schwangerschaftsübelkeit häufig mit einer Angst der werdenden Mutter vor irgendeinem Aspekt der Schwangerschaft zusammenhängt. Wenn Sie unter Schwangerschaftsübelkeit leiden, fürchten Sie sich vielleicht davor, wie Ihr Körper sich verändern wird und ob Sie die Veränderungen verkraften, die Schwangerschaft und Mutterschaft zwangsläufig mit sich bringen. Vielleicht fürchten Sie, dass Sie als Mutter nicht gut genug sein werden, dass Sie Ihr Kind nicht stillen können oder nicht genügend Geduld oder Energie haben, ein Kleinkind zu versorgen. Sie machen sich möglicherweise Sorgen über Ihre Karriere oder Ihr Berufsleben, sind unsicher, wie Sie Arbeit und Haushalt in der Balance halten können. Vielleicht sind Sie in Sorge, dass das Haushaltseinkommen geringer sein wird als vorher, als sie noch voll berufstätig waren. Die Befürchtungen können auch unbestimmt sein, so dass Sie nicht genau definieren können, was sie beunruhigt.

Dog Rose in *Confid Essence* ist das Mittel gegen Angst, und wenn Sie unter Schwangerschaftsübelkeit leiden, werden Sie feststellen, dass diese Blütenessenz Ihre Beschwerden lindern wird. *Crowea* in *Emergency Essence* und in *Calm and Clear Essence* kann helfen, Ihre Sorgen zu verringern.

Schwangerschaftsübelkeit

Bei ihrer ersten Schwangerschaft litt Emma unter extremer Übelkeit und befürchtete, dass sich dies bei der nächsten Schwangerschaft wiederholen würde. Aber nachdem sie mit der Einnahme von Confid Essence *begonnen hatte, ging die Übelkeit zurück und Emma fühlte sich auch kräftiger und allgemein zuversichtlicher.*

Ian

SCHÜTZEN SIE SICH VOR NEGATIVITÄT

Wenn Sie schwanger sind, fühlen Sie sich vielleicht sensitiver als sonst, das ist ganz natürlich. Das Gute daran ist, dass diese Empfindlichkeit Sie alles das, was Ihr Baby schädigen könnte, deutlicher wahrnehmen lässt. Empfindsamer zu sein bedeutet, dass Sie wacher sind; Sie nehmen Dinge wahr, die Sie sonst nicht bemerkt hätten, und Sie reagieren wohl auch empfindlicher auf manches, was die Leute sagen.

Vielleicht teilen Sie die Erfahrung vieler Frauen: Sobald Sie ein Baby erwarten, meinen viele Leute, dass sie Ihnen eine Menge zu sagen hätten – und viel davon kann negativ sein. Eine sehr häufige Form dieser Negativität ist, dass andere Frauen Ihnen schreckliche Entbindungsgeschichten erzählen, die sie selbst erlebt oder von anderen zugetragen bekommen haben. Oder sie schildern Ihnen die tragischen Schicksale von Frauen, die während der Schwangerschaft traumatisiert wurden. Dabei möchten sie vielleicht bloß warnen oder auf etwas aufmerksam machen, doch tatsächlich können diese Geschichten die Besorgnis noch vergrößern, die Sie bereits empfinden.

Fringed Violet – in *Emergency Essence* enthalten – wird Ihnen einen guten psychischen Schutz geben vor diesen Mitmenschen, die dazu neigen, solche negativen Geschichten zu verbreiten. Sie ist auch ein bewährtes Mittel zum allgemeinen Schutz vor Personen, die Ihnen in dieser Phase des Lebens alle möglichen Ratschläge anbieten wollen. Wenn Sie *Fringed Violet* nehmen, werden Sie erleben, dass jene Leute, die Ihnen negative Geschichten erzählen oder ungebetene Ratschläge austeilen wollen, ganz aus Ihrem Leben verschwinden.

Schwangerschaftssorgen

Ich hatte eine Nachbarin, die ihre Freude daran hatte, mich vor allerlei schrecklichen Dingen zu warnen, die ich in der Schwangerschaft zu gewärtigen hätte. Ich nahm *Fringed Violet,* und jetzt strahlt sie über das ganze Gesicht und ist sehr aufbauend.

Vivienne Eastlake, Queensland, Australien

PFLEGEN SIE IHRE PARTNERSCHAFT

Die Schwangerschaft ist eine Zeit enormer Veränderung für Sie selbst und für Ihren Partner; dies betrifft Sie beide als Individuen ebenso wie Ihre gemeinsame Partnerschaft. Planen Sie doch eine besondere Zeit füreinander und gönnen Sie sich kleine Pausen außerhalb des Alltäglichen, in denen Sie Ihre Gefühle und Empfindungen über die Veränderungen, die Sie erleben, miteinander teilen können.

Die Zeit der Schwangerschaft ist eine überaus wichtige Zeit für Sie beide, besonders wenn Sie Ihr erstes Kind erwarten. Sie werden sich Gedanken darüber machen, wie sich das Leben verändern wird, wenn das Baby da ist, und sorgen sich vielleicht, wie Ihre Beziehung der Veränderung standhalten wird. *Bottlebrush,* enthalten in *Calm and Clear Essence,* hilft Ihnen auf Ihrem Weg durch große Veränderungen, und ich empfehle Ihnen, dass Sie beide dieses Mittel nehmen.

WENN EINE FEHLGEBURT DROHT

Wenn die Gefahr einer Fehlgeburt besteht oder wenn es früher schon zu Fehlgeburten kam, ist dies vermutlich eine große Belastung für Sie. Versuchen Sie, positiv eingestellt zu sein und entspannt zu bleiben, weil dies sowohl für Sie selbst als auch für das ungeborene Baby gut ist. Behalten Sie im Sinn, dass viele Frauen trotz früherer Fehlgeburten später eine vollkommen normale Schwangerschaft erlebten. Wenn irgendein Verdacht oder Anzeichen besteht, dass Sie eine Fehlgeburt erleiden könnten, nehmen Sie *Emergency Essence*, das helfen kann, ein akutes Geschehen zu beruhigen und somit aufzuhalten. Ich habe bei einer Reihe von Frauen, die in der Vergangenheit Fehlgeburten erlitten hatten, mit Erfolg *Woman Essence* verwendet und konnte ihnen helfen, das erste Schwangerschaftsdrittel zu überstehen; in dieser Zeit geschehen die meisten Fehlgeburten. Sie erlebten erfolgreiche und gesunde Schwangerschaften in voller Länge. Die Einnahme von *Woman Essence* im ersten Drittel der Schwangerschaft kann helfen, Sie vor einer drohenden Fehlgeburt zu schützen.

GROSSE FREUDE – DOPPELT UND DREIFACH!

Wenn Sie erfahren, dass Sie Zwillinge oder Drillinge erwarten, fühlen Sie sich vermutlich überwältigt und überfordert zugleich. Sie sorgen sich vielleicht wegen der Verantwortung und auch wegen der finanziellen und emotionalen Belastung. Das ist ganz normal. Nehmen Sie sich die Zeit, Ihre Sorgen gemeinsam zu besprechen, und falls notwendig, suchen Sie professionellen Rat. Es kann Ihnen helfen, Ihre Befürchtungen mit einem Profi zu besprechen und Strategien für die Zukunft auszuarbeiten. Sprechen Sie auch mit Ihren Familien und Freunden und erlauben Sie sich, für jede Unterstützung offen zu sein, die sie anbieten. Besonders in den ersten Wochen, in denen Sie zu einer Routine finden müssen, ist diese Art von Hilfe unbezahlbar.

Paw Paw in *Calm and Clear Essence* spricht das Gefühl des Überwältigtseins an, wenn Sie an das vor Ihnen liegende Leben denken, in dem Sie zwei oder mehr kleine Kinder gleichen Alters aufzuziehen haben.

SCHWANGERSCHAFTSGELÜSTE

Die Gelüste schwangerer Frauen bieten Stoff für viele spöttische Witze und können sehr real sein. Vielleicht haben auch Sie in der Schwangerschaft starke Gelüste – nach Speiseeis mit sauren Gurken, nach Brot und Käse, Pampelmusen, Fischbrötchen.

Viele solcher Gelüste signalisieren, dass Ihr Körper in dieser Zeit bestimmte Nährstoffe benötigt; deshalb ist es sinnvoll, dass Sie Ihren Instinkten nachgeben. *Bush Fuchsia* (in *Woman Essence)* wird Ihnen helfen, auf Ihre Intuition zu hören.

Es könnte auch sein, dass Ihr Körper nach etwas verlangt, auf das Sie allergisch* reagieren. Ein Allergen verschafft Ihnen anfänglich einen raschen Anstieg des Blutzuckerspiegels, dem nach einer halben Stunde ein deutliches Abfallen auf ein Niveau folgt, das unter dem vor der Einnahme des Nahrungsmittels liegt, auf das Sie allergisch reagieren. Häufig wird das Verlangen nach der Speise oder das Absinken des Blutzuckerspiegels eine halbe Stunde danach nicht mit einem Allergen assoziiert. Wenn Sie die Speise oder das Getränk (Schokolade, Alkohol etc.) in der kurzen Zeit während der Blutzuckerspiegel steigt, erneut zu sich nehmen, fühlen Sie sich wohler. Nur allzu leicht assoziieren Sie nun das Wohlgefühl – nicht das spätere Absinken des Blutzuckerspiegels – mit dem Nahrungsmittel. Nach dem Abfallen des Blutzuckerspiegels fühlen Sie sich müde und erschöpft. Wenn Ihre Gelüste mit einer Allergie verknüpft sind, werden *Bottlebrush* und *Boronia* in *Calm and Clear Essence* dabei helfen, die Gelüste abzuschwächen. *Peach-flowered Tea-tree* hilft Ihnen, den Blutzuckerspiegel zu stabilisieren.

SCHMERZEN

Ihr Körper wird während der Schwangerschaft seine Gestalt verändern und mit Ihrem Baby wachsen, und so dürfte es Phasen geben, in denen Sie Schmerzen haben. *Emergency Essence* ist ein sehr wirksames Mittel bei Schmerzen und Unbehagen, besonders bei Rückenschmerzen und Ischiasbeschwerden. Sie könnten Ihren Partner bitten, *Emergency-*Creme einzumassieren, wo auch immer Sie körperliche Beschwerden haben.

Vorzeitige Wehen

Eine Frau bekam in der 34. Woche vorzeitige Wehen, und sie musste nach der Untersuchung im Krankenhaus bleiben. Die Mutter hatte definitiv den Drang, diese Schwangerschaft ein für allemal hinter sich zu bringen. Unterbewusst lehnte sie es ab, dick zu sein oder ihren Körper nicht unter Kontrolle zu haben. Sie fürchtete sich vor den Wehen und der Vorstellung, dass das Baby in wenigen Wochen zu groß werden könnte. Ich verordnete ihr:

- *Black-eyed Susan* für Geduld für Mutter und Baby,
- *Dog Rose of the Wild Forces* für den Mangel an Kontrolle, und
- *Bush Fuchsia,* um sie wieder mit ihrer Intuition in Verbindung zu bringen, so dass sie klar sehen konnte, was das Beste für das Baby und sie selbst war.

Binnen zwei oder drei Stunden nach der ersten Dosis hörten die Wehen ganz auf, und am nächsten Tag konnte die Mutter wieder nach Hause entlassen werden. Etwa vier Wochen später brachte sie ein gesundes Baby auf die Welt. Es war eine leichte Entbindung, die die Mutter gut bewältigen konnte.

Anne Robinson, Queensland, Australien

VÄTER UND DIE SCHWANGERSCHAFT

Während Sie als werdender Vater zwar nicht die körperlichen Veränderungen erleben, die Ihre Partnerin erfahren wird, werden Sie trotzdem davon betroffen sein. So wird Ihre Partnerin in der Schwangerschaft beispielsweise Stimmungsschwankungen erleiden und Sie wissen vielleicht nicht, wie darauf zu reagieren ist. Vielleicht leidet sie unter Übelkeit oder extremer Erschöpfung, und Sie fühlen sich unsicher, wie Sie ihr helfen können. Männer berichten oft, dass sie sich während der Schwangerschaft ihrer Partnerin sehr hilflos fühlen. Nur zu leicht kommt bei ihnen das Gefühl auf, der Außenseiter zu sein. Während Ihre Partnerin die subtilen und weniger subtilen Veränderungen Tag für Tag erlebt, sind Sie darauf angewiesen, von ihr über diese allmählichen Veränderungen informiert zu werden.

Die Hauptaufgabe eines Vaters während der Schwangerschaft besteht darin, seine Partnerin zu unterstützen und zu ermutigen. Dies ist eine sehr wichtige Aufgabe, weil eine schwangere Frau sich verletzbar fühlen kann und überwältigt von den tiefgreifenden Veränderungen in ihrem Körper.

Oft sind Frauen besorgt, dass sie zuviel an Gewicht zunehmen und unattraktiv wirken. Es ist sehr hilfreich, wenn der werdende Vater seine Partnerin beruhigt und sie wissen lässt, dass sie attraktiv und selbst im schwangeren Zustand strahlend schön ist.

Ein werdender Vater dürfte generell gut daran tun, seine Sensitivität gegenüber seiner Partnerin zu erhöhen und ihr mehr Freundlichkeit und Verständnis zu zeigen. Sie mag zuweilen launisch und bissig sein – oder vermehrt Zuneigung und körperliche Nähe brauchen. Je wacher und ansprechbarer ihr Partner für sie ist, desto inniger wird sich ihre Partnerschaft entwickeln, und desto mehr werden beide Partner auf ihr Baby vorbereitet sein.

Für einen Mann, der seine Sensitivität und Wahrnehmung für die Bedürfnisse seiner Partnerin steigern möchte, ist die Blütenessenz *Kangaroo Paw* ein hervorragendes Mittel. Es wird ihn nicht nur sensitiver machen, sondern wird ihm helfen, auch mit anderen Menschen bessere Beziehungen zu unterhalten – besonders jedoch mit seiner Partnerin.

✓

Geschwisterverbundenheit

Geschwistern des ungeborenen Babys kann man vor dessen Geburt *Green Spider Orchid* geben, um ihnen zu helfen, sich schon in dieser Phase innerlich mit dem Kind zu verbinden. Fragen Sie Ihre Kinder, welche Botschaften sie von ihrem neuen Brüderchen oder Schwesterchen empfangen, und regen Sie sie an, über den Familienzuwachs mit Ihnen zu sprechen.

Ian

UMGANG MIT UNGUTEN GEFÜHLEN

Ein Baby zu erwarten, ist eine wunderbare Sache, und wenn Sie trotzdem irgendwelche negativen Gefühle haben, fühlen Sie sich vielleicht schuldig. Aber jede Situation, wie gut sie auch sein mag, bringt Herausforderungen mit sich. Eine Schwangerschaft ist da keine Ausnahme. Sie sind vielleicht in Sorge, dass die Mutterschaft Sie einengen und Ihnen die Freiheit und Unabhängigkeit nehmen wird, derer Sie sich bisher erfreuen konnten. Oder Sie haben die Befürchtung, dass Sie Ihre Identität verlieren, wenn Sie erst Mutter geworden sind, oder Sie fühlen sich frustriert, dass sich Ihr Leben verändern wird und Sie künftig nicht mehr jederzeit tun und lassen können, was Sie möchten. Möglicherweise richten Sie Ihren Ärger und Ihre Frustration auf Ihren Partner, weil er nicht auf die gleiche Weise wie Sie eingeschränkt oder belastet ist. All dies kommt häufig vor.

Während der Schwangerschaft können viele alte Erinnerungen zutage treten. Wenn in Ihrer Kindheit schwierige Dinge geschehen sind, können die Erinnerungen jetzt wieder an die Oberfläche gelangen. Sich dieser Möglichkeit bewusst zu sein, kann Ihnen helfen, mit Wut*, Frustration*, Angst* oder Groll leichter umzugehen. Es ist am besten, diese Gefühle zum Ausdruck zu bringen, statt sie zu verdrängen oder sich ihrer zu schämen. Wenn Sie sie in sich hineinfressen, wird die Wahrscheinlichkeit viel größer, dass Sie irgendwann einmal um sich schlagen, besonders nach Ihrem Partner.

Für Gefühle des Grolls ist *Dagger Hakea* – ein Bestandteil von *Purifying Essence* und *Relationship Essence* – ein wichtiges Mittel, das Ihnen helfen kann, Ihre Gefühle offen zu äußern und anderen Menschen zu vergeben.

Trauer

Möglicherweise empfinden Sie während der Schwangerschaft Trauer* und begreifen nicht, warum. Falls Sie glauben, dass Sie während dieser Monate ständig von Freude erfüllt sein sollten, werden Sie sich noch elender fühlen. Doch Sie sind ein Mensch, und die Schwangerschaft ist eine tiefgreifende Übergangsphase im Leben. Frauen empfinden in diesen Phasen oft Trauer, weil nun eine Phase und Weise ihres Lebens zu Ende geht. Sie müssen sie hinter sich lassen und in ein neues Leben weitergehen. Oft meint man, es sei am besten, diese Gefühle zurückzuhalten, aber es ist viel gesünder, sie herauszulassen. Wenn Sie sich erlauben, die Trauer zum Ausdruck zu bringen, werden Sie aus dieser Trauer hervorgehen und sich runder und vollständiger fühlen. Wenn auch Ihr Partner durch seinen eigenen Trauerprozess gehen kann, dann wird Ihre Beziehung an Stärke und Tiefe gewinnen.

IHRE SEXUALITÄT

Ihre Wehen werden leichter sein, wenn Sie sich mit Ihrer Sexualität wohlfühlen. Die Schwangerschaft kann sexuelle Unsicherheiten oder Erinnerungen an sexuelle Traumata wie Vergewaltigung, Missbrauch oder Inzest wecken. Umfragen haben ergeben, dass siebzig Prozent der Frauen im Laufe ihres Lebens irgendeine Form von sexuellem Missbrauch erleiden. Es ist nur natürlich, dass dies die Art und Weise beeinflussen kann, wie Sie in Bezug auf Sex empfinden und Ihrer Sexualität Ausdruck geben.

Sexuality Essence ist ein nützliches Mittel für alle Frauen, ob sie sexuellen Missbrauch erlebt haben oder nicht. Die Blütenessenz *Wisteria* spricht alle negativen Überzeugungen in Bezug auf Sexualität an. Solche meist unbewussten Überzeugungen können sich schon sehr früh entwickeln, ja bereits im Mutterleib, als eine Übertragung der Einstellungen der Eltern zur Sexualität. *Wisteria* wird Ihre Verbindung zu Ihren weiblichen sexuellen Energien stärken und Ihnen spontane und hingebungsvolle Zärtlichkeiten während der Schwangerschaft erleichtern.

> ✓ **Wenn sich Ihr Partner vernachlässigt fühlt**
>
> Ihr Partner mag sich gekränkt fühlen, weil Sie sich ganz mit dem Baby und der bevorstehenden Entbindung befassen. Wenn das, was er empfindet, der Eifersucht rivalisierender Geschwister ähnlich ist, dürfte ihm die Blütenessenz *Mountain Devil* helfen.
>
> **Ian**

BAUEN SIE IHR VERTRAUEN AUF

Manche Frauen verlieren ihr Vertrauen, je mehr sich ihr Körper verändert. Vielleicht befürchten Sie, dass Ihr Partner sein körperliches Verlangen nach Ihnen verlieren wird. Möglicherweise vergleichen Sie sich mit einem Idealbild weiblicher Schönheit. Oder Sie haben den Eindruck, dass Sie nicht mehr so klar denken können wie vor der Schwangerschaft und befürchten, dieser Zustand könnte von Dauer sein.

Auch aus anderen Gründen könnten Sie Ihr Vertrauen verlieren. Sorgen bei größeren Veränderungen im Leben bewirken dies manchmal, denn Furcht* und Besorgnis können das Selbstvertrauen untergraben.

Vertrauen ist sehr wichtig für Sie, da die Geburt Ihres Kindes näher rückt. Wenn Sie sich selbst voll und ganz vertrauen und zuversichtlich sind, dass Ihr Körper genau das tun wird, was nötig ist – und dass er dies auch weiterhin tun wird –, dann werden Sie mit größerer Wahrscheinlichkeit eine leichtere Entbindung mit einem Minimum an geburtshilflicher Unterstützung erleben.

Confid Essence ist hier eine exzellente Blütenessenzen-Kombination. Die darin enthaltene Blütenessenz *Five Corners* wird Ihnen helfen, die Liebe zu sich selbst zu entwickeln, indem sie Ihr Vertrauen in Ihren Körper und seine Abläufe aufbaut. Die Kombination wird Ihnen auch bei Furchtsamkeit oder Unsicherheit helfen und Sie dabei unterstützen, eine positive Einstellung zu entwickeln. Wenn Sie sich zum Beispiel vom medizinischen System eingeschüchtert fühlen, wird diese Essenz Ihr Selbstvertrauen aufbauen, so dass Sie leichter Fragen stellen und in Bezug auf Ihre Entscheidungen auch über die Art der Entbindung klarer sein können, die sich für Sie richtig anfühlt. *Confid Essence* wird Ihnen das Vertrauen geben, Ihren Instinkten zu folgen. Wenn Sie auf die Wehen zugehen, ist es besonders wichtig, zu wissen, dass Sie sich während der Wehen verhalten können, wie es ihnen wohltut und entspricht, ohne sich irgendwie schuldig zu fühlen.

Keine Schwangerschaftsstreifen

Eine Workshop-Teilnehmerin berichtete mir, wie sie Body Love-Creme[1] *verwendete, um Dehnungsstreifen zu vermeiden. Sie rieb sich in der Schwangerschaft Bauch und Brüste damit ein und stellte fest, dass die Haut sehr elastisch blieb. Das Ergebnis waren – überhaupt keine Schwangerschaftsstreifen.*

Ian

---

1 frühere Bezeichnung: *Face, Hand and Body Essence Cream*

DIE LETZTEN WOCHEN DER SCHWANGERSCHAFT

Inzwischen sind Sie vielleicht frustriert oder sehnen sich danach, Ihr Baby endlich auf die Welt zu bringen, weil Sie sich schwerfällig und plump fühlen und auch nicht mehr behaglich schlafen können. Ihr Baby muss nun mit immer mehr körperlicher Beengtheit klarkommen, während es in Ihrem Leib immer größer wird. Das Kind kann auch Frustration empfinden, in seinem neuen, winzigen Körper zu stecken, nachdem es vorher, ohne die materielle Hülle, viel mehr Freiheit genossen hatte. Es wird für Sie beide hilfreich sein, wenn Sie *Wild Potato Bush* (enthalten in *Purifying Essence*) verwenden; diese Blütenessenz wird Ihnen ein Empfinden von Freiheit und erneutem Enthusiasmus schenken. Wenn Sie sich die Essenz auf den Bauch reiben, können Sie und Ihr Baby davon profitieren.

Energieschub

Als ich schwanger war, fühlte ich mich oft sehr müde. In solchen Momenten fand ich *Dynamis Essence* phantastisch. Es gab mir einen großen Schub neuer Energie.

Claire Martin, Irland

Wenn Sie sich ungeduldig fühlen

Gegen Ende der Schwangerschaft fühlen sich Frauen oft ungeduldig. In dieser Zeit haben Sie wohl das Empfinden, schon sehr, sehr lange schwanger zu sein und wollen jetzt Ihr Baby sehen. Vielleicht wollen Sie auch die Entbindung endlich hinter sich bringen, möglicherweise weil Sie sich vor den Wehen fürchten.

Ein altes Sprichwort birgt eine tiefe Weisheit: „Wenn wir die Natur beschleunigen, ist es zu unserem Schaden." Dies ist eine nützliche Mahnung an uns, zuzulassen, dass die Natur ihren natur-gemäßen Verlauf nimmt, und zu lernen, Geduld zu entwickeln und zu akzeptieren.

Ungeduld

Lynn hatte jahrelang darauf gewartet, Mutter zu werden, und endlich war sie in den letzten Wochen ihrer Schwangerschaft. Sehr nervös und reizbar kam sie zu mir und fühlte sich außerstande, länger auf das zu warten, was sie den großen Tag nannte. Ich gab ihr *Black-eyed Susan* wegen ihrer extremen Ungeduld. Als ich sie in der folgenden

Woche wiedersah, strahlte eine tiefe Freude von ihr aus. Sie erzählte mir, dass sie nun diese letzten Wochen vor der Entbindung auskosten wolle und keine Eile mehr empfinde.

Anna Schwartz, Österreich

Wenn die Wehen näherkommen

Gegen Ende der Schwangerschaft sind Sie vielleicht ängstlich, wenn Sie an die Wehen denken und wie Sie sie bewältigen werden. Sie sorgen sich möglicherweise, ob eine chirurgische Hilfe notwendig werde und sich die Dinge so entwickeln werden, wie Sie es hoffen oder planen. Eventuell beunruhigen Sie die Vorstellung, Mutter zu werden und Ihre Gedanken an all das, was dies mit sich bringt. Wann immer Sie sich Sorgen machen, wird *Emergency Essence* Ihnen helfen, das zu bewältigen, was vor Ihnen liegt. Nehmen Sie es in dieser Zeit so häufig, wie Sie es brauchen.

Ausschlafen

Nehmen Sie in den letzten Wochen der Schwangerschaft *Calm and Clear Essence*, damit Sie leichter schlafen und so Ihre Reserven für die Wochen auffüllen können, die vor Ihnen liegen.

Ian

Es ist eine wunderbare Vorbereitung für das Zimmer Ihres Babys, wenn Sie es mit Hilfe von *Space Clearing*-Spray energetisch reinigen. Versprühen Sie es einige Male im Zimmer, bevor Ihr Baby nach Hause kommt. Sie werden feststellen, dass sich Ihr Kind in dem Raum wohlfühlen, gut schlafen und sehr ruhig sein wird.

DIE GEBURT IHRES KINDES

Idealerweise werden Sie in Ruhe und Frieden auf die Geburt Ihres Kindes zugehen. Ein Baby profitiert immer davon, wenn sich seine Mutter auf die Geburt gründlich vorbereitet fühlt und sich darauf freut, ihr Söhnchen oder Töchterlein willkommen zu heißen.

Schwangerschaft und Entbindung sind körperlich, mental, emotional und spirituell sehr tiefgehende Erlebnisse. Heutzutage steht für werdende Eltern reichlich Information zur

Verfügung, und die Standards der gesundheitlichen Versorgung sind allgemein hoch; die emotionalen und spirituellen Aspekte von Schwangerschaft und Geburt sind jedoch nicht so stark berücksichtigt und bedacht. Eine Frau, die die emotionalen und spirituellen Aspekte dieser geheimnisvollen, ehrfurchtgebietenden und beglückenden Erfahrungen annimmt und aufmerksam verfolgt, kann dadurch wichtige, tiefgreifende Wachstumsschritte erfahren.

Zeit für die Stille

Wenn Sie bis zu den Wehen sehr geschäftig gewesen sind, haben Sie vielleicht nicht viel Ruhe gehabt, um sich mit der Entbindung zu befassen. Vielleicht denken Sie immer noch an die Arbeit, machen sich Sorgen um die Hypothek oder darüber, was Sie nicht mehr fertigstellen konnten, bevor das Baby kommt. Vielleicht haben Sie erst jetzt gerade aufgehört zu arbeiten, oder Ihre anderen Kinder halten Sie auf Trab. Auf die Entbindung werden Sie viel besser vorbereitet sein, wenn Sie sich trotz all dieser Umstände etwas Zeit für die Stille genommen haben. Sie können diese Zeit auch zur Kommunikation mit Ihrem ungeborenen Baby nutzen, um sich gemeinsam auf das große Ereignis vorzubereiten.

Entspannung

Die Einnahme von *Calm and Clear Essence* wird Ihnen helfen, sich zu entspannen und nach innen zu gehen, um sich auf das besinnen zu können, was nun geschehen wird.

Ian

Bereiten Sie Ihre Umgebung vor

Ich empfehle Ihnen, gleich beim Einsetzen der Wehen – oder sogar noch, bevor sie beginnen – den Raum, in dem Sie Ihr Baby auf die Welt bringen werden, mit *Space Clearing*-Spray einzusprühen. Dies ist besonders wichtig, wenn Ihr Baby in einer Klinik oder einem Geburtshaus geboren werden soll. *Space Clearing*-Spray wird die Umgebung reinigen und harmonisieren. So können Sie mit der Hilfe unterstützender, aufbauender Schwingungen mit den Wehen beginnen, und es ist ein sicherer und geheiligter Raum geschaffen, in den die neue kleine Seele geboren werden kann. Ihr Baby wird diese positiven Energien aufnehmen und entspannter, ruhiger und gefasster sein.

✓

Kommunizieren mit Ihrem Baby

Ihr Baby wird die Geburt wahrscheinlich als sehr schwierig empfinden, besonders da es wenig aktiv mitwirken kann. Es hat ja keine Kontrolle, weder über seinen eigenen kleinen Körper noch über den ganzen Geburtsvorgang. Viele Studien haben gezeigt, dass seitens des Babys, das sich abkämpft, auf die Welt zu kommen, sehr viel telepathische Kommunikation stattfindet. Die Blütenessenz *Green Spider Orchid,* vor und während den Wehen eingenommen, wird Ihnen helfen, sich darauf einzustimmen und aufzunehmen, was Ihr Kind Ihnen mitzuteilen versucht.

Ian

Umgang mit der Angst

Es ist ganz natürlich, dass Sie Angst* verspüren, wenn Sie sich den Wehen und der Entbindung nähern. Wie gut Sie auch vorbereitet sind – Sie wissen doch nicht mit letzter Gewissheit, was Ihnen bevorsteht. Wenn Sie sich nervös fühlen, wird Ihr Baby dies aufnehmen, schon bevor es geboren wird. Stress setzt chemische Verbindungen frei, Katecholamine genannt, die zur Plazenta gelangen – und damit auch zu Ihrem Baby – und bewirken, dass es Ihre Ängste spürt.

Es ist ganz normal und natürlich, mehr oder weniger nervös zu sein, doch es hilft wirklich, wenn Sie dies erkennen und die Atmung etwas verlangsamen, um sich zu entspannen, damit sich Ihre Muskeln einschließlich der Gebärmutter und der Beckenmuskulatur nicht verkrampfen und anspannen, was zu längeren und anstrengenderen Wehen führen könnte. Das wichtigste Mittel bei Angst ist *Dog Rose,* welches in *Confid Essence* enthalten ist. Es bringt Mut und die Fähigkeit, dieses wundervolle Erlebnis ganz anzunehmen; damit ist es in der Zeit der Wehen sehr hilfreich. *Emergency Essence* spricht ebenfalls Angst an und enthält *Crowea,* das die Muskeln ausgleicht.

Wehenangst

Als der errechnete Termin für die Entbindung von Rachels Baby näherrückte, wurde sie sehr ängstlich im Hinblick auf die Wehen und fragte sich, ob sie sie bewältigen könne. In der Woche vor dem errechneten Termin begann sie, Confid Essence *einzunehmen, und sie nahm diese Kombination bis zum Beginn der Wehen ein. Später berichtete sie, dass sie sich während der ganzen Wehenphase in Bezug auf ihre körperliche und mentale Stärke extrem zu-*

versichtlich gefühlt habe. Sie war überzeugt, dass dies zu einer sanften, komplikationsfreien Entbindung geführt hatte.

Ian

Lieben Sie Ihren Körper und was er tut

In unserer Kultur ist die Einstellung weit verbreitet, es spiele keine Rolle, was im Inneren unseres Körpers geschieht, solange es sich nicht im Äußeren manifestiert. Viele Frauen empfinden so, und wenn es dann zu den Wehen kommt, fühlen Sie großes Unbehagen in Bezug auf das, was in ihrem Körper gerade abläuft. Manche Frauen fühlen sich während der Wehen unwohl wegen der Körperausscheidungen, die mit den Wehen einhergehen. Diese sind jedoch ein natürlicher Teil des Geschehens und des Geburtsvorgangs.

Falls dies bei Ihnen zutrifft, empfehle ich Ihnen die Einnahme von *Billy Goat Plum*. Es wird Ihnen helfen, in Bezug auf die Funktionen Ihres Körpers aufgeschlossener zu sein, sie zu akzeptieren und sich mit ihnen wohlzufühlen. *Billy Goat Plum* gehört zu den schönsten aller australischen Blüten. Wer die Schönheit dieser Pflanze sieht, versteht, wie sie uns lehren kann, die Schönheit in uns selbst zu sehen und uns unseres physischen Wesens zu erfreuen.

Leichte Wehen

Ich verwendete die Busch-Blütenessenzen während der ganzen Schwangerschaft und der Wehen; sie haben mir wirklich geholfen. Ich hatte drei verschiedene Mischungen für die verschiedenen Phasen der Wehen vorbereitet und Gott sei Dank war mein Mann gut auf mich und die Blütenessenzen eingestimmt und empfahl mir, sie während der Wehen einzunehmen, als ich selbst mich nicht mehr daran erinnern konnte, welche Kombinationen ich zusammengestellt hatte. Ich gebar meine Tochter zu Hause, und es war eine wunderbare Entbindung. Die Wehen dauerten drei Stunden, und das Mädchen kam sehr leicht auf die Welt, ohne dass Pressen nötig wurde. Ich war 42, als ich sie gebar.

Juanita Gonzalez-Vasey, Großbritannien

Loslassen

Damit die Geburt so leicht und glatt wie möglich vonstatten geht, müssen Sie wieder Verbindung aufnehmen zu jenem Uraspekt Ihres Wesens, in dem Sie gänzlich ungehemmt sind in Bezug auf das, was mit Ihrem Körper vorgeht. In diesem Zustand spielt es keine Rolle, was Ihr Körper gerade tut. Sie sind in Verbindung mit Ihrem natürlichen, starken, weiblichen Teil und erlauben Ihrem Körper, das zu tun, was er beim Auf-die-Welt-Bringen Ihres Kindes für das Beste hält. *Emergency Essence* wird dabei helfen, denn einer seiner Bestandteile, *Dog Rose of the Wild Forces,* richtet sich spezifisch an die Angst vor dem völligen Loslassen. Diese Kombination gibt Ihnen die Sicherheit zu wissen, dass Sie im Stande sein werden, alles zu bewältigen, was auf Sie zukommt.

Der Weg durch die Wehen

Manche Wehen verlaufen relativ schnell, andere dauern viel länger. In der Zeit der Wehen kann es endlos anmutende Momente geben, bei denen Sie das Gefühl haben, es unmöglich länger durchzuhalten, sei es, weil Sie sich erschöpft fühlen oder weil Sie die Schmerzen nicht mehr ertragen können.

Durchhaltevermögen

Durch die ganze Wehenzeit hindurch gab ich meiner Partnerin *Emergency Essence.* Sie hatte der Mischung noch *Macrocarpa* hinzugefügt, um das Durchhaltevermögen und ihre Ausdauer zu steigern und um die körperliche Erschöpfung während der Wehen zu lindern.

Tom Milfenhouse, Vereinigte Staaten

Emergency Essence ist während der Wehen unentbehrlich und schenkt eine effektive Schmerzlinderung. Sie können es so oft nehmen, wie Sie es benötigen; es wird keine Nebenwirkungen haben. Diese Blütenessenzen-Kombination ist auch sehr gut bei jeglichem Geburtstrauma, bei Schock oder medizinischen Maßnahmen, die nötig werden könnten, zum Beispiel Operationen oder Geburtszange. Sie kann bei jeglicher ungewöhnlichen Komplikation eingesetzt werden. Bei Frauen in den Wehen – und auch bei allen Menschen, die um sie sind – bewirkt *Emergency Essence* eine tiefe Beruhigung.

Die zweite Wehenphase

Sobald der Muttermund genügend geweitet ist, wird Ihr Baby anfangen, in den Geburtskanal zu drängen. Jetzt hilft Ihnen die Schwerkraft, deshalb bleiben Sie nach Möglichkeit aufrecht. Dies ist die zweite Wehenphase. Sie kann eine anstrengende Zeit sein, und Angst und Schmerz könnten Sie verleiten, zurückzuhalten. Als Hilfe für den Übergang von der ersten in die zweite Wehenphase ist eine Kombination von *Bauhinia, Bottlebrush* und *Cro-*

wea sehr nützlich. *Bauhinia* hilft Ihnen, die Veränderung willkommen zu heißen, *Bottlebrush* hilft beim Übergang und beim Loslassen der vorausgehenden Phase, und *Crowea* unterstützt die Entspannung des Uterus. Erinnern Sie sich immer wieder daran, dass Ihr Baby jetzt sehr bald geboren wird.

Eine rasche Entbindung

Ich habe es nicht erwartet, aber von der ersten zur zweiten Phase schien es bei mir ganz schnell zu gehen. Was für eine Erleichterung! Ich hatte die Kombination von *Bauhinia, Bottlebrush* und *Crowea* vorbereitet und meinen Partner gebeten, sie mir immer wieder zu geben.

Julia, Workshop-Teilnehmerin, wie Ian berichtet wurde

Die Krönung

Der krönende Augenblick ist erreicht, wenn der Kopf Ihres Babys am Ausgang der Vagina sichtbar wird. Wenn der Geburtskanal langsam genug gedehnt wurde, um den Durchtritt des Köpfchens zuzulassen, mag es Ihnen gelingen, einen Dammriss zu vermeiden. Doch gerade bei einer Erstgebärenden ist die Vagina nicht sehr elastisch, und so könnte ein chirurgischer Einschnitt in den Damm nötig sein, um das Baby hindurchzulassen und ein Einreißen des Gewebes zu vermeiden. Dieser Dammschnitt (Episiotomie) wird nach Ausstoßung der Plazenta genäht. Vor einem Dammschnitt erhalten Sie eine örtliche Betäubung, wenn Sie nicht ohnehin unter einer Periduralanästhesie (PDA) entbinden.

Emergency Essence wird hier helfen und jegliches Trauma lindern, das durch die Naht und das Narkosemittel verursacht werden könnte. Nehmen Sie es so oft, wie Sie es brauchen. *Slender Rice Flower* – nach jedem chirurgischen Eingriff einzunehmen – wird für die Wundheilung wichtig sein. Jeder Einschnitt – ob von der Hand eines Chirurgen oder durch einen Unfall –, der tief genug ist, um genäht zu werden, blockiert den Energiefluss des Meridians, den er kreuzt. Ein Meridian ist eine Energiebahn, und jedes Organ im Körper hat seinen eigenen Meridian. *Slender Rice Flower* wirkt hervorragend; es ermöglicht, dass der Energiefluss durch eine betroffene Energiebahn wiederhergestellt wird. Die Blütenessenz sollte zwei Wochen lang angewendet werden, entweder lokal auf der Narbe oder durch Einnahme der Tropfen. Sie können dieses Mittel sogar bei Narben einsetzen, die schon viele Jahre alt sind. Wenn die Verletzung oder der Einschnitt tief genug war, um genäht zu werden, so hat dies fast unausweichlich zu einer Beeinträchtigung des Energieflusses durch den betroffenen Meridian geführt.

Zangengeburt

Die Entbindung meines ersten Kindes dauerte lang, und schließlich wurde mein Sohn mit Hilfe einer Zange ans Tageslicht geholt. Als ich zum zweiten Mal schwanger wurde, hatte ich Angst, erneut durch das gleiche Trauma hindurch zu müssen. Ich nahm deshalb *Wild Potato Bush, Dog Rose* und *Sundew,* und als die Zeit der Entbindung kam, ging es sehr schnell. Ich brauchte nur Lachgas, das mir durch die Kontraktionen, die Ausstoßung der Plazenta und einige Nahtstiche half. Gleich danach konnte ich aufstehen und ein Bad nehmen. Ohne die Blütenessenzen – so empfinde ich es –, hätte ich möglicherweise sehr lange und anstrengende Wehen gehabt und vielleicht einen Kaiserschnitt. Ich bin sehr dankbar.

Sally-Ann Hanitzsch, Großbritannien

Entbindung per Kaiserschnitt

Heutzutage werden mehr Entbindungen per Kaiserschnitt durchgeführt denn je zuvor. In manchen Fällen kann ein Kaiserschnitt sicherer sein als eine natürliche Geburt. Wenn Sie mitgeteilt bekommen, dass Sie Ihr Baby auf diese Weise auf die Welt bringen sollten, bitten Sie stets um eine verständliche Erklärung. Ein Kaiserschnitt kann bewusst gewählt werden – das heißt er wird im voraus geplant –, oder im Notfall erfolgen, weil der Fortgang der Wehen anzeigt, dass eine natürliche Geburt für Sie oder Ihr Baby zum Risiko werden könnte.

Wenn Sie einen Kaiserschnitt benötigen, wird *Emergency Essence* unentbehrlich sein. Diese Blütenessenzen-Kombination wird Ihnen helfen, bei sich und aufmerksam zu bleiben trotz der Medikamente, die man Ihnen gibt, und es wird Ihre Ängste oder Besorgnis lindern. Es wird auch zur Muskelentspannung beitragen und damit zu einem reibungsloseren Ablauf.

Heilung nach einem Kaiserschnitt

Bei einer Patientin wurde vor anderthalb Jahren ein Kaiserschnitt vorgenommen. Bei Bewegungen hatte sie immer wieder Schmerzen und ein Ziehen in der Narbe, die etwas verdickt war und gelegentlich juckend und gerötet. Die Schwellung breitete sich über den ganzen Bauch aus. Ich gab ihr *Slender Rice Flower,* worauf sich die Narbe 24 Stunden lang „eigenartig" anfühlte. Nach der zweiten Dosis traten „eine Art von Kribbeln und Schmerzen" ein. Zusammen mit der Schwellung ließ dies allmählich nach.

Zwei Wochen später war die Narbe fast verschwunden. Der Bauch fühlt sich jetzt wieder normal und die Narbe nicht mehr empfindlich an. Die Patientin ist ganz begeistert.

Liz Kinsey, Großbritannien

Ein Kaiserschnitt durchtrennt etwa fünf wichtige Meridiane. Wenn Sie früher schon einmal eine Schnittentbindung hatten, wird die ursprüngliche Narbe für den neuen Schnitt geöffnet. Es ist hilfreich, wenn Sie bereits vor der Geburt zwei Wochen lang *Slender Rice Flower* auf das Narbengewebe gegeben haben, damit die Energie wieder durch die zertrennten Meridiane fließen kann. Wenn Sie die Blütenessenz nach der aktuellen Entbindung sowohl innerlich als auch lokal anwenden, ermöglichen Sie der Energie, wieder frei durch die fünf betroffenen Meridiane zu fließen.

Schock und Trauma auflösen

Verwenden Sie *Emergency Essence* auch nach der Entbindung weiter, besonders wenn ein medizinischer Eingriff notwendig oder die Zange gebraucht wurde. Es wird helfen, den Schock abzubauen, den Ihr Organismus erlitten hat.

Ian

IHREM BABY BEGEGNEN

Wenn Sie Ihrem Baby zum ersten Mal von Angesicht zu Angesicht begegnen, erleben Sie dies als einen ganz besonderen, kostbaren Augenblick. Es kann sehr bewegend sein, dieses kleine Wesen zu sehen, auf das Sie so lange Zeit gewartet hatten und das Ihr Kind ist. Für Sie, die Eltern, ist es ein einzigartiger Moment der Gemeinsamkeit. Halten Sie Ihr Kind fest, blicken Sie ihm in die Augen und heißen Sie es willkommen in der Welt. Dies ist ein wunderbarer Start in ein neues Leben.

Nach der Entbindung

Wenn Sie während der Entbindung Schmerzmittel oder eine Periduralanästhesie erhielten oder wenn Ihnen für einen chirurgischen Eingriff Betäubungsmittel verabreicht wurden, haben Sie toxische Substanzen in Ihrem Organismus. Alle Medikamente werden die Plazentaschranke überwunden haben, und so wird auch Ihr Baby die Wirkung dieser Mittel spüren. Sie werden sich von der Entbindung viel rascher erholen, wenn Sie alles Toxische ausleiten. Hierzu eignet sich *Purifying Essence* hervorragend, sowohl für Sie als auch für Ihr Baby.

Für Ihr Baby nach der Entbindung

Vielleicht können Sie Ihr Baby gleich nach der Geburt anlegen, stellen aber fest, dass das Kindchen dazu noch nicht bereit ist. Es mag erschöpft sein von der Geburt oder beeinträchtigt durch Schmerzmittel, die Sie während der Wehen erhalten haben. Dies wird sich geben, und schon bald wird der kleine Mund nach Ihrer Brust suchen um zu saugen.

Entgiften

Ich nahm gleich nach der Geburt meines Babys *Purifying Essence,* um die Rückstände der Medikamente loszuwerden, die ich bekommen hatte, aber auch weil es *Bottlebrush* enthält, die Blütenessenz, die die Mutter-Kind-Verbindung besonders unterstützt.

Gaia, Großbritannien

Es ist eine gute Idee, einige Tropfen *Boab* auf Ihre Brustwarzen zu geben, wenn Ihr Neugeborenes daran saugt, denn es wird zu verhindern helfen, dass Ihr Kind negative Familienmuster übernimmt. Die aus der Boab-Blüte gewonnene Essenz birgt eine der stärksten Heilkräfte, mit denen ich je zu tun hatte, und ist eine der am tiefgreifendsten wirkenden Busch-Blütenessenzen. Das Hauptmerkmal Ihrer Heilwirkung ist, dass sie die negativen Verhaltens- und Glaubensmuster ausschaltet, die von Generation zu Generation weitergegeben werden. Negative Überzeugungen sind in unserem Unterbewussten gespeichert. Wir sind uns ihrer gewöhnlich nicht bewusst, doch sie können zeitlebens einen verheerenden Einfluss auf uns ausüben, da sie unsere Gedanken und unser bewusstes Verhalten beeinflussen. Krankheiten in Familien können entweder in erlerntem Verhalten gründen, das von den Eltern an die Kinder weitergegeben wird, oder sie werden genetisch vererbt. Wenn zum Beispiel ein Elternteil oder beide Eltern ängstlich und furchtsam sind, so wird sich dieser Zug wahrscheinlich auch bei den Kindern zeigen. Angst betrifft die Nieren, und so stellen Sie vielleicht fest, dass Nierensteine oder -infektionen in dieser Familie verbreitet sind. Das ist nicht genetisch festgelegt, sondern eher ein erlerntes Verhalten. Doch die spezifische und sehr effektive Blütenessenz *Boab* spricht beide Modalitäten an.

Eine Hebamme, die bei Ureinwohner-Gemeinschaften im Nordwesten Australiens arbeitet – der einzigen Gegend, in der Boab-Bäume zu finden sind –, erzählte mir, dass es im dortigen Stamm die Tradition gab, einer Schwangeren Boab-Blüten zu geben, wenn die

Wehen während der Blütezeit des Baumes einsetzten. Dann machte die Frau sich auf, grub ein kleines Loch in die Erde und legte es mit Boab-Blüten aus, hockte sich darüber und gebar ihr Kind in ein Nest aus Blüten.

Was für ein wundervolles Geschenk für ein Neugeborenes – die heilende, klärende Energie des Boab-Baumes schon beim ersten Kontakt mit der Welt außerhalb des Mutterleibes zu erfahren!

GEBURT UND PERSÖNLICHKEIT

Viele Studien sowie umfangreiche Forschungen der Amerikaner Sondra Ray und Bob Mandell zeigen, dass die Art der Geburt, die wir erleben, eine große Auswirkung auf unsere Persönlichkeit und unsere Beziehungen im Leben hat.

Im Folgenden werden einige häufige Geburtsmodalitäten und -umstände und die jeweils möglichen Folgen für Ihr Kind aufgeführt. Für jede der genannten Situationen empfehle ich Busch-Blütenessenzen, die für Ihr Kind nützlich sein können, um etwaigen negativen Reaktionen entgegenzuwirken, die damit zu tun haben könnten, wie die Geburt ablief.

Eine schwierige Geburt

Wenn Ihr Kind eine schwierige Geburt hatte, fühlten Sie sich während der Wehen vermutlich sehr strapaziert. Wenn eine Mutter in den Wehen gestresst ist, produziert ihr Körper Stress-Hormone, die auch den Organismus des Babys überschwemmen. Aufgrund der Wirkung eines dieser Hormone wird ein Kind nach einer traumatischen Geburt Erinnerungen an dieses sehr verstörende Erlebnis behalten. *Emergency Essence* wird Ihrem Kind helfen, das Trauma zu verarbeiten.

Steißlage

Eine Steißgeburt ist für die Mutter oft schwierig und hat für das Kind, das auf diese Weise auf die Welt gekommen ist, zumeist die Folge, dass es zeitlebens von der Angst begleitet wird, anderen Menschen wehzutun. Die Blütenessenz *Sturt Desert Rose*, ein Bestandteil von *Confid Essence*, wirkt hier wohltuend und spricht diese frühe Prägung Ihres Kindes an.

Häufig zeigt sich, dass Kinder, die aus der Steißlage entbunden werden, fürchten, Fehler zu machen, oder sie tun Dinge in der falschen Reihenfolge (also „rückwärts"). Dies kann hemmend wirken, weil sie nicht sicher sind, wie etwas weitergehen soll oder kann. Sie haben vielleicht die Tendenz, ihre Mütter oft um Rat zu fragen. *Jacaranda*, ein Bestandteil von *Cognis Essence*, wird bei all diesen Problemen helfen.

Steißgeburt

Kimberley kam aus der Steißlage, und als kleines Kind war sie so ängstlich, einen Fehler zu machen, dass sie sich oft entschied, lieber nichts zu machen. Sie erhielt die Blütenessenz Kapok Bush, *die ihr half, bereitwilliger Dinge auszuprobieren.*

Ian

Ein ungeplantes Baby

Wenn Ihre Schwangerschaft nicht geplant war, stellen Sie später möglicherweise fest, dass Ihr Kind im Leben desorganisiert ist und generell Schwierigkeiten hat, Dinge zu planen. Manchmal sind diese Kinder ein wenig ungeschickt; sie könnten etwa zu Unfällen neigen – so wie sie selbst gewissermaßen ein Unfall sind. *Cognis Essence* wird eine nützliche Hilfe sein, um Ihr Kind zu erden, seine Aufmerksamkeit auf die Details zu lenken und seine Koordination zu verbessern.

Ungewolltes Baby

Manchmal haben unerwünschte Kinder das Empfinden, nicht gut genug zu sein, und ihr Selbstwertgefühl kann zu einem sehr heiklen Thema werden. Hier hilft *Confid Essence*. Es ist nicht ungewöhnlich, dass diese Menschen in Beziehungen und in anderen Lebenssituationen sehr viel Ablehnung und Zurückweisung erfahren. *Illawarra Flame Tree* wird ihnen helfen, mit Ablehnung umzugehen. Möglicherweise lassen sie andere Menschen nicht nah an sich. Sie fürchten sich davor, verletzt und abgewiesen zu werden und halten andere Menschen deshalb lieber auf Distanz. *Pink Mulla Mulla* spricht diesen Aspekt an.

Lange Geburtswehen

Wenn die Wehen sehr lange dauern, können Kinder in der Folge unter dem unterbewussten Kummer und Schuldgefühl leiden, dass sie anderen Menschen wehtun. *Confid Essence* ist ein gutes Mittel für solche Kinder, da der Bestandteil *Sturt Desert Rose* Schuldgefühle anspricht. Wie Kinder, die aus der Steißlage entbunden werden, können sie das Gefühl haben, das Leben sei hart und ein schwerer Kampf. Manchmal überträgt sich das Gefühl auch auf ihre Beziehungen. *Sunshine Wattle* kann hier helfen. Es vermittelt eine optimistische Stimmung im Blick auf die Zukunft und hilft, die Schönheit und Freude im gegenwärtigen Augenblick anzunehmen. Manchmal zeigen diese Kinder eine kleine körperliche oder emotionale Unreife und erweisen sich als Spätentwickler. In solchen Fällen kann *Kangaroo Paw* helfen.

Zangengeburt, Saugglockengeburt

Mit Hilfe der Zange oder Saugglocke auf die Welt gebrachte Kinder entwickeln manchmal den Glauben, dass sie nichts allein schafften. Vielleicht fühlen sie sich von anderen und ihrer Hilfe abhängig. *Monga Waratah* wird ihnen helfen, diese Abhängigkeit zu durchbrechen und ihre eigene Stärke zu finden. *Kapok Bush* stärkt sie dabei, nicht aufzugeben, nur weil sie etwas zu schwierig finden oder meinen, sie könnten es nicht bewältigen.

Manchmal haben diese Kinder das Gefühl, dass ihr Kopf und ihr Herz nicht genügend verbunden seien; *Hibbertia* ist ein wunderbares Mittel bei diesem Empfinden. Die gelben Hibbertia-Blüten stammen von einem Strauch. Wenn die gelben Blütenblätter vom Stiel fallen, bleiben sie wie viele kleine gelbe Herzen auf der Erde unter dem Strauch liegen. In der Farbtherapie steht Gelb für den Intellekt, und nach der Signaturenlehre weist die visuelle Botschaft der Pflanze auf die Rückverbindung zwischen Kopf und Herz hin.

Kaiserschnittentbindung

Bei einem Kaiserschnitt geht es nicht nur um einen chirurgischen Eingriff, sondern auch um das Narkosemittel, das zu dem Baby durchdringt. Eine Parallele zur Zangengeburt besteht insofern, als die Kinder nicht direkt in den Geburtsvorgang involviert sind: Es sind Kräfte von außen, die bei der Entbindung wirken. Ein durch Kaiserschnitt geborenes Kind wird möglicherweise immer Herr der Lage sein wollen. *Hibbertia* wird helfen, solche Kinder zu beruhigen. Oder diese Kinder springen immer gerne ein und nehmen eine Situation in die Hand. Wenn Sie dies als ein Problem empfinden, geben Sie *Gymea Lily*. Weil sie nicht durch den Geburtskanal geboren wurden, haben Kaiserschnitt-Kinder oft eine starke Sehnsucht nach körperlicher Berührung und nach viel Zuwendung. *Flannel Flower*, ein Bestandteil von *Relationship Essence*, wird helfen, dieses Thema anzusprechen.

Diesen Kindern könnte es auch schwerfallen, Entscheidungen zu treffen, weil bereits die Entscheidung über ihre Geburt von jemand anderem getroffen wurde. Die Blütenessenz *Paw Paw*, ein Bestandteil von *Cognis Essence*, wird einem Kind helfen, das sich überfordert fühlt und nicht zu einem Entschluss kommen kann.

✓

Kaiserschnitt-Babys

Kinder, die durch Kaiserschnitt entbunden wurden, könnten es auch schwer haben, Dinge zu Ende zu bringen, weil sie selbst keine natürliche Geburt erlebt haben (d.h. das Erleben des natürlichen Geburtsvorgangs wurde ihnen abgenommen). Die Blütenessenz *Jacaranda,* ein Bestandteil von *Cognis Essence,* wird ihnen helfen zu vollenden, was sie angefangen haben.

Ian

Nabelschnur um den Hals

Babys, die mit der Nabelschnur um den Hals geboren werden, benötigen auf jeden Fall *Emergency Essence.* Diese Blütenessenzen-Kombination enthält unter anderem *Fringed Violet,* das bei Schock und Trauma angezeigt ist. Mit der Nabelschnur um den Hals auf die Welt zu kommen, kann lebensbedrohlich und für alle Beteiligten sehr beängstigend sein.

Kinder mit diesem Geburtserlebnis können überwachsam sein und das Gefühl haben, dass die Welt kein sicherer Ort sei. Oft sind sie ständig auf der Hut und können nicht entspannen. Hier ist *Hibbertia* das Mittel der Wahl.

Wenn sie älter werden, können diese Kinder Dramen in ihren Beziehungen und sogar auch lebensbedrohliche Ereignisse neu inszenieren. Es könnte der Eindruck entstehen, dass sie das Drama genießen und gerne im Mittelpunkt der Aufmerksamkeit stehen. In diesem Falle ist die Blütenessenz *Gymea Lily* hilfreich.

Alternativ mag es sein, dass sich solche Kinder in Beziehungen erstickt fühlen, als würde ihnen jemand die Luft abschneiden. Die Blütenessenz *Flannel Flower,* ein Bestandteil von *Cognis Essence,* ist gut für die Errichtung gesunder Grenzen, innerhalb derer man sich im Zusammensein mit anderen Menschen sicher und geborgen fühlt.

Wenn es anders kommt als erwartet

Heutzutage finden viele Eltern das Geschlecht ihres Kindes schon lange vor dessen Geburt heraus, doch manche entscheiden sich dafür, die Antwort auf diese Frage erst bei der Geburt zu erhalten. Manchmal sind Eltern enttäuscht oder überrascht, wenn sie das Geschlecht ihres Babys erfahren, wann auch immer dies geschieht. Auch wenn sich Eltern von ihrer spontanen Enttäuschung rasch erholen, wird ein Kind die erste Reaktion seiner Eltern auf energetischer Ebene aufnehmen.

Eine der häufigsten Folgen für das Kind ist das Gefühl, nicht gut genug zu sein. Solche Kinder haben oft ein schwaches Selbstwertgefühl und das Empfinden, nicht so akzeptiert zu werden, wie sie sind. Hier wird *Confid Essence* helfen, besonders da es *Five Corners* enthält, eine Blütenessenz, die ich als eine der wichtigsten für Kinder sehr schätze. Ganz spezifisch spricht sie ein geringes Selbstwertgefühl und den Mangel an Selbstvertrauen an.

Die Pubertät kann eine sehr schwierige Zeit für diese Kinder werden, da ihr Körper sich nun unverkennbar in die eine oder andere Geschlechtlichkeit entwickelt. Dabei können frühere, alte, verletzende Emotionen sowie Schuldgefühle zutage kommen: Sie entsprachen nicht dem, was die Eltern wollten oder erwarteten, oder sie schämen sich ihres Körpers. Sekundäre Geschlechtsmerkmale wie die wachsenden Brüste, Bart- und Schambehaarung können in der Pubertät zu starken Gefühlen von Schuld und Scham führen. *Adol Essence* ist für diese Emotionen geeignet und hilft Ihrem Kind, durch diese wichtigen biologischen Veränderungen hindurchzugehen.

Selbstgefühl, Selbstbewusstsein, Selbstsicherheit

Mein Partner war sicher, dass wir einen Sohn bekommen würden, und als unsere Tochter dann geboren wurde, war er schockiert, obwohl er sie sofort liebte. Mir war bewusst, wie sehr sie durch die Enttäuschung verletzt sein könnte, die ihr Vater empfand, und gab ihr *Confid Essence,* als sie klein war. Jetzt ist sie ein wirklich lockeres, selbstsicheres junges Mädchen.

(Name bekannt)

Zwillinge

Bei Zwillingen nimmt das Erstgeborene oft eine führende Rolle ein. Wenn diese zu stark ausgeprägt ist, kann *Gymea Lily* helfen, sich etwas zurückzuhalten und nicht immer der Boss sein zu müssen. Der jüngere Zwilling neigt eher dazu, dem Älteren zu folgen, und die Blütenessenz *Dog Rose* kann ihm helfen, mehr aus sich heraus zu gehen und sein wahres Wesen zu zeigen, anstatt nur „Mitläufer" zu sein.

Wenn es zu viel Rivalität zwischen den Geschwistern kommt oder wenn die Zwillinge von Natur aus sehr stark wetteifern, wird *Mountain Devil* helfen und es ihnen erleichtern, einander zu akzeptieren. Zwillinge sind sich ihres jeweils eigenen Reviers oft sehr bewusst und brauchen es auch. *Flannel Flower* wird ihnen helfen, in dieser Hinsicht gesunde Barrieren zu entwickeln.

Down-Syndrom

Kinder mit Down-Syndrom (und Kinder, die zum Beispiel mit der Nabelschnur um den Hals geboren wurden, was zu einem Sauerstoffmangel im Gehirn und in der Folge zu bleibenden Schäden führte) haben eine spezielle Herausforderung für dieses Leben gewählt. Sie sind vielleicht auf die Erde gekommen, um Beobachtende zu sein. Was sie benötigen, ist viel mehr Sicherheit, Liebe und Geborgenheit als andere Kinder und eine sehr starke Verbindung zu ihren Eltern.

Die innere Verbindung („Bonding") ist für diese Kinder sehr wichtig. Die Blütenessenzen *Bottlebrush* und *Red Helmet Orchid* werden ihnen helfen, starke Bindungen mit Mutter und Vater aufzubauen. Eltern können diese Mittel ebenfalls einnehmen; sie werden helfen, sich mit ihrem Kind zu verbinden. Diese Kinder sind oft empfindsamer für Traumata in ihrer Umgebung: *Fringed Violet,* das regelmäßig eingenommen werden kann, bietet ihnen den nötigen Schutz.

✓ Ein ruhiges Umfeld

Ein Gefühl von Frieden und Ruhe ist für Kinder mit Down-Syndrom wichtig. Während sie heranwachsen und sich entwickeln, kann *Calm and Clear Essence* deshalb ein nützliches Mittel sein.

Ian

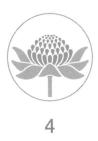

4

DIE ERSTEN TAGE

Endlich, nach all diesen Monaten, ist Ihr Kind nun entbunden. Sie haben ein körperlich, emotional, mental und spirituell umwälzendes Erlebnis durchgestanden und befinden sich nun möglicherweise in einem verwirrenden Durcheinander von Emotionen. Einerseits beflügelt Sie das Hochgefühl, dieses neue kleine Wesen auf die Welt gebracht zu haben, und das Wunderbare des ganzen Geschehens. Andererseits fühlen Sie sich wohl auch erschöpft und kraftlos nach der gewaltigen Anstrengung, die dies erforderte. Wie auch immer Sie sich jetzt fühlen – teilen Sie es Ihrem Partner mit und lassen Sie zu, dass es ganz normal ist, so zu empfinden. Seien Sie liebevoll und geduldig mit sich selbst.

DER UMGANG MIT IHREM BABY

Viele junge Eltern sind unsicher, wie sie mit ihrem Neugeborenen umgehen sollen, besonders wenn es sich um ihr erstes Kind handelt. Sie fürchten vielleicht, dass Sie dieses zerbrechliche kleine Wesen zu grob anfassen könnten, obwohl kleine Babys tatsächlich recht robust sind. Vielleicht sorgen Sie sich, weil Sie nicht wissen, wie Sie Ihr Baby halten sollen oder wie Sie seine Bedürfnisse erfüllen können. Die Blütenessenz *Bush Fuchsia* in *Calm and Clear Essence* unterstützt Ihre Koordination und Intuition. Sie werden sich besser auf Ihr Baby einstimmen können und zuversichtlicher sein zu wissen, was es benötigt. Natürlich ist es eine gute Idee, dass auch Väter diese Blütenessenz einnehmen, wenn sie sich im Umgang mit dem kleinen Kind unsicher fühlen.

Einen harmonischen Raum schaffen

Während unseres fünftägigen Krankenhausaufenthaltes nach der Geburt meiner Tochter habe ich vor und nach Besuchen regelmäßig *Space Clearing*-Spray im Raum versprüht, um die Energie für unsere Kleine harmonisch zu halten. Die Folge war, dass man die Stille und Harmonie im Zimmer spüren konnte. Es fühlte sich geborgen und warm an, und Besucher bemerkten oft, was für ein schöner, angenehmer Raum es sei. Tatsächlich war er nicht anders als jedes andere Krankenhauszimmer, abgesehen von seiner angenehmen, ruhigen Energie.

Kim Mann, Neusüdwales, Australien

EIN ERSCHÖPFTES BABY

Alle Babys sind bei der Geburt etwas schlapp, doch wenn Ihr Kind besonders erschöpft ist oder langsam und träge, könnte es an den Medikamenten liegen, die Sie während der Wehen erhalten haben. Es könnte auch am Konsum von Tabak oder anderen Drogen während der Schwangerschaft liegen. *Emergency Essence* ist das Mittel, mit dem Sie hier beginnen können. Es enthält die Blütenessenz *Sundew,* die Ihr Baby rasch in seinen Körper bringt, es erden und es ihm erleichtern wird, ganz „anzukommen". Gemeinsam mit *Sundew* wird Ihre anhaltende Liebe die Seele Ihres Babys in den kleinen Körper bringen. Wenn Ihr Baby Medikamenten ausgesetzt war, sollten Sie erwägen, ihm, sobald *Emergency Essence* eine anfängliche Beruhigung bewirkt hat, zwei bis vier Wochen lang *Purifying Essence* zu geben.

BONDING – NÄHE

Die frühe Verbindung zwischen einer Mutter und ihrem Kind ist sehr wichtig, und das Stillen bietet den besten Weg dahin. Wenn Sie Ihr Baby stillen, wird in Ihrem Körper das Oxytocin, das sogenannte Kuschelhormon, ausgeschüttet, so dass Sie eine starke, liebevolle Verbundenheit mit Ihrem Baby spüren. Manche Mütter fühlen nicht sofort nach der Entbindung eine überwältigende Liebe zu ihrem Baby und sind beunruhigt, weil sie nicht so empfinden, wie sie es sollten. Die Intensität der Wehen kann in der Mutter ein Gefühl der Ernüchterung zurücklassen, doch das Stillen wird ihr helfen, eine natürliche Liebe zu ihrem kleinen Baby zu entwickeln.

Untersuchungen haben ergeben, dass es die Bindung zwischen Mutter und Kind beeinträchtigt, wenn ein Baby nicht innerhalb der ersten sechs Stunden nach der Geburt an die

Brust gelegt wird. Ein häufiger Grund, warum ein Neugeborenes nicht bald nach der Geburt die Brust der Mutter sucht, ist ein Geburtstrauma. Möglicherweise ist das Baby zu früh geboren und muss für einige Zeit in einem Brutkasten bleiben.

Im Laufe der Jahre erzählten mir viele Frauen in meinen Workshops, dass sie den Unterschied bemerkt hätten, ob sie ein Baby innerhalb der ersten sechs Stunden stillen konnten, oder ob dies nicht möglich war. Sie stellten fest, dass die Mutter-Kind-Verbindung viel gesünder sei, wenn das Baby schon bald nach der Geburt gestillt wird. Viele berichteten mir, dass sie vor zwanzig oder dreißig Jahren entbunden haben und immer noch keine starke Verbindung mit dem Kind fühlen, das sie erst einige Zeit nach seiner Geburt zu stillen begannen. Doch es gibt eine gute Nachricht für diese Frauen: Selbst Jahre nach der Entbindung können Sie die Blütenessenz *Bottlebrush* einnehmen, um die Mutter-Kind-Bindung zu verbessern. Ich würde empfehlen, dass beide, Mutter und Kind, diese Blütenessenz einnehmen.

Die Wut des Kindes überwinden

Eine Mutter kam mit ihrer dreijährigen Tochter zu mir um Hilfe. Sie erzählte mir, dass sie und ihre Tochter nie zueinander gefunden hätten; das kleine Mädchen schien eine Menge Wut gegen sie zu hegen. Mir kam der Gedanke, dass das Kind im Mutterleib unglücklich gewesen war. Ich fragte es, ob es gerne ein Baby gewesen sei, und mit entzücktem Blick antwortete sie „Ja". Als ich fragte, ob es gerne in Mamis Bauch gewesen sei, veränderte sich seine Energie schlagartig. Das Kind schrie: „Nein, ich habe getreten und getreten. Ich habe es gehasst und wollte hinaus!" Sein Gesicht war rot, und es war sehr wütend.

Seine Mutter, die dies miterlebt hatte, war wie vor den Kopf gestoßen. Sie erzählte mir, dass sie das Kind nicht gewollt und sich sehr geärgert habe, als sie von ihrer Schwangerschaft erfuhr. Das Baby im Mutterleib hatte diese Energie gespürt, aufgenommen und sie als seine eigene übernommen. Dies hatte zu einer Energieblockade in seinem Körper geführt, und das Kind hatte seitdem aus dieser Energieblockade heraus agiert.

Dann wählte das Mädchen selbst Australische Busch-Blütenkarten aus und ich verschrieb die Essenzen ihrer Wahl: *Bluebell, Grey Spider Flower, Red Lily, Silver Princess* und *Bottlebrush*. Drei Wochen später berichtete die Mutter des Mädchens freudig erregt, dass sie nicht mehr über alles und jedes gestritten hatten. Ihre Tochter war nun allgemein ein viel glücklicheres Kind.

Maggie Landman, Queensland, Australien

Für eine Frau ist es viel einfacher, die Verbindung zu ihrem Kind aufzubauen, als für einen Mann. Das Baby entwickelt sich in ihrem Leib, sie teilen die gleichen Hormone und das gleiche Blut, dazu kommen noch das „Liebeshormon" Oxytocin und das Stillen, die diese Verbindung nähren. Zu einer nur schwachen Mutter-Kind-Verbindung kann es kommen, wenn die Mutter das Kind – aus welchen Gründen auch immer – nicht haben wollte. Um die Verbindung zu festigen, kann *Bottlebrush* eingesetzt werden, dazu *Dagger Hakea* gegen den Groll, den die Mutter hegen mag. Für das Kind ist *Tall Yellow Top* in Betracht zu ziehen, die Blütenessenz bei jedem Gefühl von Verlassensein oder Entfremdung. *Red Helmet Orchid* unterstützt das Band zwischen Vätern und ihren Kindern, was nachfolgend noch ausführlicher besprochen wird.

STILLEN

Muttermilch ist die beste Nahrung für Ihr Baby, denn sie enthält die ideal ausgewogene Mischung von Nährstoffen, die das Neugeborene während der ersten Monate seines Lebens benötigt. Darüber hinaus hat Muttermilch immer die richtige Temperatur und steht jederzeit zur Verfügung. Sie ist für Ihr Kind leicht zu verdauen und schützt es vor Infektion und möglicherweise sogar vor Allergien. Sie werden feststellen, dass ein Baby, das gestillt wird, weicheren Stuhl hat, der nicht übel riecht – auch dies ist ein Anzeichen dafür, wie gut die Milch verdaut wird.

Unmittelbar nach der Entbindung produzieren Ihre Brüste Kolostrum (Vormilch), eine klare Flüssigkeit mit einer Konzentration von Nährstoffen und Antikörpern für die ersten Lebenstage. Die eigentliche Muttermilch wird etwa am dritten oder vierten Tag nach der Entbindung einschießen.

Körperliche Nähe darf wachsen

Wenn ein Kind nicht gleich nach der Geburt an die Brust gelegt wurde und diesen ersten warmen, nährenden Kontakt mit seiner Mutter nicht hatte, kann es später größere Schwierigkeiten mit körperlicher Nähe haben. Die Blütenessenz *Flannel Flower* in *Relationship Essence* wird einem Kind erleichtern, mit körperlicher Nähe umzugehen.

Ian

Achten Sie darauf, dass Sie beim Stillen bequem sitzen oder liegen, und dass Ihr Baby gut an Ihrer Brustwarze saugen kann. Neue Mütter fragen sich oft, wie lange sie ihrem Baby die Brust geben sollen. Eine allgemeine Regel sagt, zehn Minuten an jeder Brust, aber manche Babys saugen in kürzerer Zeit. Wenn Ihr Kind an der Brust einschläft, nachdem es nur von einer Seite getrunken hat, dann legen Sie es beim nächsten Mal an der anderen Seite an. Es ist unwahrscheinlich, dass Ihr Baby unterernährt wird; solange es im richtigen Maß an Gewicht zunimmt, genügt ihm die mütterliche Milch vollkommen.

Friedliches Stillen

Charlotte erhielt *Boab, Bottlebrush, Sundew* und *Fringed Violet* vor dem ersten Stillen und danach weiter die ersten sechs Wochen ihres Lebens. Täglich rieb ich ihr die Blütenessenzen auf Fontanelle, Handgelenke und Schläfen immer dann, wenn ich es für angebracht hielt. Ich fand, dass sie dabei ganz ruhig und friedlich wurde, egal, ob dabei wach blieb oder einschlief. Seitdem habe ich jedes Mal *Angelsword* und *Fringed Violet* verwendet, wenn ich das Gefühl hattte, dass Charlotte etwas Schutz brauchte.

Kim Mann, Neusüdwales, Australien

Je entspannter Sie selbst beim Stillen sind, desto einfacher werden Sie den ganzen Vorgang finden. Und je mehr Sie stillen, desto mehr Milch werden Sie zur Verfügung haben. Sobald Sie die eigene Milch mit Flaschenmilch ergänzen, werden Sie feststellen, dass Ihr Baby weniger stark an der Brust saugt und sich die Milchbildung reduziert.

Ernährung: bewusst und liebevoll

Von der Geburt bis zum dritten Jahr ist Ernährung wesentlich für das Kind. Es ist wichtig, was das Kind gefüttert bekommt, aber auch wie und unter welchen Umständen, und ob es mit Liebe geschieht. Viele Frauen erwähnten, dass ihnen die Verwendung von *Calm and Clear Essence* als Spray oder Tropfen ermöglicht habe, ablenkende Dinge in der Umgebung auszublenden und aufmerksam, still und liebevoll bei ihrem Kind zu sein, während sie es fütterten. So waren beide, Mutter und Kind, sehr zentriert und still zusammen.

Ian

Vielleicht bemerken Sie, dass es während des Stillens zu ganz leichten Kontraktionen des Uterus kommt. Diese Kontraktionen werden durch das Stillen ausgelöst und ermöglichen die Rückbildung Ihrer Gebärmutter. Ein weiterer Vorteil des Stillens ist, dass es hilft, Fettgewebe zu verbrennen, das der Körper sich im Laufe der Schwangerschaft möglicherweise zugelegt hat.

Stillen mit Genuss

Frauen, die als Baby nicht gestillt wurden, können sich vielleicht nur mit einigem Widerwillen vorstellen, dass ein Baby an ihrer Brust saugt. Die Blütenessenz *Billy Goat Plum* wird einer Frau helfen, die sich mit der Vorstellung des Stillens nicht anzufreunden vermag. Sie erhält so Unterstützung, ihren Körper zu akzeptieren und seine wunderbaren Funktionen zu genießen.

Ian

Brustentzündung

Als ich stillte, entzündeten sich meine Milchdrüsen und ich bekam eine Brustentzündung. Ich nahm jeden Tag *Woman Essence,* um etwaige Unausgeglichenheiten zu harmonisieren, und gab die Blütenessenz *Bush Iris* hinzu, die auf das Lymphsystem wirkt. (In der Brust gibt es reichlich Lymphgewebe.) Meine Brustwarzen behandelte ich mit *Emergency*-Creme. Die Brustentzündung heilte rasch.

Eva (Adresse bekannt)

SCHÜTZEN SIE IHR BABY

In einigen Kulturen bleiben Babys in den ersten sechs Wochen nach der Geburt nur zu Hause, und die Eltern wählen sehr behutsam aus, wer Kontakt zu ihnen hat. Während der ersten sechs Wochen ist die Aura eines Babys noch offen, und die häusliche Geborgenheit fördert die Ausbildung des psychischen Schutzes und des emotionalen Wohlbefindens eines Kindes.

Sie können die Aura Ihres Babys auch schließen, indem Sie sanft einige Tropfen *Fringed Violet* über die vordere, große Fontanelle reiben und sie mit einem Kreuzzeichen schützen. Um diese sensible Stelle zu finden, legen Sie die Hand Ihres Babys mit der Basis über seine

Nasenwurzel und merken Sie sich den Punkt, bis zu dem der Mittelfinger reicht. Sobald Ihr Baby auf diese Weise geschützt ist, brauchen Sie sich nicht so sehr darüber zu sorgen, wer in Kontakt mit ihm kommt oder wann Sie das Kleine mit nach draußen nehmen können. Dies ist besonders hilfreich, wenn Ihr Baby in einem Krankenhaus geboren ist, wo viele unterschiedliche Menschen arbeiten oder zu Besuch kommen.

UND WENN DAS NEUGEBORENE WEINT?

Vielleicht schreit Ihr Baby in der ersten Woche oft ohne erkennbaren Grund. Sie haben es gefüttert, ihm die Windel gewechselt und es liebkost, aber es weint immer noch.

Achten Sie darauf, ob Ihr Kind jeden Tag etwa um die gleiche Zeit schreit, zu der es geboren wurde; dann erlebt es den Geburtsvorgang aufs neue und verarbeitet ihn. Dies gilt besonders, wenn die Geburt schwierig war, denn dabei überschwemmten Stresshormone sowohl Ihren Organismus als auch den Ihres Babys. Das Hormon Oxytocin unterstützt die Uteruskontraktionen und hat gleichzeitig eine amnestische Wirkung auf Ihr Baby, so dass dieses keine Erinnerung an seine Geburt behält. Allerdings kann diese Wirkung durch das Stresshormon ACTH blockiert sein, sodass sich Neugeborene dann an ihre traumatische Geburt erinnern. *Fringed Violet* wird dem Baby ermöglichen, das Trauma seiner Geburt zu verarbeiten und loszulassen.

Beruhigung

Eine junge Mama und ihr Baby hatten eine schwierige und langwierige Entbindung, in deren Verlauf schließlich eine Periduralanästhesie notwendig wurde. Das Kind ist jetzt drei Tage alt und sehr unruhig. Doch wenn *Fringed Violet*-Tropfen auf den Scheitel des Babys gegeben werden, beruhigt es sich rasch und schlummert ein. Die Mutter ist sehr glücklich über dieses Ergebnis.

Salliane McGowan, Neusüdwales, Australien

NIEDERGESCHLAGENHEIT

Während der ersten Tage nach dem großen Ereignis werden Sie sich von der Entbindung erholen und anfangen, Ihr Baby zu stillen. Es kann sein, dass Sie drei oder vier Tage nach der Entbindung weinerlich und emotional sehr empfindlich werden. Diese Phase wird oft als Wochenbettdepression („Baby-Blues", postpartale Stimmungskrisen, Heultage) bezeichnet und hat ihre Ursache in hormonellen Veränderungen. Gewöhnlich dauert dieser

Zustand nur wenige Tage; in dieser Zeit brauchen Sie Rückenstärkung und Unterstützung von Ihrem Partner. Denken Sie daran, dass Sie ein tiefgreifendes Erlebnis hinter sich haben und nun die Verantwortung für ein kleines Wesen tragen. Diese Erkenntnis kann überwältigend sein und zur momentanen Empfindlichkeit und Labilität beitragen.

Manche Frauen fühlen sich noch längere Zeit niedergeschlagen, und diese Empfindungen verschlimmern sich vielleicht noch. Möglicherweise leiden sie unter einer Wochenbettdepression. Dafür kann es eine Reihe von Gründen geben. Wenn eine Frau zum Beispiel keine gute Unterstützung aus dem familiären Umfeld erlebt, wird sie mit größerer Wahrscheinlichkeit deprimiert sein. Wenn sie selbst eine schwache oder schlechte Beziehung zu ihrer eigenen Mutter erlebt hat, wenn sie als Kind viel Traumatisches erfuhr oder gar körperlichen oder sexuellen Missbrauch, dann – so zeigen Statistiken – leidet sie mit größerer Wahrscheinlichkeit unter Wochenbettdepression als eine Frau, die sich einer einfacheren Kindheit erfreuen konnte. Einer Frau mit einem schwierigen Start ins Leben wird es eher am Vertrauen mangeln, selbst eine gute Mutter zu sein.

Vielleicht fühlen Sie sich niedergeschlagen, weil es Ihnen schwerfällt, Ihre alten Rollen hinter sich zu lassen. So hatten Sie vielleicht eine erfolgreiche berufliche Karriere und wollen nun Ihre Energie darauf konzentrieren, Mutter zu sein. Vielleicht sind Sie in Sorge, wie Sie Ihre neue Rolle als Mutter mit Ihrer beruflichen Karriere in Einklang bringen werden. Möglicherweise haben Sie weitere Kinder und fragen sich, wie Sie das alles bewältigen werden, wenn Sie nach Hause zurückkommen.

Bewältigen helfen

Nach Finlays Geburt nahm ich eine Woche lang dreimal täglich *Emergency Essence* und hatte nie das berüchtigte Tief am dritten Tage.

Sarah O'Brien, Westaustralien

✓ Wochenbett-Depression

Wenn Sie sich nach der Entbindung weiterhin down fühlen, werden Sie feststellen, dass *Waratah* in *Emergency Essence* ein sehr starkes Mittel ist, das Sie ins Gleichgewicht zurück bringt; zusätzlich eignet sich *Tall Yellow Top* als spezifische Ergänzung bei Einsamkeit, Entfremdung und Niedergeschlagenheit.

Ian

Woman Essence ist hervorragend für die „neue" Mutter. Es enthält die Blütenessenzen *Bush Fuchsia, Pink Flannel Flower* und *She Oak,* welche Ihnen helfen werden, Ihre Hormone nach der Entbindung wieder ins Gleichgewicht zu bringen, sowie *Bottlebrush,* das Ihnen helfen wird, Ihre alten Rollen loszulassen, die Veränderung zu bewältigen und sich Ihrer neuen Rolle als Mutter zuzuwenden. Gleichzeitig festigt es Ihre innere Verbindung mit dem Baby.

NARBEN HEILEN

Wenn Sie einen Kaiserschnitt, einen Dammschnitt oder einen Dammriss hatten, nehmen Sie *Slender Rice Flower* ein oder reiben Sie einige Tropfen davon auf die Narbe, um ihre Heilung zu beschleunigen und etwaige Empfindlichkeit zu lindern. Diese Blütenessenz wird auch Blockaden der Energiemeridiane Ihres Körpers lösen, die durch Schnitt oder Riss entstanden sind. Zwei sehr wichtige Meridiane, die das Nervensystem beeinflussen, beginnen im Bereich des Perineums (Damm), deshalb ist eine gute Wundheilung wichtig.

Narbengewebe kann stärker als Stahl sein. Ich habe Verwachsungsstränge gesehen, die sich nach chirurgischen Schnitten entwickelten und dann oft durch weiteres Operieren beseitigt werden mussten, aber das Problem wiederholte sich. Auch bei Frauen mit einer Kaiserschnittentbindung können sich solche Verwachsungen bilden; die Blütenessenz *Slender Rice Flower* wird helfen, sie aufzulösen.

RAT-SCHLÄGE VON ANDEREN

Junge Mütter haben oft das Gefühl, anderen Menschen als Ziel zu dienen für Ratschläge, was sie für ihr Kind tun sollten. Manchmal hat es den Anschein, dass sich alle für Experten auf dem Gebiet „Neugeborene und Kindererziehung" halten! Viele Menschen haben feste Vorstellungen darüber, wie Babys behandelt und Kinder aufgezogen werden sollten und scheuen sich keineswegs, anderen ihre Meinungen aufzudrängen.

Wenn Sie sich von all den Vorschlägen, Ratschlägen und Warnungen der Leute überwältigt fühlen, wird Ihnen *Fringed Violet,* ein Bestandteil von *Emergency Essence,* eine sehr nützliche Hilfe sein. Es bietet psychischen Schutz vor all den Ratschlägen und Empfehlungen, selbst vor der Negativität, die andere Frauen – oft völlig fremde – nur zu gerne weitergeben. Viele Mütter berichteten, dass diese Frauen nach der Einnahme von *Fringed Violet* einfach „von der Bildfläche verschwanden".

Des Gutgemeinten zu viel

Ich fühlte mich verunsichert durch all die Ratschläge, die meine Schwiegermutter und auch andere ältere Frauen in der Familie mir erteilten. Ich nahm *Fringed Violet,* um mich zu schützen, und danach *Bush Fuchsia* in *Woman Essence.* Dies half mir, meinen eigenen mütterlichen Instinkten zu vertrauen. Ich fühlte mich so erleichtert!

Lesley Johnston, Neusüdwales, Australien

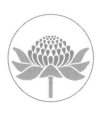

5

DAS ERSTE JAHR

Für die kleinen Menschenkinder, die hier gerade angekommen sind, ist die Welt neu und fremd. Sie verbringen ihre ersten Wochen und Monate damit, sich an ihre Umgebung zu gewöhnen und zu lernen, mit ihrem Umfeld zu interagieren.

Im Laufe seines ersten Lebensjahres wird Ihr Kleines von einem winzigen, verletzlichen Neugeborenen zu einem wissbegierigen Einjährigen heranwachsen. Sie werden erstaunt sein, wie Ihr Baby wächst und sich entwickelt – und Sie werden auch erstaunt sein, wie beschäftigt Sie selbst sein werden, sich um diese kleine Person zu kümmern und ihre Bedürfnisse zu erfüllen. Eltern, die meinen, das Leben gehe in den gewohnten Bahnen weiter, erleben meist eine sehr große Überraschung. Stundenpläne sind etwas für die berechenbaren Erwachsenen, Babys haben andere Vorstellungen.

ANPASSUNGEN MACHEN

Doch auch Ihr Baby wird sich diesem neuen Leben anpassen müssen. *Pink Flannel Flower* ist eine wunderbare Blütenessenz, die Sie Ihrem Baby geben können, um ihm bei der Anpassung zu helfen. Die Blüte hat ein intensiv rosafarbenes Zentrum und strahlt Herzenergie aus. Die Blütenessenz hat eine starke Affinität zu kleinen Kindern, von deren Zeit im Mutterleib bis ins Alter von fünf Jahren. *Pink Flannel Flower* hält ihr Herz-Chakra mit der hohen Liebesschwingung, mit der sie auf die Erde kommen, offen und hilft ihnen, sich auf die Realitäten des Lebens auf der Erde einzustellen.

Die starke Liebesenergie dieser Neuankömmlinge ist sehr heilsam für die Menschen in ihrem Umfeld und hilft ihnen, ihr Herz zu öffnen und die Liebe fließen zu lassen.

Entspanntes, ruhiges Baby

Mein Baby ist sehr ruhig und entspannt, und nichts scheint es zu stören. Dies führe ich darauf zurück, dass ich im Laufe meiner Schwangerschaft *Calm and Clear Essence* und eine Auswahl weiterer Busch-Blütenessenzen eingenommen habe. Den Spray verwende ich zu Hause und regelmäßig in Charlottes Zimmer. Ich habe festgestellt, dass es eine angenehme Atmosphäre erzeugt, die dabei hilft, einen ruhigen und stillen Raum zu erschaffen, der besonders zum Stillen geeignet ist, aber auch allgemein Ruhe und Entspannung vermittelt. Charlotte scheint sich unter dem Einfluss des Sprays zu entspannen, und man kann sehen, wie sich ihr ganzer Körper lockert und aus der Mitte heraus beruhigt.

Kim Mann, Neusüdwales, Australien

BERÜHRUNG UND MASSAGE

Berührung ist ein Grundbedürfnis aller Menschen, sie ist sogar lebenswichtig. Vor vielen Jahren stellten Forscher fest, dass Affenbabys, die keine Berührung erhielten, schon bald nach der Geburt eingingen. Menschenwesen sind in dieser Hinsicht nicht anders: Um zu gedeihen, brauchen wir es von Anfang an, umarmt, gehalten und gestreichelt zu werden.

Wenn Sie Ihr Baby berühren, können Sie leichter eine Verbindung zu ihm herstellen. Glauben Sie nicht die Theorie, dass Sie ein Baby verhätscheln, wenn Sie es zuviel liebkosen. In ihrem ersten Lebensjahr lernen Babys sehr viel über liebevolle Beziehungen aus der Art, wie ihre Eltern ihnen reichlich körperliche Zuwendung schenken.

Ein Baby liebt es, massiert zu werden. Es zu streicheln, ist eine wunderbare Art und Weise, das kleine Menschlein zu beruhigen, wenn es unruhig oder unleidlich ist. Es ist auch eine wunderbare Art, sich selbst entspannter zu fühlen. Nach dem Baden Ihres Babys ist eine Massage sehr wohltuend. Sie können dem Babyöl einige Tropfen Ihrer Lieblings-Busch-Blütenessenz hinzugeben, so dass Ihr Baby deren beruhigende, sanfte Energie aufnimmt. Streicheln Sie den kleinen Körper Ihres Kindes langsam und behutsam mit den Fingerspitzen, beginnen Sie mit dem Gesicht und gehen Sie über Nacken und Schultern hinunter bis zu den Knöcheln, Füßen und Zehen. Blicken Sie Ihr Kind an, während Sie es massieren, und singen Sie leise oder sprechen Sie sanft zu ihm. Sie können selbstverständlich jede der fünf Busch-Blütenessenzen-Cremes verwenden oder sogar eine eigene Creme herstellen, indem Sie sieben Tropfen aus einem Busch-Blütenessenzen-Vorratsfläschchen auf einen Esslöffel Creme oder Öl geben.

ZUR BERUHIGUNG IHRES BABYS

Ihr Baby und sein Überleben sind von Ihnen abhängig. Die Aufmerksamkeit und Fürsorge, die Sie ihm geben, werden das ganze Leben Ihres Kindes beeinflussen. Es wird schon früh das Einmaleins guter Beziehungen lernen, und dazu gehört ein liebevolles Ansprechen auf seine Bedürfnisse. Kümmern Sie sich immer um Ihr Baby, wenn es weint, und machen Sie sich keine Sorgen, Ihr Kind zu verhätscheln, indem Sie es in den Arm nehmen und liebkosen, wenn es unruhig ist. Für ein kleines Baby sind Schreien und Weinen die einzige Möglichkeit der Kommunikation. Indem Sie darauf antworten, zeigen Sie Ihrem Kind, dass es Ihnen wichtig ist und dass seine Bedürfnisse zählen.

Es kann für Eltern sehr anstrengend sein, wenn ein Baby ständig schreit. Vielleicht fängt Ihr Kind am späten Nachmittag oder am Abend an, quengelig zu werden, und nichts, was Sie tun, scheint geeignet, es zu beruhigen. Tun Sie Ihr Möglichstes, um selbst die Ruhe zu bewahren, denn Babys nehmen Ihre Müdigkeit oder Ungeduld auf. *Calm and Clear Essence* im Zimmer zu versprühen, wird Ihnen helfen, geduldig und ausgeglichen zu bleiben; und es wird auch Ihr Baby beruhigen.

Um Ihr Baby zu besänftigen, können Sie es auch an die Schulter legen und ihm sanft über seinen Rücken streichen. Oder Sie streicheln oder wiegen es sanft – in Ihren Armen oder in seiner Wiege –, oder Sie legen es über Ihren Schoß und streicheln ihm Rücken und Beine.

PAPAS ROLLE

Die Hauptaufgabe eines Vaters in dieser Zeit besteht darin, seine Partnerin zu unterstützen. Während der ersten drei Jahre im Leben Ihres Kindes ist dessen wichtigste Beziehung die zu seiner Mutter. Wenn Sie als Vater Ihr Möglichstes geben, um Ihre Partnerin zu unterstützen, werden Ihr Baby und seine Mutter ihre gemeinsame Bindung besser aufbauen können. In der Folge wird Ihr Kind mehr Sicherheit und Selbstvertrauen entwickeln.

Auch wenn Ihr Baby für geraume Zeit im Zentrum der Aufmerksamkeit Ihrer Partnerin stehen wird, sollten Sie darauf achten, dass auch Sie und Ihre Partnerin noch Zeit für einander haben. Manche Männer fühlen sich sehr „außen vor" und vermissen die Liebe und Aufmerksamkeit, die sie vor der Geburt des Babys genossen haben. Bitten Sie Ihre Partnerin, ihre Beobachtungen und Erlebnisse mit dem Baby mit Ihnen zu teilen.

Die wichtigste Zeit für eine tiefere Verbindung zwischen einem Vater und seinem Kind kommt, wenn das Kind zwischen vier und sieben Jahren alt ist. Doch heute sehen wir – zum ersten Mal in jeder Kultur – Männer, die bereits bei der Geburt ihrer Kinder anwesend sind. Der französische Arzt und Geburtshelfer-Pionier Dr. Michel Odent, der zusammen mit Frederick Leboyer die Geburtstechniken revolutionierte, vermochte seinerzeit keine einzige Überlieferung zu finden, der zufolge Männern bei der Geburt ihrer Kinder anwesend waren, in keinem Kulturkreis und in keiner Phase der Geschichte. Natürlich hat ein Mann nicht das gleiche biologische Erleben wie seine Partnerin. Er hat kein Kind, das sich energetisch und körperlich in seinem Inneren entwickelt, und er kann nicht nachvollziehen, wie es sich anfühlt, wenn Oxytocin den Körper durchflutet, wie dies bei einer Mutter der Fall ist. Doch bei der Geburt seines Kindes zugegen zu sein, scheint dem Mann zu helfen, eine besondere Bindung zu ihm zu entwickeln.

✓
Die Vater-Kind-Bindung

Wenn Sie sich als Vater mit Ihrem Kind nicht verbunden fühlen, wird Ihnen die Blütenessenz *Red Helmet Orchid* helfen, die Verbindung aufzubauen. Sie wird Ihnen zu erkennen helfen, dass es notwendig ist, Zeit mit Ihrer Familie zu verbringen und eine kräftige, gesunde Bindung aufzubauen.

Ian

KOLIK

Wenn Ihr Baby nach dem Füttern schreit und seine Beinchen vor Schmerz an die Brust zieht, könnte es unter einer Kolik* leiden. Sie werden feststellen, dass die Blütenessenzen *Crowea* und *Paw Paw* in diesem Fall sehr nützlich sind. Beide Blütenessenzen sind Bestandteile von *Calm and Clear Essence* und werden den Magen Ihres Babys bei seiner Verdauungstätigkeit unterstützen.

✓
Umgang mit Koliken

Reiben Sie bei akuten Bauchschmerzen ein wenig *Emergency*-Creme auf den Bauch Ihres Babys.

Ian

Ihr Baby kann auch Koliken bekommen, weil Sie sich angespannt fühlen, während Sie es versorgen und stillen. Sie könnten *Calm and Clear Essence* selbst nehmen, damit Sie Ihr Baby in ruhiger und entspannter Stimmung stillen und versorgen können.

Koliken lindern

James kam sechs Wochen zu früh auf die Welt. Fünf Wochen nach seiner Geburt fing er an, nach dem Essen die Beine anzuziehen und zu schreien – eine Stunde oder länger. Seine Mutter hatte auf Babynahrung umgestellt, bald nachdem er aus der Klinik nach Hause gekommen war. Ich sah ihn im Alter von zehn Wochen und dachte, die Kolik könnte auf ein unreifes Verdauungssystem und den Wechsel auf Kuhmilchprodukte zurückzuführen sein. Ich verschrieb eine Flasche *Emergency Essence,* die ich um *Paw Paw* ergänzte. Ich gab der Mutter die Anweisung, ihm die Blütenessenz eine Woche lang morgens und abends auf den Bauch zu reiben und ein bis zwei Tropfen auf den Gaumen zu geben. Sollte James eine Kolik bekommen, könnte sie diesen Vorgang alle zehn Minuten wiederholen, bis die Symptome verschwinden. Nach einer Woche war der Junge sehr viel ruhiger und ausgeschlafener; er hatte nur einige wenige, kurze Anfälle gehabt. Zwei Wochen später bekam er gar keine Koliken mehr; zudem hatte er an Gewicht zugenommen und sein Teint hatte sich verändert. Statt wie früher dunkel und rot, war das Gesichtchen nun mehr pfirsich- und cremefarben. Auch die schlimmen Träume hörten auf. Es war eine Freude, eine so drastische Veränderung festzustellen! Die Australischen Busch-Blütenessenzen sind höchst erstaunlich!

Sally Middleton, Neusüdwales, Australien

DER SCHLAF IHRES BABYS

Manche kleinen Kinder schlafen gut und andere nicht. Eltern sind oft besorgt, wenn ihr Kind nicht gut schläft und glauben, der Grund sei, dass sie irgend etwas falsch machten. Sie hören von anderen Eltern, dass deren Babys die Nacht durchschlafen, und machen sich Vorwürfe. Doch dies ist auch keine Hilfe. Es wird Sie nur noch mehr bekümmern – und Ihr Baby wird Ihr Sorgen mitbekommen und aufnehmen.

Wenn Ihr Baby nicht gut schläft, könnte es sein, dass es engeren Kontakt zu Ihnen braucht. Im gleichen Bett zu schlafen, kann Ihrem Baby sehr wohltun. Vielleicht haben Sie Angst, Sie könnten Ihr Kind im Schlaf erdrücken. Aber das ist eine unglaublich seltene Möglichkeit, weil Eltern eine natürliche Intuition haben. Sie sind viel empfindlicher in Bezug auf die Anwesenheit ihres Kindes, als ihnen klar ist.

Manchmal wird Ihr Kind Energien aufnehmen, die im Raum sind. Es könnte zum Beispiel die Anwesenheit von Geistwesen spüren und unruhig werden. In diesem Fall ist das Versprühen von *Space Clearing Essence* nützlich.

✓
Für Eltern: Sehnsucht nach Schlaf

Es ist allgemein bekannt, dass frischgebackene Eltern zu wenig Schlaf bekommen und mit dem Gefühl ständiger Erschöpfung durch den Tag stolpern. *Dynamis Essence* wird Ihnen am Morgen Energie geben und Ihre Begeisterung für jeden neuen Tag auffrischen.

Vielleicht sind Sie so müde, dass Sie, sogar wenn Ihr Baby eingeschlafen ist, nicht einschlafen oder nicht gut schlafen können. In diesem Fall wird Ihnen *Calm and Clear Essence* helfen, aus Ihrer Gelegenheit zum Schlafen das Beste zu machen. Es ist als Spray, als Tropfen oder als Creme für Gesicht und Hände erhältlich. Weil es *Black-eyed Susan* enthält, wird es Ihnen auch helfen, die Geduld zu bewahren, wenn Ihr Baby nicht einschlafen will.

Ian

TRENNUNGSSCHMERZ

Im Alter von ungefähr sechs Monaten fangen Babys an, unter Trennungsangst* zu leiden. Sie werden beobachten, dass Ihr Baby unruhig wird, wenn Sie fortgehen oder es bei jemand anderem lassen, selbst wenn es jene Person kennt. Ihr Baby wird sich sicherer fühlen, wenn Sie jedes Mal antworten, wenn es schreit oder nach Ihnen ruft, und auch, wenn es erlebt, dass Sie immer wieder zu ihm zurückkehren, wenn Sie das Zimmer verlassen haben. So wird es darauf vertrauen, dass Sie es nicht im Stich lassen.

✓
Das adoptierte Kind

Je früher ein Trauma im Zusammenhang mit Gefühlen des Verlassenseins und der Ablehnung behandelt wird, desto geringer ist die Wahrscheinlichkeit, dass Adoptivkinder in der Pubertät rebellieren. Statistiken zeigen, dass Adoptivkinder in der Pubertät durch eine turbulentere Zeit gehen als Kinder, die nicht adoptiert wurden. *Tall Yellow Top* ist ein gutes Mittel für das adoptierte Kind. Es spricht spezifisch das Gefühl des Verlassenseins an und wird ein Gefühl von Zugehörigkeit vermitteln. Verwenden Sie auch *Bottlebrush* und *Red Helmet Orchid* für die innere Verbindung mit dem Kind.

Ian

FRÜHKINDLICHE REFLEXE

Während Ihrer Schwangerschaft und in den frühen Monaten des Lebens ist Ihr Kind durch Reflexe geschützt und von ihnen unterstützt. Sie unterstehen der Kontrolle des Hirnstamms, dem entwicklungsgeschichtlich ältesten Teil des Zentralnervensystems, der gleich oberhalb des Rückenmarks zu finden ist. Die Reflexe sind unwillkürliche Antworten auf Reize wie Berührungen, Geräusche, Wärme oder innere Stimuli wie Durst und Hunger.

Während der Zeit im Mutterleib sind die höheren Zentren des Zentralnervensystems noch nicht voll entwickelt, und so braucht Ihr Baby für sein Überleben und auch für seine Entwicklung das, was man Primitiv- oder frühkindliche Reflexe nennt. Wenn Ihr Baby dann etwa zwölf Monate alt ist, sind die höheren Zentren seines Zentralnervensystems reif genug, so dass mehr bewusste Kontrolle über diese Aktivitäten möglich wird. Die primitiven Reflexe treten dann nach und nach in den Hintergrund.

Es gibt eine ganz bestimmte Reihenfolge, in der die Primitivreflexe sich entwickeln und sich zurückbilden, und sie werden in spezifischen Abfolgen integriert. Geschieht dies nicht, so kann dies eine zusätzliche Belastung für das Zentralnervensystem bedeuten. Die Koordination, die Konzentration, das Temperament und die Lernfähigkeit Ihres Kindes können dadurch beeinträchtigt werden.

Es gibt etwa zwölf frühkindliche Hauptreflexe, darunter den Palmarreflex (Robinson-R., Hand- und Fußgreif-R.): Wenn Sie über die Handfläche Ihres Babys streichen, wird es automatisch Ihren Finger umgreifen. Wenn es diesen Reflex über die ersten Lebensmonate hinaus beibehält, könnte es später Schwierigkeiten mit der Koordination der Feinmotorik bekommen, zum Beispiel beim Greifen und Halten von Schreibgeräten und Schere.

Meist ist der Hauptgrund, warum frühkindliche Reflexe entweder aus der Reihenfolge geraten oder erhalten bleiben, ein Trauma während der Schwangerschaft oder in den ersten Lebensmonaten. Dies kann ein körperliches Trauma sein, zum Beispiel ein Autounfall oder ein schwerer Sturz. Der Grund könnte in der Einwirkung von giftigem Rauch – zum Beispiel Zigarettenrauch – liegen. Er könnte auch auf ein emotionales Trauma zurückzuführen sein wie den Tod einer Person, die der Mutter nahestand. Eines der größten Traumata ist jedoch das Geburtstrauma. Für ein Kind, das durch einen Kaiserschnitt entbunden wird, ist dieses Erlebnis so ähnlich, wie wenn wir von einem gewaltigen Beckenschlag aus dem Schlaf gerissen würden.

Alle Probleme mit den frühkindlichen Reflexen können mit der Blütenessenz *Bush Fuchsia* effektiv angesprochen werden. Es mag eine genetische Veranlagung geben, primitive Reflexe zu behalten, deshalb sind manche Kinder, wenn es zu einer Traumatisierung kommt, aufgrund dieser genetischen Situation anfälliger für dessen Auswirkungen. Wo dies der Fall ist, kann die Blütenessenz *Boab* eingesetzt werden, die dieses familiäre Muster anspricht. Bei einer schweren Traumatisierung wäre freilich in erster Linie *Emergency Essence* zu verwenden, das helfen wird, das Trauma aufzulösen und zu verhindern, dass es sich auf Zell-Ebene in den Körper einprägt.

Ein schlappes, erschöpftes Baby

Als mein Enkel Benjamin geboren wurde, hatte er die Plazenta um den Hals. Er war ein „schlappes" Baby, entwickelte sich nicht im normalen Zeitrahmen und hatte keine Koordination zwischen oberem und unterem Teil seines Körpers. Er hatte auch eine große Muskelschwäche und war zehn Monate alt, als ich ihn behandelte. Ich verordnete ihm *Emergency Essence* sowie:

- *Sundew* zur Erdung,
- *Tall Yellow Top* für ein Empfinden der Zugehörigkeit,
- *Crowea* für Muskelstärkung, und
- *Bush Fuchsia* für die Koordination.

Nach vier Tagen gab es bereits Verbesserungen – er griff nach Dingen –, nach sieben Tagen setzte er sich selbst auf, wenn er unterstützt wurde, und nach drei Wochen lachte er und begann, sich normal zu entwickeln. Er ist jetzt fünf Jahre alt und ein glückliches, gesundes Kind.

Patricia Ralph, Neusüdwales, Australien

MILCHSCHORF

Milchschorf ist ein Ausschlag auf der Kopfhaut eines Babys, der eine schuppige Verkrustung bewirkt. Er erscheint gewöhnlich in den ersten drei Lebensmonaten. Der Ausschlag ist sehr verbreitet, und Ihr Baby dürfte sich daran nicht stören – doch er wird Sie womöglich beunruhigen.

Milchschorf können Sie mit *Green Essence* behandeln. Mischen Sie 7 Tropfen der Vorratsflasche in 30 ml Wasser, sprühen Sie die Lösung bis zu zwei Wochen lang morgens und abends behutsam auf den betroffenen Bereich und lassen Sie es trocknen. Alternativ geben Sie Ihrem Baby die Blütenessenz als Tropfen in den Mund. *Emergency Essence*, lokal angewendet, zeigt ebenfalls gute Wirkung.

WINDELAUSSCHLAG

Zu einem Windelausschlag* (Windeldermatitis) kommt es gewöhnlich dann, wenn der Babypopo zu lange in einer nassen Windel steckte. Auch wenn Sie in Bezug auf die Reinigung des kleinen Hinterteils sehr aufmerksam sind und die Windeln häufig wechseln, kann sich ein Windelausschlag entwickeln. Die zarte Babyhaut kann sich stark entzünden und sogar Blasen bilden. Wenn Sie der Ausschlag beunruhigt, suchen Sie die Hilfe eines Arztes oder Heilpraktikers.

Windelausschlag spricht auf *Emergency Essence* gut an. Sie können diese Blütenessenzen-Kombination bei jeder Art von Ausschlag verwenden. Entweder tupfen Sie sie mit einem Wattebausch auf die Haut oder Sie sprühen sie aus einem Sprühfläschchen auf und warten, bis die behandelte Hautstelle getrocknet ist. Wechseln Sie die Windeln häufig und verwenden Sie zum Waschen der betroffenen Hautpartie nur Wasser. Wann immer es möglich ist, gönnen Sie dem Babypopo windelfreie Atempausen, so dass frische Luft an die Haut gelangt und diese eine bessere Chance hat, rasch zu heilen.

Bei Workshops werde ich häufig gefragt, wie effektiv *Emergency Essence* zur Behandlung von Windeldermatitis ist. Eltern erzählen mir, dass sie *Emergency*-Creme anwenden, sobald die Haut Anzeichen von Ausschlag oder Wundscheuern aufweist. Sie berichten, wie schnell die Wirkung einsetzt und dass der Ausschlag selbst bei schlimmen Fällen völlig verschwindet.

Ausschläge

Mein kleiner Finlay, der jetzt zwanzig Monate alt ist, hatte es beim Zahnen nicht leicht gehabt: Die Zähnchen schienen alle auf einmal zu kommen. Er hatte zum ersten Mal Windelausschlag. Ich mischte *Green Essence* nur mit Wasser und besprühte Finlays Popo zwei Tage lang bei jedem Windelwechsel, bevor ich ihn eincremte. Zusätzlich gab ich ihm abends *Green Essence* und *Emergency Essence* ins Badewasser. Am dritten Tag war der Windelausschlag ganz verschwunden.

Mein Mann verwendet es jetzt auch bei seinen Ausschlägen, die er im Bergwerk bekommt.

Sarah O'Brien, Westaustralien

ABSTILLEN

Ihr Kind wird sehr davon profitieren, wenn es in den ersten sechs Monaten seines Lebens ausschließlich gestillt wird. Die Wahrscheinlichkeit, dass Ihr Kind übergewichtig wird, ist gering, und sein Immunsystem wird viel kräftiger sein. Wenn Sie Ihr Kind mindestens zwei Jahre lang stillen, wird es überdies mehr emotionale Sicherheit erlangen. Wenn es die Umstände erlauben, stillen Sie Ihr Kind bis zu drei Jahre lang. Sollten Sie früher als beabsichtigt abstillen müssen, ist es besonders wichtig, den Körper-Haut-Kontakt mit Ihrem Kind zu pflegen.

Warten Sie damit, Ihrem Baby feste Nahrung anzugewöhnen, bis es mindestens sechs Monate alt ist; das Verdauungssystem ist vorher nicht reif genug, um sie zu verarbeiten. Beginnen Sie mit kleinen Mengen, und bleiben Sie beim Füttern ruhig und entspannt. Es ist wichtig, dass die Essenszeiten für Sie und Ihr Kind nicht stressig sind.

Während der Abstillzeit wird die Blütenessenz *Bottlebrush* in *Calm and Clear Essence* nützlich sein. Sie wird helfen, das Gewohnheitsmuster des Stillens zu durchbrechen, ohne die innere Verbindung zwischen Ihnen und Ihrem Baby zu beeinträchtigen. Wenn Sie selbst auch *Bottlebrush* einnehmen, wird es Ihnen leichter fallen, die Zeit des Stillens zu beenden.

Entwöhnen mit Erfolg

Ich habe erfolgreich *Bottlebrush* und *Boronia* – ich nenne sie die „Weitergehen!"-Tropfen – verwendet, um Menschen zu helfen, mit dem Rauchen aufzuhören, aber auch um Müttern und Kleinkindern durch die Zeit der Entwöhnung vom Stillen zu helfen (welch interessante Parallele zwischen Milchsaugen und Zigarettenrauchen!). Ich empfehle, sie „zweimal täglich, zwei Wochen lang" einzunehmen, dazu je eine Extradosis, wann immer das Stillen verlangt, aber nicht gewährt wird. Der Entwöhnungsvorgang ist immer ein kleines Tauziehen zwischen „Loslassen von" und „sich Sehnen nach", sowohl bei der Mutter als auch beim Kleinkind. Viele Frauen, denen ich diese Mischung gegeben habe, fanden sie hilfreich, wenn die Stillhäufigkeit tagsüber reduziert wurde, besonders in Fällen, in denen die Stillzeiten immer länger und deshalb unangenehm wurden. Doch die Mutter muss bereit sein, mit dem Prozess des Loslassens zu beginnen.

Barbara Murphy, Victoria, Australien

✓

Schuldgefühle

Sturt Desert Rose kann ein sehr gutes Mittel für Sie sein, wenn Sie Schuldgefühle haben, weil Sie Ihrem Baby nicht mehr die Brust geben. Die Blütenessenz hilft, den Mut aufzubringen, das zu tun, was Sie tun müssen, auch wenn Ihr Kind weint und sehr aufgebracht ist. In dieser Phase ist es am wichtigsten, Ihrem Kind Sicherheit zu vermitteln und ihm viel Liebe zu geben. Dies ist die Zeit für einen großen Schritt in Richtung Unabhängigkeit.

Ian

Plötzliches, heftiges Erbrechen

Eine Mutter brachte ihren zehn Monate alten Sohn zu mir, weil er sich bei oder unmittelbar nach der Mahlzeit in hohem Bogen erbrach. Nachdem ich die Schilderung der Mutter gehört hatte, verordnete ich dem Baby:

- *Dog Rose* gegen Angst,
- *Five Corners* für mehr Selbstwertgefühl (weil die Mutter sich in Bezug auf seine körperliche Entwicklung Sorgen machte),
- *Paw Paw* zur Unterstützung seiner Verdauung, und
- *Crowea* (mit *Paw Paw* eine bewährte Kombination) bei Verdauungsstörungen. Es kräftigt, beruhigt und zentriert Körper und Geist.

Drei Tage später rief die Mutter an um zu sagen, dass ihr Sohn seit dem zweiten Tag der Blütenessenzen-Einnahme nicht mehr gebrochen hatte und wieder lächelte und lachte.

Zdenka Dolejska, Neusüdwales, Australien

ZAHNUNGSBESCHWERDEN

Die ersten Zähne Ihres Babys werden im Alter von etwa sechs Monaten anfangen durchzustoßen; manche Babys zahnen* etwas früher, andere auch erst später. Ihr Kind könnte wegen der damit einhergehenden Beschwerden quengeln, und vielleicht bemerken Sie, dass die Wange der Seite gerötet ist, auf der der Zahn durchbricht. Wenn Ihr Baby sich unwohl fühlt und wegen der Zahnungsschmerzen quengelt, wird ihm *Emergency Essence* helfen. Diese Blütenessenzen-Kombination lindert die Schmerzen und etwaige Angst und gibt Ihrem Baby den Mut, mit dem Schmerz und Unbehagen fertigzuwerden.

BESCHNEIDUNG – JA ODER NEIN?

Früher war die Beschneidung von Neugeborenen üblich, heutzutage werden nur etwa zehn Prozent der männlichen Babys beschnitten. Der Hauptgrund für die Beschneidung in unserer Zeit sind kulturelle und religiöse Gründe, da es nach aktueller, offizieller medizinischer Ansicht besonders in den Industriestaaten keine medizinischen Gründe für eine routinemäßige Beschneidung von Neugeborenen gibt. Ärzte, die sich für die Beschneidung aussprechen, beziehen sich auf Forschungsergebnisse, die darauf schließen lassen, dass die Beschneidung das Vorkommen von Infektionen der Harnwege und die HIV-Ansteckung bei Männern reduzieren kann, und argumentieren sogar, dass es bei den Partnerinnen beschnittener Männer die Wahrscheinlichkeit, an Gebärmutterhalskrebs zu erkranken, reduzieren könne. Bei einigen seltenen medizinischen Befunden ist die Beschneidung angezeigt und wird auch empfohlen.

Es kann zu Komplikationen kommen, obwohl dies nur etwa drei Prozent der Fälle betrifft. Die Hauptprobleme sind Blutungen und Infektionen nach der Operation; beide sind gewöhnlich recht erfolgreich zu behandeln.

Für die Eltern kann die Angelegenheit recht verwirrend sein. Die Blütenessenz *Paw Paw,* ein Bestandteil der Kombination *Cognis Essence,* ist für die Eltern eine großartige Hilfe, um zu einer Entscheidung zu gelangen.

Beschneidung

Falls Ihr Sohn beschnitten werden soll, geben Sie ihm einige Tage vor und zwei Wochen nach der Operation *Emergency Essence* zusammen mit *Slender Rice Flower,* sowohl lokal als auch oral. Es wird helfen, die Wunde zu heilen und Vernarbungen vorzubeugen. Dieser Empfehlung können Sie bei jedem operativen Eingriff folgen.

Ian

IMPFUNGEN

Im Laufe der ersten fünf Lebensjahre Ihres Kindes werden Sie Entscheidungen über Impfungen zu treffen haben. Eltern wollen das Beste für ihre Kinder, aber leider ist es nicht immer einfach, die ganze Wahrheit über das Impfen zu erfahren.

Impfstoffe garantieren keinen Schutz vor Erkrankung, da sie keine Immunität gegen die Krankheit bieten. Die einzige natürliche Immunität gegen eine Krankheit oder Ansteckung kommt von einer Infektion mit der jeweiligen Krankheit. Selbst Personen, die geimpft worden sind, werden irgendwann anfällig für die Krankheit, gegen die jene Impfung ursprünglich erfolgte. Eltern denken oft, dass ihre Kinder reine Impfstoffe erhalten, doch Informanten aus der Pharmaindustrie verraten, dass es sehr schwierig ist, reinen Impfstoff zu erhalten und dass häufig auch andere Viren in den Vakzinen vorhanden seien. Manche Impfstoffe enthalten gentechnisch veränderte tierische, bakterielle und virale DNS sowie Hefe. Es gibt keine Langzeitstudien darüber, und fast alle Studien über das Impfen wurden im Auftrag derjenigen Pharmafirmen durchgeführt, die die Impfstoffe herstellen.

Auch Quecksilber ist in Impfstoffen enthalten, und Quecksilber ist bekanntermaßen ein Nervengift. Es wird als Konservierungsmittel verwendet. Die Quecksilbermengen in Impfstoffen sind manchmal fünfmal so hoch wie diejenigen, die noch als sicher gelten. Unter den weiteren Substanzen, die in Impfstoffen enthalten sind, befinden sich Formaldehyd und Azetaldehyd, beides sehr toxische Bestandteile. Die meisten Impfstoffe sind im Grunde ein Chemikalien-Cocktail.

Das Immunsystem Ihres Kindes

Die beste Methode, um das Immunsystem Ihres Kindes zu fördern, ist, es als Baby zu stillen.

In den westlichen Ländern gab es im Laufe der vergangenen zehn Jahre eine Zunahme von Autismus um 1300 Prozent, und zahlreiche Indizien weisen auf den Zusammenhang zwischen Impfstoffen und dieser wachsenden Autismushäufigkeit hin. Kinder erhalten heutzutage weit mehr Impfstoffe als die Kinder der vorherigen Generation. Bis sie fünf oder sechs Jahre alt sind, erhalten australische Kinder heute etwa fünfzig Impfstoffe, während Kinder gleichen Alters noch vor fünfzehn Jahren nur achtzehn Impfungen erhielten.

Ian

Wenn Sie alle Indizien und Beweise betrachten und entschieden haben, dass es zum Besten Ihres Kindes ist, geimpft zu werden, empfehle ich, ihm einige Tage vor und nach der Impfung *Emergency Essence* geben. Verwenden Sie nach der Impfung etwa einen Monat lang *Purifying Essence,* um dem Organismus zu helfen, alle Nervengifte und anderen Chemikalien auszuscheiden, die in den Impfstoffen enthalten sind.

Wichtig: Lassen Sie unter keinen Umständen zu, dass Ihr Kind geimpft wird, während es krank ist oder Fieber hat, da dadurch die Wahrscheinlichkeit von schweren Reaktionen stark erhöht ist.

In Japan wurde das Impfalter heraufgesetzt; Impfungen werden jetzt nicht mehr mit zwei, vier und sechs Monaten, sondern erst nach Ablauf des ersten Lebensjahres durchgeführt. Das Nervensystem der Kinder ist in diesem Alter viel weiter entwickelt und kann die verabreichten Toxine besser verkraften.

Eine recht überzeugende Theorie sagt, dass sich Autismus erst als eine Folge von Impfungen entwickelte. Als in den Vereinigten Staaten in den 1920er Jahren Impfungen eingeführt wurden, waren sie nicht kostenlos; nur reiche Leute konnten sie sich leisten. Autismus galt seinerzeit als Wohlstandskrankheit, weil er nur in jenen Wohngebieten vorkam, in denen Familien über genügend Wohlstand verfügten, um die Impfstoffe kaufen zu können. Als Impfungen zu einer allgemeinen Leistung des öffentlichen Gesundheitswesens und über alle sozioökonomischen Gruppen verteilt wurden, breitete sich auch der Autismus aus. Es kam zu einem starken Anstieg, und heute wird aus ärztlicher Sicht bei etwa jedem einhundertsechzigsten Kind Autismus festgestellt. Es gibt auch Befürchtungen, dass die massive Verbreitung von Autoimmunkrankheiten wie Diabetes, Asthma und Allergien bei Kindern die Folge von Impfungen sind. Man schätzt, dass nur zehn Prozent aller Reaktionen auf Impfungen erfasst werden.

Die Lebendimpfstoffe – gegen Masern, Mumps, Röteln und Windpocken – können sich nach der Impfung drei Monate lang im Körper halten und auf Menschen übertragen werden, die mit der geimpften Person in Berührung kommen. Die einzige Ursache von Kinderlähmung in Australien in den vergangenen dreißig Jahren war – abgesehen von importierten Fällen aus Übersee – der Polioimpfstoff selbst. Die Blütenessenz *Jacaranda* kann helfen, einige der Nebenwirkungen des Poliovakzins auszuschalten.

Impfen – ja oder nein?

Wenn Sie unsicher sind, ob Sie Ihr Kind impfen lassen sollen, nehmen Sie *Paw Paw* ein (einen Bestandteil von *Cognis Essence),* das Ihnen helfen kann, eine Entscheidung zu treffen. Wenn Sie fürchten, sich falsch zu entscheiden, wird Ihnen *Illawarra Flame Tree* helfen; diese Blütenessenz gibt Ihnen das Vertrauen, die Verantwortung anzunehmen.

Ian

Wenn Ihr Kind bereits geimpft ist

Geben Sie einen Monat lang *Purifying Essence*; es hilft, Nervengiften oder Schwermetallen entgegenzuwirken, die Ihr Kind mit den Impfstoffen aufgenommen haben könnte.

Manchmal kann eine Impfung, besonders wenn es zu Reaktionen kommt, die Knochen des kindlichen Schädels beeinträchtigen. Dieser besteht aus sehr weichen Platten, die sich mit der Atmung des Kindes ausdehnen und zusammenziehen. Bei vielen Kindern mit Lernproblemen sind die Schädelknochen blockiert und unbeweglich. *Boab* und *Bush Fuchsia* sind Blütenessenzen, die bei diesem Problem helfen. Ein Kind mit einer beeinträchtigten Beweglichkeit der Schädelknochen wird mit viel größerer Wahrscheinlichkeit Probleme beim Lernen haben. *Bush Fuchsia* wirkt spezifisch und ist bei der Behandlung jeglicher Lernprobleme meines Erachtens unübertroffen.

ALLERGIEN

Bei Untersuchungen mit Hilfe der Augendiagnose habe ich im Laufe meiner über dreißigjährigen Tätigkeit als Heilpraktiker festgestellt, dass die älteren Generationen mehr körperliche Stärke hatten, als wir heute besitzen. Man denke nur an die Kräfte und Ausdauer der Pioniere, die in unbekannte Gegenden zogen und sehr hart arbeiteten, um das Land zu roden und urbar zu machen, um es zu besiedeln und Ernten hervorzubringen. Doch sie hatten weniger emotionale Flexibilität. Die Kinder von heute sind zwar körperlich nicht so robust wie ihre Vorfahren, verfügen jedoch über eine größere emotionale Flexibilität. Das Lebenstempo hat sich drastisch verändert, und die jungen Menschen sind heute viel mehr im Kontakt mit ihren Emotionen.

Doch mit dieser größeren Sensitivität geht auch eine größere Anfälligkeit für Allergien* einher. Auch andere Faktoren spielen eine Rolle: So hat sich zum Beispiel gezeigt, dass Impfungen die Wahrscheinlichkeit allergischer Reaktionen erhöhen können. Kinder, die nicht gestillt wurden, haben häufiger Allergien als Kinder, die mindestens sechs Monate lang gestillt wurden.

Eines der Hauptmittel bei Allergien ist *Fringed Violet,* das die Reaktionsfreudigkeit Ihres Kindes gegenüber Allergenen reduzieren wird. Ich kombiniere dieses Mittel mit *Dagger Hakea,* welches auf der emotionalen Ebene Groll anspricht. Wenn Sie von jemandem gereizt oder irritiert werden und die Sache nicht lösen, werden Sie das Problem mit großer Wahrscheinlichkeit verinnerlichen. Dies kann dazu führen, dass Sie von Ihrer Umgebung leichter zu irritieren sind, sei es von Nahrungsmitteln, die Sie zu sich nehmen, der Luft, die Sie atmen oder Dingen, mit denen Sie in Hautkontakt kommen. *Emergency Essence* bewährt sich sehr gut beim Lindern einer akuten allergischen Reaktion.

Eine schwere allergische Reaktion (eine Anaphylaxie) kann lebensbedrohlich sein. Eine sofortige, ärztliche Behandlung ist hier dringend notwendig. Merkmale eines anaphylaktischen Schockzustands sind die rapide Zunahme von mindestens einem der folgenden Symptome:

- intensive Gesichtsrötung oder Zyanose (bläuliche Verfärbung der Haut)
- starkes Husten, Keuchen oder Atemnot
- Sehstörungen (verschwommene Sicht)
- schwacher oder kaum spürbarer Puls
- Bewusstlosigkeit
- Erbrechen und/oder
- Schock

Geben Sie alle fünf Minuten *Emergency Essence,* bis ärztliche Hilfe eintrifft. Wenn im Rahmen der allergischen Reaktion viel Schleim produziert wird, ist *Bush Iris* sehr hilfreich.

Verdaut das Kind seine Nahrung gut, dürfte es weniger unter Nahrungsmittelallergien leiden. *Paw Paw* und *Crowea,* Bestandteile von *Calm and Clear Essence,* unterstützen die Verdauung.

Wahrscheinlich haben Kinder die gleiche Empfindlichkeit gegenüber Allergenen wie ihre Eltern, dies sollte deshalb ebenfalls untersucht werden. Wenn eine starke familiäre Allergie vorliegt, so ziehen Sie die Blütenessenz *Boab* in Betracht und geben Sie sie in Verbindung mit *Emergency Essence.*

Wang Yun Tin auf Taiwan hat sehr allergische Menschen erfolgreich mit *Macrocarpa* behandelt, was ihren Energiepegel erhöhte und ihrem Immunsystem half. Diese Blütenessenz wirkt auf die Nebennieren, welche durch Stress ebenfalls in ihrer Funktion beeinträchtigt werden.

Allergien

Ich erhielt einen Anruf von G.s Mutter, die ihre Tochter aus der Schule abgeholt hatte, weil sie auf alles allergisch reagierte, selbst auf den Fußbodenbelag.

Ihre Nase war verstopft, die Augen brannten und sie hörte nicht auf, diese zu reiben. Der Arzt hatte alles versucht und wollte ihr nun wöchentlich Spritzen geben, was die Mutter ablehnte. Ich verordnete *Bush Iris, Dagger Hakea, Fringed Violet* und *Tall Mulla Mulla.* Sie erhielt zwei Fläschchen davon und es wirkte sehr gut. Bevor ich sie behandelte, waren G. und ihre Familie nach Samoa zurück gezogen, mussten aber zurückkehren, da G. dort auf alles allergisch reagierte.

Joy Andreadarkis, Neusüdwales, Australien

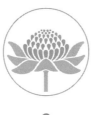

6

DAS KLEINKINDALTER

Im Alter von ein bis drei Jahren lernt und kann Ihr Kind immer mehr. Es wird immer mobiler, neugieriger und kommunikativer.

In dieser Phase will Ihr Sprössling, dass seine Bedürfnisse auf der Stelle erfüllt werden, und er wird Sie wissen lassen, wann er unglücklich ist. Er lernt allmählich die Kontrolle über sich selbst – zum Teil aufgrund der Tatsache, dass er sprachliche Fertigkeiten entwickelt, die es ihm erlauben, seiner Umgebung mitzuteilen, was er will. Selbstbeherrschung zu lernen, ist ein Teil des Sozialisierungsprozesses. Ihr Kind braucht es, dass Sie ihm auf vernünftige und konsequente Weise Grenzen setzen, damit es lernt, welches Verhalten akzeptabel ist und welches nicht.

Während es weiter wächst und sich entwickelt, wird Ihr Kind zwangsläufig auf körperliche und emotionale Herausforderungen stoßen. Besonders sicher und geborgen wird es sich fühlen, wenn es spürt, dass Sie souverän damit umgehen. Ein wichtiger und großartiger Aspekt der Busch-Blütenessenzen ist, dass sie ein sicheres Mittel sind, das dem Kinde hilft – und den Eltern etwas gibt, um mit den Herausforderungen ihrer Kinder umzugehen. Wenn Sie selbst ruhig und unerschütterlich sind, wird Ihr Kind sich eher sicher und behaglich fühlen. Schon dies ist ein guter Start bei der Bewältigung jeglicher Herausforderung, der Sie begegnen können.

DER WERT DES SPIELS

Wenn Kinder drei Jahre alt sind, können sie gewöhnlich selbstständig spielen, auch in Gesellschaft anderer Kinder. Ab etwa drei Jahren spielen sie immer länger gemeinsam mit anderen Kindern und lernen, wie mit Differenzen umzugehen ist. Je mehr sie miteinander spielen, desto komplexer werden ihre Spiele.

Der Wert des Spielens für die gesunde Entwicklung des Kindes kann gar nicht hoch genug geschätzt werden. Durch das Spielen erfahren die Kinder etwas von der Welt und bauen ihre sozialen Fertigkeiten auf. Kraft ihrer Phantasie malen sie sich immer neue Möglichkeiten aus – die beste Vorbereitung für das Leben. Alle bekannten und geschätzten Pädagogen – so auch Rudolf Steiner – vertraten die Ansicht, dass Kinder Zeit für phantasievolles und kreatives Spiel haben müssen. Bieten Sie Ihrem Kind Musik, Märchen und Spiele und vermeiden Sie es, ihm zu viele Anweisungen zu geben. Es ist wichtig, dass das Spielen frei und unstrukturiert ist. In der Regel werden Kinder nicht viel Hilfe beim Spielen benötigen, doch *Little Flannel Flower* kann ihnen nötigenfalls einen Anstoß geben, während *Turkey Bush* die Kreativität zu steigern vermag.

WUTANFÄLLE

Die meisten Kinder haben Trotzanfälle. Sie treten gewöhnlich im Alter von etwa anderthalb Jahren auf, vorher gab es vielleicht kleinkindliche Stimmungsumschwünge. Der Hauptunterschied zwischen beiden Formen ist, dass die Wutanfälle* intensiver und mit mehr Konfrontation verbunden sind, die sich vor allem gegen die Eltern richtet.

Sowohl Kinder als auch ihre Wutanfälle sind sehr unterschiedlich. Bei einem jüngeren Kind kann der Auslöser eine Frustration oder die Tatsache sein, dass es Ihnen nicht sagen kann, was es fühlt oder will. Das Kind mag irritiert sein, dass es Dinge nicht selbst tun kann, wie zum Beispiel sich anzukleiden. Dann gibt es auch die Wut und Enttäuschung, nicht sofort zu bekommen, was man will, oder darüber, das Geschehen in seinem Umfeld nicht beherrschen oder bestimmen zu können. Ein anderer Grund für einen Wutanfall des Kindes liegt in dessen beschränktem Verständnis von der Welt, das zu Angst und Verwirrung führen kann – beides Gefühle, die wiederum einen Wutausbruch auslösen können. Sie können *Emergency Essence* oder *Confid Essence* verwenden, wenn das Kind Angst hat. Sprechen Sie mit dem Kind und vermitteln Sie ihm ein Gefühl von Sicherheit und Geborgenheit.

Die Intensität seiner Emotionen kann für ein kleines Kind durchaus furchteinflößend sein. Manchmal baut sich so viel Energie auf, dass ein Weg gefunden werden muss, diese Energie zu verausgaben. Oft ist Ihr Kind nach seinem Wutanfall sehr bedürftig und anhänglich; Sie werden ihm in solchen Situationen viel Liebe und Zuwendung zeigen müssen: Nehmen Sie es in die Arme und versichern Sie ihm, dass Sie es lieben.

Mit das Wichtigste, das Sie für die emotionale Entwicklung Ihres Kindes tun können, ist, ihm lernen zu helfen, dass es nicht immer bekommen kann, was es will und wann es dies will. Ihr Kind fühlt sich sicher, wenn es weiß, dass es Grenzen gibt. Sie müssen die Führung übernehmen.

Es ist vielleicht ein extremer, aber ein deutlicher Vergleich: Wenn Ihr Kind unbeaufsichtigt über die Straße rennen will, muss es lernen, dass es seinem Besten dient, wenn die Erwachsenen für seine Sicherheit sorgen.

✓ Kinder der neuen Generation

Die Kinder, die seit Ende der 1990er Jahre geboren wurden, wollen mehr erklärt bekommen; sie wollen wissen, was vorgeht. Wenn Sie erklären, warum oder wozu Dinge nötig sind und getan werden, mag dies dazu beitragen, dass es zu so manchem Wutanfall gar nicht erst kommt.

Ian

Es ist klug vorauszudenken und Vorkehrungen zu treffen, um Wutausbrüchen der Kleinen vorzubeugen. Wenn Sie wissen, dass eine schwierige Situation bevorsteht – wenn zum Beispiel Einkäufe zu erledigen sind oder eine lange Fahrt mit dem Auto ansteht –, sorgen Sie dafür, dass Ihr Kind wohl ausgeruht und gesättigt ist, und nehmen Sie etwas Essen mit auf den Weg. Wenn Sie eine längere Reise antreten, erlauben Sie Ihrem Kind, sobald Sie angekommen sind, ein wenig herumzurennen, um seine angestaute Energie loszuwerden.

Sind Sie zu Hause, wenn es zu einem Wutanfall kommt, bringen Sie Ihr Kind in sein Zimmer und teilen Sie ihm mit, dass es erst herauskommen darf, wenn es sich beruhigt hat. Tun und sagen Sie dies mit Bestimmtheit, schließen Sie die Tür und gehen Sie fort. Falls der Wutanfall in der Öffentlichkeit eintritt, ist es am besten, Ihr Kind aus der Situation zu entfernen und einen Ort zu finden, der privat und ruhig ist.

Wutanfälle

Schon seit Wochen war Tim äußerst schwierig zufriedenzustellen, er war quengelig, hatte im Nullkommanichts Wutausbrüche, manchmal drei oder vier Mal am Tag, war müde, ungezogen usw. Alle meine sonstigen Techniken, sein Verhalten zu lenken, waren erfolglos, und er machte mich wirklich mürbe. Nach der Einnahme von *Mountain Devil* war er viel heiterer und leichter im Umgang. Die Veränderung in seinem Verhalten war eine sehr erfreuliche Überraschung.

Jenny Hill, Neusüdwales, Australien

Emergency Essence oder *Calm and Clear Essence* werden helfen, Ihr Kind zu beruhigen. Sie sprechen das Gefühl an, die Kontrolle zu verlieren. Sprühen Sie die Blütenessenzen-Kombinationen um Ihr Kind, und Sie werden den Unterschied erleben.

Wutanfälle beruhigen

Bess, ein fünfjähriges Mädchen, hatte seit etwa einem halben Jahr Wutanfälle – schlimme Ausbrüche, die zwischen zehn Minuten und zwei bis drei Stunden dauern konnten und mit Schreien, Treten und Kreischen einhergingen. Ich stellte ihr ein Mittel zusammen mit *Dagger Hakea,* um ihr bei ihrem Verhalten gegenüber ihren Eltern und Geschwistern zu helfen, da das Mädchen sagte, wie sehr sie diese hasste. Anschließend hatte sie sich dafür geschämt, war dabei aber außerstande, zu sagen, dass sie ihr Verhalten bedauere. Ich gab ihr *Dog Rose of the Wild Forces,* um ihr zu helfen, die Beherrschung über ihre Emotionen zu erlangen, *Fringed Violet* zum Schutz und *Mountain Devil,* um ihr zu helfen, die bedingungslose Liebe anzunehmen, derer sie bedurfte.

Nach vier Tagen hatte sie nur einen Tobsuchtsanfall gehabt und erklärte, dass die Tropfen nicht wirkten. Aber sie sagte auch, dass sie sich anders fühle, wenngleich sie nicht sicher war, auf welche Weise. Nach zwei Wochen gab es fast keine Wutausbrüche mehr, und – was noch wichtiger war – das Mädchen empfand nun selbst anders darüber, auch über sein Bedürfnis, sie zu haben. Einen Monat später traten gar keine starken Ausbrüche mehr auf.

Wenn man jene Wutanfälle heute erwähnt, lächelt Bess etwas schräg, sagt aber nichts. Definitiv eine Erfolgsgeschichte!

Lisa Higgins, Neusüdwales, Australien

Im Alter von etwa drei oder vier Jahren kann es oft zu Machtkämpfen kommen, wenn Kinder die Autorität ihrer Eltern herausfordern. Wenn diese Phase überstanden ist, hat das Kind im Allgemeinen zu der Erkenntnis gefunden, dass es nicht alles bekommen kann, was es will, und dass es auch andere Menschen und deren Bedürfnisse zu berücksichtigen hat. Ist es in diesem Alter jedoch immer noch übermäßig auf seine eigenen Bedürfnisse fixiert, empfehle ich die Gabe von *Kangaroo Paw.*

Ausgewogene Disziplin

Achten Sie darauf, ob Sie Ihr Kind zu sehr disziplinieren. Wenn es zu viele Regeln und Vorschriften gibt, kann ein Kind mit Wutausbrüchen reagieren. Sie brauchen nicht um jede Kleinigkeit zu kämpfen.

Die Blütenessenz *Yellow Cowslip Orchid* ist – besonders für Männer – nützlich, wenn man(n) darauf besteht, dass Dinge auf eine bestimmte Art und Weise zu machen seien – und dann frustriert ist, wenn das kleine Kind nicht gehorcht. Es ist immer am besten, Ihrem Kind Lob und Anerkennung zu geben und bei allem zu unterstützen, was es gut macht. Es ist wichtig, sich nicht auf das Kritisieren zu versteifen oder allzu viel Aufmerksamkeit auf das zu richten, mit dem Sie nicht so glücklich sind.

Grenzen setzen

Konsequent zu sein, ist unerlässlich. Wenn Sie Ihrem Kind sagen, was zu tun ist, dann bleiben Sie dabei und vermeiden Sie, davon abzuweichen. Die Einnahme von *Flannel Flower* wird Ihnen helfen, Grenzen zu setzen.

Ian

Schläge sind nicht der richtige Weg, Ihrem Kind gutes Benehmen beizubringen. Tatsächlich sind Schläge nur ein Vorbild für schlechtes Verhalten. Stellen Sie sich nur vor, wie es wirkt, wenn Sie Ihrem Kind eine Ohrfeige geben und dabei sagen: „Du darfst andere Kinder nicht schlagen!" Kleine Kinder haben noch wenig Selbstbeherrschung und lernen erst allmählich, ihre Emotionen in den Griff zu bekommen – indem sie beobachten, wie ihre Eltern auf die Herausforderungen des Lebens reagieren. Lob, Ermutigung und Liebe werden Ihr Kind auf den rechten Weg bringen und zum richtigen Verhalten anleiten.

Dessen ungeachtet gehört es zum Wesen des Kleinkindes, Wutanfälle zu haben. Es versucht, eine gewisse Unabhängigkeit zu erlangen und protestiert, wenn man ihm sagt, es dürfe etwas nicht tun. Es ist wichtig, dass Sie die Ruhe bewahren, *Emergency Essence* wird Ihnen helfen. Die Blütenessenz *Dog Rose of the Wild Forces* in *Emergency Essence* ist für Sie nützlich, wenn Sie das Gefühl haben, dass nicht nur ihr Kind, sondern auch Sie selbst die Beherrschung verlieren. Wenn Sie mit Ihrem Kind streiten oder wütend werden, wird die Sache nur schlimmer.

Erkennen Sie die Gefühle Ihres Kindes an. Sagen Sie Ihrem Kind, dass Sie wissen, dass es wirklich aufgeregt und frustriert ist, so dass es sich verstanden fühlt. Fragen Sie, ob es gerne in die Arme genommen werden möchte. Viele Kinder sprechen gut darauf an.

✓

Nach dem Wutanfall

Wenn sich Ihr Kind nach dem Wutanfall wieder beruhigt hat, lassen Sie es wissen, dass Sie nicht glücklich sind über das, was geschehen ist. Nehmen Sie es in den Arm und versichern Sie ihm, dass Sie es immer noch lieben, ganz gleich, wie es sich verhalten hat. Wenn Ihr Kind ein wenig älter ist, könnten Sie mit ihm auch über andere Möglichkeiten sprechen, mit Frustration umzugehen – dass es zum Beispiel zeichnet oder malt, wie es sich fühlt, anstatt sich mit einem Wutanfall auszutoben.

Ian

Aggressives, klammerndes Verhalten*

Eine Mutter brachte ihren kleinen Jungen zu mir, weil sein Verhalten aggressiv war und sich hauptsächlich gegen sie richtete. Der Junge war sehr anstrengend und launenhaft. Bevor seine Eltern sich trennten, war er Zeuge körperlicher Gewalt seines Vaters gegen seine Mutter geworden. Zu Wutausbrüchen kam es recht häufig. Oft wachte der Junge nachts auf und schrie, nässte ein und war schwer wieder zu beruhigen. Er hatte bereits eine traumatische Geburt gehabt, und die ersten zwölf Monate seines Lebens waren chaotisch gewesen. Ich verordnete mehrere Blütenessenzen, nämlich:

- *Fringed Violet,* um seine Aura zu heilen, die durch die traumatische Geburt Schaden genommen hatte,
- *Kangaroo Paw,* um sein Verhalten gegenüber seiner Mutter zu verändern, und
- *Dog Rose,* um seine Ängste zu lindern.

Nachdem der Junge diese Blütenessenzen zwei Wochen lang morgens und abends eingenommen hatte, war eine große Veränderung festzustellen. Seine Großmutter fragte mich, welche Wundertropfen ich ihrem Enkel gegeben habe. Er war weniger klammernd und ängstlich, dafür umgänglicher, und sein Schlaf war ruhiger geworden.

Sheree Ashurst, Queensland, Australien

FRUSTRATION VOR EINER NEUEN PHASE

Wie die Erfahrung zeigt, haben manche Kinder vermehrt Wutanfälle, bevor sie einen Entwicklungsschub machen, zum Beispiel krabbeln oder gehen lernen – das Kind ist schon fast so weit, doch es beherrscht die Fertigkeit noch nicht ganz und reagiert deshalb mit Frustration.

Purifying Essence wird einem Kind helfen, das frustriert ist, wenn es sich einer neuen Stufe in seiner Entwicklung nähert. *Wild Potato Bush,* einer der Bestandteile, wird die Frustration des Kindes ansprechen, *Bauhinia,* ein anderer, wird ihm helfen, die Veränderung offener und leichter anzunehmen, insbesondere wenn die Frustration darauf beruht, dass es sich zurückhält, weil es sich noch unsicher fühlt.

Als ihre Tochter Charlotte mit sechs Monaten ihre ersten Krabbelversuche unternahm – so erzählt Mutter Kim Mann –, war sie frustriert, nicht rasch genug voranzukommen. „Zwei Wochen lang eine Dosis *Wild Potato Bush* half ihr, diese Zeit mit weniger Frustration zu bewältigen", berichtet Kim. „Ich verwendete es auch, als Charlotte mit etwa neun Monaten anfing, sich um die Möbel herum zu bewegen und sich auf die eigenen Füße zu stellen. Sie beendet gerade eine weitere Einnahmephase – dieses Mal geht es um den Übergang zum selbstständigen Gehen – und die Blütenessenz hilft ihr wieder dabei!"

BEGINN DER SAUBERKEITSERZIEHUNG

Der Erfolg bei der Sauberkeitserziehung ist abhängig von der neurologischen Entwicklung Ihres Kindes, die man – außer mit Hilfe von *Bush Fuchsia* – nicht forcieren oder beschleunigen kann. Die meisten Kinder beginnen mit zwei Jahren, die bewusste Kontrolle über ihre Körperfunktionen zu erlangen und damit auch die Voraussetzungen für die Sauberkeitserziehung. Bis sie diese Phase erreichen, regen Essen und Trinken Kontraktionen an, die zur Darm- oder Blasenentleerung nach den Mahlzeiten führen.

Vorbereitung für die Sauberkeitserziehung

Die Blütenessenz *Bush Fuchsia* in *Cognis Essence* kann die neurologische Entwicklung unterstützen, so dass Kinder für die Sauberkeitserziehung bereit werden.

Ian

Kleine Kinder können nicht unterscheiden, ob sie nass oder trocken sind oder wann ihre Windel schmutzig ist. Wenn Kinder anfangen, den Unterschied zwischen nass und trocken zu spüren, entwickeln sie eine Abneigung gegen das Gefühl, nass zu sein. Mit zweieinhalb Jahren ist die Mehrzahl der Kinder meistens trocken. Manche Kinder erlangen zuerst die Kontrolle über ihre Blase, andere lernen zuerst, ihren Darm zu beherrschen.

Es ist eine gute Idee, Ihrem Kind zu erklären, worum es bei der Sauberkeitserziehung geht. Den Kinder von heute muss man solche Dinge erklären, statt ihnen einfach Anweisungen zu erteilen, selbst wenn es um das Thema Sauberkeitserziehung geht. Wenn Sie die Angelegenheit so erklären, dass Ihr Kind versteht, warum es zur Sauberkeit erzogen wird, können Sie sich und ihm viel Zeit und Ärger ersparen. Wenn Ihr Kind das Was und das Warum erst einmal begriffen hat, wird es mit größerer Wahrscheinlichkeit folgen und das Neue lernen.

Bettnässen

Bei meinem sechsjährigen Jungen, der immer noch drei bis vier Mal in der Woche ins Bett machte, hatte ich mit *Dog Rose* einen wunderbaren Erfolg. Er ist jetzt schon seit einem Monat trocken.

Christiana Hougardy, Belgien

Wenn Ihr Kind mit dem Darmtraining anfängt, könnten Sie ihm *Bottlebrush* geben – es ist sowohl in *Calm and Clear Essence* als auch in *Purifying Essence* enthalten –, um ihm zu helfen, sich von den alten Routinen zu lösen – und damit auch von der Gewohnheit, Windeln zu tragen. Es ist eine gute Methode, Ihr Kind morgens nach dem Aufwachen und am Nachmittag bis zu etwa fünf Minuten auf das Töpfchen zu setzen. Wenn es dabei etwas „produziert", bekommt es von Ihnen viel Lob und Anerkennung. Einem Kind, das Schwierigkeiten hat, einige Minuten lang still zu sitzen – und dies gilt für die meisten Kleinkinder! –, wird *Calm and Clear Essence* bei dieser Übung helfen.

Wenn Ihr Kind einige Nächte nacheinander mit einer trockenen Windel aufgewacht ist, können Sie anfangen, die Windel nachts wegzulassen. Die meisten Kinder trainieren und lernen kurz vor ihrem dritten Geburtstag, nachts trocken zu bleiben, doch es gibt natürlich individuelle Unterschiede.

Mit fünf Jahren machen immer noch recht viele Kinder ins Bett, normalerweise etwa zehn Prozent. Dies ist höchstwahrscheinlich der Fall, wenn ein oder sogar beide Elternteile in diesem Bereich einst selbst Probleme hatten. Das wichtigste Mittel bei Bettnässen* ist *Dog Rose,* das auf Nieren und Blase wirkt; wenn ein familiäres Verhaltensmuster vorliegt, können Sie *Boab* ergänzend dazunehmen. Als phantastische Kombination zur Behandlung von Bettnässen habe ich *Red Helmet Orchid* zusammen mit *Dog Rose* entdeckt. In der chinesischen Medizin stehen Nieren und Blase für Angst. Man hat festgestellt, dass Angst oder Furcht – besonders im häuslichen Umfeld – eher mit dem Vater assoziiert wird, vermutlich da Väter körperlich größer sind, eine lautere Stimme haben und häufig eine strengere, disziplinierende Rolle annehmen.

Albträume und Bettnässen

Ein vierjähriger Junge wurde zu mir gebracht: Fast jede Nacht nässte er ein. Er besaß eine ausgeprägte Phantasie und hatte regelmäßig Albträume von Ungeheuern und bösen Gestalten. Sein Vater war ein netter Mann, neigte aber zu einer autoritären Haltung und glaubte, dass ein Kind nicht ermutigt werden sollte, seinen Ängsten nachzugeben. Ich gab *Dog Rose* gegen die Ängste des Kindes und um die Nierenprobleme und das Bettnässen im Allgemeinen zu lösen; dazu *Red Helmet Orchid* für den Fall, dass ungelöste Vater-Probleme bestanden; *Boab,* da der kleine Junge bereits so viel Ähnlichkeiten mit seinem Vater zeigte, dass sich die Familie angewöhnt hatte, ihn „Ditto" („Ebenso!") zu nennen; und *Grey Spider Flower* gegen seine Albträume. Der kleine Ethan nässte in der ersten Nacht wieder ein, aber dann die ganzen zwei Wochen lang nicht mehr, während derer er die Blütenessenzen einnahm. Drei Tage nach Ende dieser Einnahmephase machte er wieder ins Bett und seitdem nur noch gelegentlich. Jetzt, sechs Wochen später, steht Ethan mitten in den Nacht auf und geht selbstständig auf die Toilette – eine Aktion, vor der er sich früher viel zu sehr gefürchtet hatte.

Anne Robinson, Queensland, Australien

Wenn die Kinder größer werden und mehr unter die Leute kommen und – etwa mit sieben Jahren – öfter auch bei Freunden übernachten dürfen, kann das Bettnässen eine große Belastung für sie sein. Sie werden deshalb recht oft scheu und gehemmt und trauen sich nicht, sich dagegen zu sträuben, anderswo zu übernachten. Dies kann ihr Selbstwertgefühl stark beeinträchtigen, weshalb *Confid Essence* oder *Billy Goat Plum* eignet, um Schamgefühl und Verlegenheit zu lindern.

Bettnässen

Die kleine Amy konnte ich erfolgreich behandeln, sie nässt jetzt nicht mehr ein. Sie hat ihre Mutter gebeten, nicht mehr mitten in der Nacht zu kommen und sie zur Toilette zu bringen: Sie ängstigt sich nicht mehr und sieht keine furchteinflößenden Köpfe mehr in ihrem Zimmer.

Als sie noch klein war, hatte sie einen schlimmen Tritt zwischen die Beine bekommen und seitdem immer wieder unter Blasenentzündungen gelitten. Die Blütenessenzen haben auch die Neigung zu häufigen Infektionen beseitigt.

Von ihrer Mutter erfuhr ich: Wenn Amy ihre Tropfen nimmt, betet sie zuerst mit dem Fläschchen und nimmt sie dann ein. Anfänglich, so hatte Amy der Mutter berichtet, hatte sie die Blüten vor dem Einnehmen der Tropfen gebeten, ihr zu helfen, sich in der Nacht nicht mehr zu fürchten, und darum, die unheimlichen Köpfe in ihrem Zimmer wegzunehmen. Nun, da sie diese schrecklichen Köpfe nicht mehr sieht, betet sie immer noch mit dem Fläschchen und nimmt ihre Tropfen. Was sie wohl jetzt zu den Blüten sagt?

Marg Kehoe, Peru

VERSTOPFUNG

Wenn Ihr Kind verstopft ist, kann eine Stuhlentleerung schmerzhaft sein. Achten Sie deshalb darauf, Ihrem Kind reichlich Flüssigkeit zu geben. Heutzutage wollen viele kleine Kinder mehr trinken, besonders Säfte. Frisch gepresste Gemüse- oder Fruchtsäfte nebst genügend Wasser oder ungesüßtem Tee sind gut für die Ernährung. Wasser ist wichtig, um die Verdauung anzuregen und zu unterstützen. Wenn Ihr Kind ängstlich ist, geben Sie ihm *Emergency Essence,* damit es sich leichter entspannen kann.

Bottlebrush ist ein Mittel bei Verstopfung*. Erwachsene haben berichtet, dass sie während einer Einnahmephase *Bottlebrush* das Gefühl hatten, als würde buchstäblich eine Flaschenbürste (engl. *bottlebrush!)* in ihnen bewegt, die sie innerlich reinigte! Diese Blütenessenz ist ein sehr wirksames Heilmittel.

Im Idealfall hat Ihr Kind dreimal täglich Stuhlgang. Doch es kamen schon Eltern in meine Praxis, die sich ängstigten, weil ihre Kinder so häufig Stuhlgang hatten. Seien Sie versichert: Solange der Stuhl nicht zu locker ist – wie bei Durchfall –, ist eine Dreimal-täglich-Routine eine sehr gesunde Angelegenheit. „Einmal täglich" ist das Minimum.

Extreme Verstopfung

Ein fünfjähriges Mädchen wurde zu mir gebracht. Seit sie sechs Monate alt war, hatte sie feste Nahrung erhalten – und unter extremer Verstopfung zu leiden. Nun war sie vor kurzem eingeschult worden und hatte Probleme, sich einzugewöhnen. Seit dem Alter von zwölf Monaten hatte sie ständig Abführmittel genommen, und weil ihr der Stuhlgang Schmerzen bereitete und sie sich nun davor fürchtete, auf die Toilette zu gehen, aß und trank das Mädchen nur wenig – was die Sache nur verschlimmerte. Ich gab ihr die Kombination *Purifying Essence*. Sie enthält:

- *Bauhinia,* um auf die Bauhinsche Klappe (Ileozäkalklappe, zwischen Dünn- und Dickdarm) einzuwirken und dem Kind zu helfen, sein Widerstreben zu überwinden, die Verstopfung auf eine andere Art und Weise zu beseitigen;
- *Bottlebrush,* um den Dickdarm zu beeinflussen und ihm zu helfen, die Abfallstoffe auszuscheiden. Diese Blütenessenz ist auch hilfreich bei einer größeren Veränderung im Leben – der Einschulung – und zum Loslassen,
- *Dog Rose* bei Angst und als Unterstützung für die Nieren, sowie
- *Bush Iris* zur Hilfe für das Lymphsystem, das reinigt und ausscheidet.

Diese Blütenessenzen wirkten innerhalb von zwei Tagen, und binnen vier Wochen war das Problem völlig behoben. Die Einnahme aller Abführmittel wurde eingestellt und das Mädchen fürchtete sich nicht mehr, zu essen und oder zu trinken. Ich war begeistert, und ihre Eltern waren erfreut, dass ihre Tochter nicht länger leiden musste. Dies war fünf Jahre lang eine nicht enden wollende Belastung und Sorge gewesen.

Simone McCallum, Queensland, Australien

HAUTAUSSCHLÄGE

Hautausschläge* sind buchstäblich ein Ausdruck giftiger Stoffwechsel-Abfallprodukte, die sich im Körper sammeln und nicht korrekt über das Lymphsystem oder andere Ausscheidungsorgane – Niere, Darm, Leber – ausgeschieden werden. Wenn ein Kind mit einem Ekzem zum Arzt gebracht wird, besteht die Behandlung gewöhnlich aus einer kortisonhaltigen Creme. Diese bewirkt, dass die Ausscheidung über die Haut unterdrückt wird; später aber, etwa im Alter von drei bis fünf Jahren, entwickeln diese Kinder häufig Asthma.

Aus naturheilkundlicher Sicht ist es viel besser, dem kindlichen Organismus die Ausscheidung nicht zu verwehren und mit *Purifying Essence* zu arbeiten, damit der Ausschlag nicht zu heftig wird. Geben Sie Ihrem Kind diese Blütenessenzen-Kombination bis zu einem Monat lang. Sie wirkt auf alle Ausscheidungsorgane – Niere, Leber, Darm und Lymphsystem –, und unterstützt die Entgiftung des Körpers. Sprühen Sie morgens und abends *Green Essence* auf den betroffenen Hautbereich und lassen Sie es trocknen.

Bleivergiftung

Bei einem einjährigen Jungen wurde eine schwere Bleivergiftung diagnostiziert (24 Einheiten, 4 Einheiten gelten als Normalwert), und so verordnete ich eine Flasche *Purifying Essence*. Die Krankenschwester „kam aus dem Staunen nicht heraus", dass der Bleiwert des kleinen Patienten binnen eines Monats um acht Einheiten sank. Bleiwerte im Blut gehen normalerweise im Laufe von Monaten nur um wenige Einheiten zurück.

Arlene Riddick, Vereinigte Staaten

ERHÖHTE TEMPERATUR

Kinder haben eine sehr starke Vitalkraft, und wenn etwas in ihrem Körper stört, neigt dieser dazu, es rasch zu verbrennen. Aus diesem Grunde haben Kinder viel häufiger Fieber* als Erwachsene. Wenn ein kleines Kind eine erhöhte Temperatur hat, ist dies keine Katastrophe, sondern bedeutet im Grunde, dass der Körper Giftstoffe verbrennt und ausscheidet; mit Liebe und positiver Energie wird dies erfolgreich vonstatten gehen.

Temperatur

Wenn meine Kinder erhöhte Temperatur haben, verwende ich regelmäßig *Mulla Mulla*. Es hilft ihnen, zur Ruhe zu kommen, und unterstützt ihren Körper bei der Bekämpfung der Infektion. Ich staune immer wieder aufs Neue über die rasche Wirkung bei Verbrennungen.

Janne Ferguson, Victoria, Australien

Der kindliche Organismus ist in der Lage, die Körpertemperatur bei Fieber bis zu 41 Grad wieder auf den Normalwert zu senken. Paracetamol belastet Leber und Galle – und ist das Medikament, das bei Kindern am häufigsten überdosiert wird. Wenn Sie sich dafür entscheiden, es Ihrem Kind zu geben, so stellen Sie sicher, dass Sie die Dosierungsrichtlinien beachten, besonders im Hinblick auf das Alter Ihres Kindes. Eine in der medizinischen Fachzeitschrift *The Lancet* im Jahre 2008 veröffentlichte Studie berichtet, dass in der späteren Kindheit ein erhöhtes Risiko von Asthma, Ekzemen und allergischem Schnupfen besteht, wenn im ersten Lebensjahr eines Kindes Acetaminophen (weltweit verkauft unter den Markennamen Paracetamol, Panadol und Tylenol; auch Bestandteil vieler anderer Schmerzmittel) verwendet worden ist.

Die Busch-Blütenessenz für Fieber ist *Mulla Mulla*. Sie lindert die Not der Kinder bei Fieberzuständen und hilft, diese ohne Nebenwirkungen zu behandeln.

Um dem fiebernden Kind Linderung zu verschaffen, können Sie ihm auch einen Zitronenwickel um die Füße machen. Schneiden Sie die Zitrone unter Wasser klein, stecken Sie die Stücke in Socken, die Sie in Wasser getränkt haben, und ziehen Sie sie dem kleinen Patienten über die Füße. Ziehen Sie ein Paar trockene Socken darüber und legen Sie die Füße auf eine Wärmflasche.

Das Wichtigste, was Sie – aus metaphysischer Sicht – tun können, wenn Ihr Kind Fieber hat, ist, ihm viel Liebe zu geben, es in die Arme zu nehmen, zu halten und ihm zuzureden. Lassen Sie ein Kind mit Fieber nicht allein in seinem Zimmer, sondern bleiben Sie möglichst in sicht- oder hörbarer Nähe.

Eine andere häufige Ursache für Fieber bei kleinen Kindern sind die Zahnungsphasen. Oft ist die Wange der Seite gerötet, auf der gerade ein Zahn hervorbricht. *Emergency Essence* eignet sich hervorragend bei der Reizbarkeit und Empfindlichkeit beim Zahnen und hilft, den Schmerz und das Unbehagen zu lindern, das die Kleinen erleben. Sie können die Tropfen alle zehn bis fünfzehn Minuten geben. Einige Eltern haben berichtet, dass ein paar Tropfen *Emergency Essence* auf einem feuchten Läppchen, auf dem das Kind kauen kann, helfen und beruhigend wirken. Für das Fieber wiederum geben Sie *Mulla Mulla* oder die Kombination *Solaris Essence,* in der es enthalten ist. Wenn das Fieber hoch ist, können Sie die Tropfen recht häufig geben – alle fünfzehn Minuten –, bis es nachlässt und das Kind ruhiger wird; bei niedrigem Fieber genügen etwa stündliche Gaben.

Es reicht nicht aus, sich allein auf die Temperatur zu verlassen, um den Gesundheitszustand Ihres Kindes einzuschätzen. Achten Sie darauf, wie Ihr Kind sich fühlt. Wenn es reizbar ist und sich nicht trösten lässt, suchen Sie ärztlichen Rat. Ein glühend rotes Gesicht ist bei Fieber ein normales Zeichen, doch eine grün- oder gräuliche Gesichtsfarbe zeigt etwas anderes an. Suchen Sie in einem solchen Fall einen Arzt auf.

Wichtig: Austrocknung vermeiden

Gerade wenn Ihr Kind Fieber hat, sollten Sie darauf achten, dass es genügend Flüssigkeit erhält. Ihr Kind ist NICHT dehydriert, wenn:

- es weinend schreit,

- die Mundschleimhaut feucht ist und/oder
- es binnen 24 Stunden zweimal uriniert.

Wenn Sie sich Sorgen um den Flüssigkeitshaushalt Ihres Kindes machen, geben Sie sieben Tropfen *She Oak* in ein Glas Wasser und lassen Sie das Kind so lange wie nötig etwa alle zehn Minuten davon zu trinken.

Wenn das Kind hohläugig aussieht, bringen Sie es sofort ins Krankenhaus.

Wenn Ihr Kind Fieberkrämpfe hat

Manchmal hat ein Kind mit stark erhöhter Temperatur Fieberkrämpfe*. Dies ist nichts Ungewöhnliches.

Fieberkrämpfe treten am häufigsten im Alter zwischen sechs Monaten und drei Jahren auf, selten jenseits des fünften Lebensjahrs. Etwa fünf Prozent der Kinder haben Fieberkrämpfe. Wenn Ihr Kind einen Fieberkrampf hat, wird es entweder ganz steif oder schlaff, es hat Zuckungen oder Atemnot. Wenn Ihr Kind sich verkrampft, konsultieren Sie einen Arzt. Wenn Ihr Kind bereits einen Krampfanfall hatte, wird es wahrscheinlich zu weiteren kommen, das heißt, es besteht eine Neigung dazu. Doch die Einnahme von *Mulla Mulla* – ein Bestandteil von *Solaris Essence* – reduziert diese Wahrscheinlichkeit oftmals. Ein Anfall kann sehr rasch eintreten, geben Sie deshalb *Mulla Mulla*, sobald das Fieber beginnt.

Umgehen mit dem Trauma

Als Elternteil können Sie selbst *Emergency Essence* einnehmen. Es hilft Ihnen, mit dem Schock umzugehen, zusehen zu müssen, wie Ihr Kind einen Fieberkrampf hat. Versuchen Sie auf jeden Fall, ruhig zu bleiben; *Emergency Essence* wird dazu beitragen.

✓

Krampfanfälle

Wenn Ihr Kind einen Krampfanfall bekommt, geben Sie ihm einige Tropfen *Emergency Essence* auf den Kopf. Legen Sie das Kind auf die Seite, denn so bleiben seine Atemwege leichter frei. Jegliche Schwierigkeit beim Atmen beruht gewöhnlich auf einer Verspannung der Bronchien. *Crowea,* ein Bestandteil von *Emergency Essence,* wird helfen, diese zu entspannen.

Ian

HELFEN SIE IHREM KIND ZU SCHLAFEN

Die Ernährung kann die Schlafgewohnheiten der Kinder beeinflussen und auch zu Schlaf-problemen* führen. Speisen, die Konservierungsmittel und viel Zucker enthalten, können – besonders wenn sie kurz vor dem Schlafengehen verzehrt werden –, die Kinder aktiver machen und ihnen das Einschlafen erschweren. Wenn es Probleme beim Einschlafen gibt, achten Sie genau darauf, was ihr Kind isst – besonders vor dem Schlafengehen.

Erklären Sie Ihrem Kind, warum es wichtig ist, genügend Schlaf zu bekommen. Sie könnten es „vorwarnen" und ihm auf der Uhr zeigen, dass es beispielsweise noch fünfzehn Minuten bis zum Schlafengehen sind.

Mit das Effektivste, was Sie tun können, um Ihrem Kind das Einschlafen zu erleichtern, ist, zur Schlafenszeit für eine ruhige Umgebung zu sorgen. *Calm and Clear Essence* zu sprü-hen, ist sehr nützlich, besonders im Schlafzimmer. Sie können Ihrem Kind am Abend auch etwas davon auf Hände und Gesicht tupfen, oder ihm die Tropfen zum Einnehmen geben. *Calm and Clear Essence* enthält Blütenessenzen, die die Muskelentspannung fördern und einem Kind, das ständig in Bewegung ist, helfen, sich zu beruhigen. Diese Kombination verbindet das Kind mehr mit seinem Körper und schaltet diesen gewissermaßen in einen niedrigeren Gang. Kleine Kinder sind sehr empfindlich und leicht anzuregen. *Calm and Clear Essence* wird ihnen helfen, sich nach innen zu wenden und rascher in den Schlaf zu finden. Gibt es irgendetwas, das sie beunruhigt, so hilft dieses Mittel, gedanklich davon loszukommen.

Natürliche Schlafrhythmen

Seine Eltern berichteten, dass Ben abends einfach nicht ins Bett gehen wollte. Ihm wurde Bush Fuchsia *verordnet. Es diente als Ergänzung zu* Emergency Essence, *um dem Jungen zu helfen, zu seinem natürlichen Rhythmus zu finden. Innerhalb weni-ger Tage taten die Blütenessenzen ihre Wirkung. Der einzige Nachteil für Bens Eltern war, dass der natürliche Rhythmus ihres Sohnes auch bedeutete, bei Sonnenaufgang aufzuwachen. Damit war für die Eltern an Ausschlafen nicht mehr zu denken!*

Ian

Regelmäßige Routinen sind für Kinder sehr wichtig. Sorgen Sie dafür, dass die Phase vor dem Schlafengehen frei von wilder Aktivität bleibt und dass Ihr Kind allmählich zu einer ruhigeren Gangart findet. Die Abendstunde vor dem Zubettgehen eignet sich als ruhige Vorlesezeit.

Schlafmangel

Wenn Sie erschöpft, müde oder ungeduldig sind, weil Ihr Kind nicht einschläft, kann sich Ihr Zustand auf das Kind übertragen, was die Angelegenheit noch verschlimmert. *Calm and Clear Essence* wird hier helfen. Schlafmangel kann eine große Belastung werden, und so manche Eltern werden unter diesen Umständen kurz angebunden und sogar aggressiv. *Dog Rose of the Wild Forces* – ein Bestandteil von *Emergency Essence* – ist die Blütenessenz der Wahl, wenn eine Tendenz besteht, die Beherrschung zu verlieren.

Wenn sowohl Sie als auch Ihr Partner unter Schlafmangel leiden, fühlen Sie sich wahrscheinlich besonders beansprucht, eventuell zu wenig unterstützt und ständig müde. Zudem fehlt mehr die gemeinsame Zeit der Nähe, weil Ihr Kind bei Ihnen im Bett liegt oder weil Sie die ganze Nacht auf sind und sich um das Kind kümmern. Hier kann *Relationship Essence* eine gute Hilfe sein, insbesondere, wenn bereits Groll zwischen Ihnen und Ihrem Partner entstanden ist.

✓
> ### Schlafentzug
>
> Bei Schlafentzug über eine lange Zeit wird Ihnen *Dynamis Essence* helfen, die Erschöpfung und Abgespanntheit zu überwinden.
>
> **Ian**

Gestörte Schlafrhythmen der Kinder

Manche Kinder tun sich schwer mit der Umstellung auf den neuen Schlafrhythmus, wenn die kurzen Schlafphasen tagsüber allmählich zurückgehen. Wenn Ihr Kind nachts nicht gut schläft, kann es auch daran liegen, dass es tagsüber zu viel schläft; die Lösung könnte sein, die Schlafpausen am Tage zu reduzieren oder ganz einzustellen. Ihr Kind ist dann tagsüber möglicherweise zwischendurch ein wenig müde und quengelig, doch es wird abends früher zu Bett gehen und einen besseren Nachtschlaf haben. Auf diese Weise erhalten auch die Eltern Gelegenheit für mehr Zeit miteinander.

Manche Kinder, die einen guten Schlafrhythmus gefunden haben, fangen vielleicht an, mitten in der Nacht aufzuwachen. Untersuchen Sie genau, was in dem Umfeld des Kindes vorgeht, und geben Sie das passende Mittel. Es mag eine Veränderung eingetreten sein, da Sie umgezogen sind oder ein Geschwisterchen in die Familie gekommen ist. Ein gestörter Nachtschlaf mag auch von einer Krankheit herrühren, oder es hat Aufregungen im Haus gegeben oder einen Todesfall in der Familie. Geben Sie *Red Suva Frangipani* bei Aufregungen in der Familie, und *Sturt Desert Pea* bei einem Trauerfall. Bei einer räumlichen oder personellen Veränderung – Umzug oder Familienzuwachs – könnte die Blütenessenz *Bottlebrush* zum Einsatz kommen.

Das Aufwachen in der Nacht mag einige Nächte andauern, wenn es jedoch länger anhält, kann es zur Gewohnheit werden. Geben Sie *Bottlebrush*, um dem Kind zu helfen, mit einer neuen Gewohnheit zu brechen. Wenn Ihr Kind regelmäßig nachts aufwacht, ziehen Sie verschiedene Techniken wie die Methode des „kontrollierten Weinenlassens", Schlaftraining etc. in Erwägung. Jede Methode wird viel effektiver wirken, wenn Sie auch Blütenessenzen verwenden, besonders wenn Sie *Calm and Clear Essence* oder *Emergency Essence* sprühen.

Es gibt noch etwas Weiteres zu beachten: Wenn Kinder sehr sensitiv sind, können sie Energien aufnehmen, die im Raum und in ihrem Umfeld vorhanden sind. Wer hat in dem Haus gewohnt, bevor Sie eingezogen sind? Vielleicht hat die Energie mit Menschen zu tun, die zu Besuch da gewesen sind. Es könnte sogar sein, dass in dem heutigen Schlafzimmer viel Streitigkeiten zwischen Menschen stattgefunden haben, die früher in dem Haus wohnten. Kinder könnten auch wahrnehmen, was wir als Geister oder verlorene Seelen bezeichnen, die noch anwesend sind. *Space Clearing*-Spray ist sehr nützlich, gerade wenn Ihr Kind sonst recht ruhig ist, in seinem Schlafzimmer aber verstört oder ängstlich wirkt.

> ### Für Eltern, die ihr Kind weinen lassen
>
> Nehmen Sie selbst *Emergency Essence* ein, wenn es Sie zu sehr belastet, Ihr Kind für eine kurze Zeit weinen und im Zimmer allein zu lassen.
>
> **Ian**

Nachtängste

Während Albträume gewöhnlich bei Kindern vorkommen, die über drei Jahre alt sind, leiden jüngere Kinder eher unter „Nachtängsten" (Pavor [nocturnus]). In solchen Fällen erwacht ein Kind in einem Zustand großen Schreckens und nimmt weder seine Umgebung noch die Bemühungen seiner Eltern wahr, es zu beruhigen und zu beschwichtigen. Solche Zustände können bis zu zwanzig oder dreißig Minuten anhalten.

Es kann schrecklich sein, sein Kind so zu erleben, doch darüber zornig zu werden, es zu schütteln oder andere Dinge zu versuchen, um es zum Bewusstsein zurückzubringen, werden nicht fruchten. *Emergency Essence* wird Ihnen helfen, während dieser Phase gefasst zu bleiben und Ihrem Kind Geborgenheit zu vermitteln, indem Sie still bei ihm sitzen, es halten oder umhertragen. Sie werden überrascht sein: Die Kinder erinnern sich am nächsten Morgen nur selten an den nächtlichen Schrecken.

Albträume

Albträume* können für Kinder beängstigend sein. Ihr Kind wacht aus einem Albtraum auf, ist höchst beunruhigt und schreit nach Ihnen. Halten Sie es in den Armen und reden Sie ihm zu, so dass es sich geborgen fühlt. Geben Sie ihm *Emergency Essence;* es ist hervorragend geeignet bei Albträumen, denn es enthält *Grey Spider Flower* (bei Schrecken) sowie *Dog Rose of the Wild Forces* (bei extremer Angst).

Albträume könnten mit früheren Zeiten zusammenhängen. Kinder verarbeiten in ihren frühen Lebensjahren viel aus ihren früheren Leben, besonders Dinge aus ihrer unmittelbar vorausgegangenen Inkarnation. Bei vielen Kindern können dies traumatische Erlebnisse sein. *Green Spider Orchid* ist die Blütenessenz für Albträume und Phobien aufgrund von Erlebnissen aus früheren Leben. Wenn die Albträume häufig vorkommen, können Sie *Emergency Essence* durch dieses Einzelmittel ergänzen.

Ich empfehle auch, abends vor dem Schlafengehen beruhigende Musik abzuspielen. Der Klang (reine Schwingungen) ist eine Kraft, die allen Dingen innewohnt. Er hat eine machtvolle Wirkung auf die Zellstruktur des menschlichen Körpers und einen sehr tiefgreifenden Einfluss auf die Psyche. Klassische Musik[2], Kinderlieder, Naturgeräusche oder Ähnliches unterstützen Kinder beim Einschlafen.

Probleme beim Einschlafen

Eine Reihe von Gründen kann Ihr Kind am Einschlafen hindern. Ein Problem kann zum Beispiel Trennungsangst sein, bei der *Illawarra Flame Tree* eine gute Hilfe bietet. Manche Kinder sind so gerne mit ihrer Familie zusammen, dass Sie das Einschlafen unbedingt aufschieben wollen, indem sie ständig nach Getränken fragen oder um eine weitere Gutenachtgeschichte bitten. Versichern Sie ihnen, dass sie geliebt werden, dass Sie am nächsten Morgen da sein werden, und löschen Sie das Licht, ohne Zweifel an Ihrer Entschlossenheit zu lassen. *Calm and Clear Essence*-Tropfen können dem Kind in dieser Situation helfen, sich zu beruhigen. Kleine Kinder sind sehr empfindsam und daher leicht anzuregen. *Calm and Clear Essence* wird ihnen helfen, sich zu entspannen und rascher in den Schlaf zu finden.

---

2 Zum Beispiel die *White Light-CD* mit Ausschnitten aus acht klassischen Meisterwerken, eingespielt von meiner Frau, der Harfenistin Jane Rosenson, und der Geigerin Kirsten Williams. Dieser erhebenden CD zu lauschen, wird Ihnen – und Ihrem Kind – helfen, zu harmonischer Ausgeglichenheit zu finden.

Albträume

Ich gab meiner Tochter *Fringed Violet, Green Spider Orchid, Grey Spider Flower* und versprühte *Space Clearing*-Spray in ihrem Schlafzimmer, was mir alles zusammen von einem Busch-Blütenessenzen-Behandler empfohlen worden war, weil meine Tochter nachts wiederholt von Hexen, Ungeheuern usw. erschreckt wurde. Heute morgen erzählte sie mir, dass sie erneut von der hässlichen alten Hexe geträumt habe, doch in diesem jüngsten Traum sei die Hexe richtig nett und freundlich und gar nicht furchteinflößend gewesen. Obwohl andere sich vor ihr fürchteten, tat meine Tochter dies nicht; sie mochte die Hexe sogar sehr gern.

Kelley Colyer, Neusüdwales, Australien

Viele kleine Kinder sind für Energien empfänglich. Sie sind sehr medial und vielleicht sogar in der Lage, manche unangenehme Energien im Raum zu sehen. Fragen Sie Ihr Kind, was es sieht. Wenn es sich vor den Dingen fürchtet, die es sieht, dann setzen Sie sich zu Ihrem Kind und beten Sie gemeinsam zu den Engeln und Gott um zusätzlichen Schutz. Wenn Sie auf diese Weise gemeinsam ein schützendes Energiefeld erschaffen, kann dies Ihrem Kind viel Sicherheit vermitteln. Sie dürften überrascht sein über das, was Ihr Kind jetzt sieht, was es Ihnen darüber erzählt – und was Sie gemeinsam aufbauen können.

Gestörter Schlaf

Ein Mädchen, das unter Epilepsie litt, hatte Schlafstörungen und Albträume. Es zeigte aggressives Verhalten mit Schreianfällen, und machte dann auch nachts ins Bett. Ich gab ihm *Grey Spider Flower,* und innerhalb einer Woche schlief sie viel besser und blieb nachts trocken. Das Schreien hatte ebenfalls aufgehört.

Vera, Großbritannien

KOMMUNIKATIONSPROBLEME

Kleinkinder werden oft frustriert, da sie noch nicht vermitteln können, was sie wollen. Dies kann besonders bei Jungen der Fall sein, deren Sprechvermögen sich meist später entwickelt als bei Mädchen. Auf die eigene Frustration reagieren sie häufig mit einem Wutanfall.

Schwierigkeiten mit der Kommunikation

Mein kleiner Sohn hatte Schwierigkeiten, mir mitzuteilen, was er wollte, und ich bemerkte, dass er sich mehr und mehr zurückzog. Ich gab ihm *Flannel Flower,* um ihm bei seiner Kommunikation zu helfen, und danach *Confid Essence,* um sein Selbstwertgefühl zu stärken. Er wurde viel fröhlicher, ging mehr aus sich heraus und probierte es mit mehr Wörtern als vorher.

Christine Norley, Südaustralien

Stottern

Der Wortschatz meines Sohnes war von Anfang an sehr weit entwickelt, und als der Junge zweieinhalb war, fiel dies allgemein auf und er wurde gelobt, wie gut er sich ausdrücke. Wenige Monate später begann er zu stottern. Das Problem kam über Nacht und war sehr ernst. Nach einer ersten Einnahmephase von *Bush Fuchsia* war das Problem immer noch ernst, aber deutlich gebessert. Ich gab ihm diese Blütenessenz weiter und fügte dann *Paw Paw* hinzu. Danach verbesserte sich sein Zustand immer weiter, und heute ist sein Stottern kaum noch wahrnehmbar.

Jenny Hill, Neusüdwales, Australien

Es ist wichtig, Ihr Kind wissen zu lassen, dass Sie ihm zuhören; so weiß es, dass Sie sich um seine Anliegen kümmern und dass es Ihnen wichtig ist, was es Ihnen mitteilen möchte. Wenn Ihr Kind dann anfängt zu reden, lassen Sie es ausreden, selbst wenn dies einige Zeit in Anspruch nimmt. Drängen Sie nicht, sondern hören Sie geduldig zu. Allmählich wird Ihr Kind die Sprache erobern und beherrschen, um sich deutlicher auszudrücken. Die Blütenessenz für klare Kommunikation ist *Flannel Flower,* sie spricht auch Offenheit und den Ausdruck von Gefühlen an. Geben Sie Ihrem Kind *Flannel Flower,* um ihm zu helfen, seine Wünsche und Bedürfnisse klarer mitzuteilen.

MIT ZÄHNEN UND FÄUSTEN GEGEN ANDERE KINDER

Kleine Kinder können Verhaltensweisen an den Tag legen, die ihre Eltern beschämen, daran ist anscheinend kaum etwas zu ändern. Ein Beispiel ist Clares Sohn Toby, der andere Kinder in der Krabbelgruppe oft aus unerfindlichem Grunde biss oder schlug. „Ich fühlte mich als eine schlechte Mutter", sagte sie. „Die anderen Mütter haben ihre Kinder natürlich in Schutz genommen, aber Toby gehorchte mir einfach nicht." Der Junge bekam *Mountain Devil* verordnet, das Hauptmittel bei aggressivem Verhalten, und binnen einiger Tage war er in der Krabbelgruppe entspannt und spielte fröhlich, ohne die anderen Kinder anzugreifen.

Untröstlich

Meine kleine Enkelin erwachte heulend aus ihrem Mittagsschlaf und war von niemandem zu trösten, nicht einmal von ihrer Mutter. Nachdem wir die Heulerei schier endlose Zeit mitangehört hatten, war der ganze Haushalt am Rande der Verzweiflung. Ich beschrieb ihrer Mutter in einfachen Sätzen, wie Blütenessenzen wirkten, und versicherte ihr, dass sie dem Kind nicht schaden würden. Da sich das Mädchen keine Tropfen unter die Zunge träufeln ließ, gaben wir ihr sieben Tropfen *Emergency Essence* auf den Scheitel. Das Kind legte sofort die Hand auf seinen Kopf und steckte sie dann in den Mund. Binnen kurzem hörte es auf zu weinen, lächelte und plapperte fröhlich. Diese Wirkung war verblüffend. Ihre Mutter nahm ein Fläschchen *Emergency Essence* mit nach Hause.

Olwen Anderson, Neusüdwales, Australien

ANGST VOR ANDEREN

Die Kinder von heute sind besonders medial und intuitiv empfänglich. Aus energetischer Sicht könnte eine Person etwas ausstrahlen, das sie nicht mögen. Jemand mag wohl freundlich erscheinen, doch wenn er im Inneren eine sehr zornige Person ist, kann dies an seiner Aura erkennbar sein – und auf diese wird ein Kind reagieren. Manchmal ist die Reaktion eines Kindes durchaus begründet und ein Beweis für einen gesunden Schutzmechanismus. Wenn ein Kind nur vor bestimmten Menschen zurückschreckt, dürfte dies der Schlüssel zu seinem Verhalten sein. Das Kind spürt energetisch, dass ein Mensch zum Beispiel sehr gehetzt oder ungeduldig ist, oder vielleicht Kinder nicht mag.

Falls Ihr Kind vor Fremden zurückscheut oder sich vor anderen Menschen zu fürchten scheint, könnte es sein, dass es sehr wählerisch ist. Vielleicht kann es die Aura sehen. Manche Menschen haben keine gute Energie, Ihr Kind sieht das und reagiert entsprechend. Es könnte auch sein, dass der „Fremde" wütend gewesen ist – zum Beispiel weil er vor kurzem in einem Verkehrsstau steckte –, und Ihr Kind sieht seine Aura und wird ängstlich. *Fringed Violet*, ein Bestandteil von *Emergency Essence*, kann eine gute Hilfe sein für ein Kind, das sehr sensitiv ist. Die Blütenessenz hilft ihm, nicht so viel aus seinem Umfeld aufzunehmen, und hüllt es in eine psychische „Schutzsphäre", wenn Menschen in der Nähe sind, auf die es empfindlich reagieren könnte.

Ein anderer Grund, warum sich ein Kind vor anderen Menschen fürchtet, kann sein, dass seine eigene Mutter während der Schwangerschaft sehr viel Stress erlitten hat. Ein Kind, das solche Stress-Hormone aufnimmt, ist dann oft furchtsamer als andere Kinder.

Wenn Ihr Kind recht scheu und furchtsam ist, können Sie mit *Dog Rose* arbeiten. Diese Blütenessenz finden Sie in *Confid Essence*. Wenn das Selbstvertrauen Ihres Kindes zunimmt, wird die Wahrscheinlichkeit zurückgehen, dass es Menschen in seiner Umgebung als bedrohlich empfindet.

Für Eltern: Streiten

Wenn Sie und Ihr Partner streiten, kann Ihnen die Blütenessenz *Dagger Hakea* helfen, von altem Unmut und Groll loszulassen – zwei Gefühle, die immer wieder zutage treten, wenn es Auseinandersetzungen gibt. *Mountain Devil* und *Black-eyed Susan* werden ebenfalls eine Hilfe sein. Sie werden Ihnen mehr Toleranz und Geduld geben und Ihnen helfen, leichter zu vergeben.

Ian

LEICHT VERSTIMMT

Sehr sensitive Kinder sind oft leicht zu verstimmen. Sie nehmen die Schwingungen von Menschen und Situationen sehr intensiv auf. Je mehr Zweien Ihr Kind in seinem Geburtsdatum aufweist, desto größer seine Sensitivität.

Wenn Ihr Kind sehr leicht zu verstimmen ist, könnte es auch Trennungsangst* sein, die es beeinträchtigt, oder eine Nahrungsmittelunverträglichkeit*, die sein Befinden in Mitleidenschaft zieht.

Vertrauen finden

Toby entwickelte ein sehr klammerndes Verhalten, er folgte mir auf Schritt und Tritt und weinte, wenn ich ihn nicht hielt. *Confid Essence* wirkte Wunder. Binnen kurzer Zeit war er sicherer, vertrauensvoller und spielte fröhlich, ohne ständig an mir zu kleben.

Sharon (Adresse bekannt)

DAS FURCHTSAME KIND

Manche Kinder scheinen ständig verängstigt zu sein. Trifft dies bei Ihrem Kind zu, so überlegen und betrachten Sie, was Sie und Ihr Partner erlebt haben, als Ihr Kind noch im Mutterleib war, und wie die Geburt verlaufen ist. Falls in dieser Zeit Traumatisches geschehen ist, wurde Ihr Kind von den Stress-Hormonen, die im Leib der Mutter ausgeschüttet wurden, direkt beeinflusst. Dies kann dazu geführt haben, dass Ihr Kind aufgrund seines Empfindens, nicht sicher und geborgen zu sein, überwachsam wurde und ständig auf der Hut ist. In der Folge kann dies auch zu Schlafschwierigkeiten führen.

Negative Energie auflösen

Wenn Sie in der Umgebung, in der Ihr Kind spielt und schläft, *Space Clearing*-Spray versprühen, neutralisieren Sie jegliche negativen Energien und erzeugen ein harmonisches Umfeld.

Ian

Ein Kind wird auch furchtsam und überwachsam sein, wenn es in einer Familie aufwächst, in der zum Beispiel irgendeine Form von Alkoholismus oder häuslicher Gewalt herrscht. Man schätzt, dass etwa fünf Prozent der australischen Bevölkerung Alkoholiker sind, und dies hat eine direkte Auswirkung auf die Kinder. Sie werden ängstlich, weil sie sich in einem unberechenbaren Umfeld befinden und unsicher sind, was als Nächstes passieren könnte. Die Blütenessenz für ein überwachsames Kind ist *Hibbertia*. Sie sollten aber auch in Betracht ziehen, zunächst für zwei bis vier Wochen *Emergency Essence* zu geben, um das zugrundeliegende Trauma anzusprechen. Wenn Sie das spezifische Ereignis kennen, das vermutlich zu dem heutigen Verhalten geführt hat, setzen Sie die entsprechende Busch-Blütenessenz ein.

Geburtstrauma

Die Geburt von Marees Tochter war sehr traumatisch, und das Baby wurde anschließend in einen Brutkasten gelegt. Dieser Umstand, so vermutete Marees Arzt, war die Ursache dafür, dass Jessie im Alter von zwei Jahren ständig ängstlich war und kein Zureden ihr zu helfen vermochte. Sie erhielt Fringed Violet, *einen Bestandteil von* Emergency Essence, *um das Trauma ihrer Geburt und der anschließenden Trennung von ihrer Mutter aufzulösen. Innerhalb weniger Tage war das Kind fröhlicher und viel ruhiger als je zuvor.*

Ian

Kinderbetreuung und Trennungsangst

Einem Babysitter überlassen zu werden oder zur Kinderkrippe, Tagesmutter oder in den Kindergarten gebracht zu werden und zu sehen, wie die Eltern sie „verlassen", kann bei kleinen Kindern Trennungsangst* auslösen. Bei den meisten Kindern beginnt die Trennungsangst im Alter von etwa sechs Monaten und hat ihren Höhepunkt um den ersten Geburtstag. Bis zum Alter von drei Jahren scheint sie nachzulassen, doch manche Kinder leiden auch später noch darunter.

Trennungsangst

Der dreijährige Todd klammerte sich sehr an seine Mutter, als die Zeit für ihn näherrückte, in den Kindergarten zu gehen. Ich gab ihm eine Mischung aus *Crowea* (um seine Befürchtungen zu beruhigen), *Dog Rose* (bei Ängstlichkeit) und *Dog Rose of the Wild Forces* (um Panik und Entsetzen auszuschalten). Nachdem er diese Mischung etwa eine Woche lang eingenommen hatte – morgens und abends je sieben Tropfen –, wurde Todd allmählich fröhlicher und selbstsicherer. Als er wieder in den Kindergarten gehen sollte, war er glücklich und zuversichtlich, und jetzt genießt er das Leben wieder richtig.

Jill Ramsden, Großbritannien

Im Allgemeinen tendieren Knaben eher zu Trennungsängsten* als Mädchen. In den ersten drei Lebensjahren ist die Bindung der Kinder zur Mutter stärker als zum Vater. Danach wird die Rolle des Vaters besonders wichtig. Eine Festigung der Verbindung zwischen Mutter und Kind wird diesem helfen, sich sicherer und geborgener zu fühlen. *Bottlebrush* ist hier das Mittel der Wahl, sowohl für die Mutter als auch für das Kind. Es mag paradox erscheinen, doch *Bottlebrush* hilft auch beim Loslassen, und erweist sich deshalb als nützlich, wenn ein Kind etwas zu anhänglich ist.

Emergency Essence hilft einem Kind, das bei der Trennung sehr leidet. Wenn Ihr Kind große Not mit der Trennung hat, dürfte es eine gute Idee sein, zur Betreuung eine Person zu finden, die ihm nahesteht – also eher jemanden aus dem Verwandten- oder Freundeskreis als eine fremde Person. Oder aber, wenn es möglich ist, vermeidet man einige Wochen oder Monate lang jegliche Trennung. Geben Sie weiterhin *Bottlebrush*, damit die Mutter-Kind-Verbindung gefestigt und stark wird. Je sicherer sich ein Kind fühlt, desto leichter wird es die Trennung verkraften.

Routinen

Weil sich kleine Kinder in einer nicht unterbrochenen, zuverlässigen Routine sicherer fühlen, sollten Sie dafür sorgen, dass sich der Babysitter, den Sie beschäftigen, bei der Betreuung und Versorgung Ihres Kindes in allen Dingen so eng wie möglich an die gewohnten Abläufe hält.

Ian

Schulangst

Ein Mädchen in der dritten Klasse wurde von der Schulpsychologin zu mir geschickt. Es fehlte bis zu zwei Tage in der Woche im Unterricht und klagte über Bauchschmerzen – hauptsächlich, um nicht in die Schule gehen zu müssen. Wenn es an der Schule von seiner Mutter abgesetzt wurde, litt es sehr. Es lebte nicht bei seinem Vater, der es oft anschrie. Es war ständig in Sorge, was ihm auf den Magen schlug und es am Einschlafen hinderte. Wenn seine Mutter das Mädchen anschrie, dass es etwas falsch gemacht habe, hatte es das Gefühl, einen Hieb in die Magengrube zu erhalten. Wenn es nach der Schule länger warten musste, bis es abgeholt wurde, hatte das Mädchen Angst, die Mutter könnte einen Unfall gehabt oder es vergessen haben und würde nicht kommen, um es abzuholen. Die Bildkarte der Blütenessenz *Crowea*, die es selbst auswählte, zeigte *das* spezifische Mittel bei Sorgen und Kummer. Nach nur einer Woche der Einnahme berichtete Jessie, dass sie an sechs aufeinander folgenden Tagen ohne Tränen oder Angst die Schule besucht habe; sie fühle sich positiv in Bezug auf ihre Lehrer und hatte morgens vor Unterrichtsbeginn keine Bauchschmerzen mehr. *Crowea* wirkte weiterhin gut, und bei der nächsten Sitzung wählte das Mädchen die Bildkarte *Dog Rose* aus, das Mittel bei Angst. Nach einiger Zeit wurde es immer noch manchmal nervös, aber es hatte das Gefühl, sich weniger Sorgen zu machen. Nach sechs Wochen erhielt ich einen Anruf von der Schule: Man war erstaunt über die Verwandlung dieses Mädchens, das nun so fröhlich zur Schule kam und mit hundert Prozent Anwesenheit im Unterricht einen Rekord erreicht hatte.

Janne Ferguson, Victoria, Australien

MANIPULIERENDES VERHALTEN

Kinder können schon sehr früh lernen, andere durch ihr Verhalten zu manipulieren. Sie beobachten, dass ein bestimmtes Verhalten bei den Menschen in ihrem Umfeld bestimmte Konsequenzen nach sich zieht. Sie setzen solche Verhaltensweisen gewöhnlich ein, weil sie Liebe und Zuneigung wollen. Die Blütenessenz *Rough Bluebell* wird ihnen helfen, von dem manipulierenden Verhalten abzulassen, so dass sie erkennen lernen, dass sie die ersehnte Liebe auch ohne „Spielchen" erhalten.

TEILEN LERNEN

Kleine Kinder muss man oft dazu anhalten, mit anderen zu teilen. In Bezug auf ihre Spielsachen können sie beispielsweise sehr besitzergreifend sein, und es fällt ihnen schwer zuzusehen, wenn andere Kinder damit spielen. Sie werden wieder und wieder das Wörtchen „mein!" hören, was typisch für diese – gewöhnlich recht bald vorübergehende – Phase ist. Das Mittel *Bluebell* wird selbst sehr kleinen Kindern helfen, sich beim Miteinander-Teilen wohler zu fühlen.

Manchmal jedoch bleibt das Problem bestehen. Es könnte sein, dass ein Kind in einem früheren Leben einen Mangel an Nahrung, Wasser oder Luft erlitten hat und nun auf einer unterbewussten Ebene glaubt, es sei nicht genug für alle da. Ein solches Kind fühlt sich getrieben, an dem festzuhalten, was es bekommen hat, und lässt andere nicht in seine Nähe aus Angst, es zu verlieren. *Bluebell* wird ihm helfen zu verstehen, dass es reichlich gibt. Manchmal bezieht sich solches Verhalten nicht nur auf die greifbaren, materiellen Dinge, sondern auch auf Gefühle; das Kind gibt von seinen Emotionen nur wenig preis aus Angst, sie könnten ihm ausgehen, wenn es zu viel davon hergibt.

In späteren Jahren kann dies zu echten Schwierigkeiten führen. Wenn diese Kinder das Empfinden haben, es gebe nur ein begrenztes Maß an Liebe, die sie verschenken und teilen können, begrenzen sie sowohl die Menge an Glück, das sie anderen geben, als auch des Glücks, das sie selbst empfangen werden. *Bluebell* wird die Neigung ansprechen, Liebe zurückzuhalten.

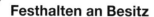

Festhalten an Besitz

Die Blütenessenz *Bush Iris* hilft Kindern, die sehr materialistisch sind und/oder allzu sehr festhalten an ihrem Besitz, den sie nicht mit anderen teilen wollen.

Ian

Manche Kinder können in ihrem Verhalten sehr festgefahren und recht stur sein, besonders wenn auch eine Spur von Autismus vorhanden ist. Diese Kinder wünschen Routinen und den Zugang zu einem Spielzeug genau dann, wenn sie es wollen – was freilich bedeuten kann, dass sie Schwierigkeiten haben, mit anderen zu teilen. *Bluebell* ist auch hier angezeigt als Hilfe zu mehr Großzügigkeit und Offenheit des Herzens. Allerdings empfehle ich in diesem Falle, dass Sie *Yellow Cowslip Orchid* ergänzen, um das Bedürfnis anzusprechen, alles auf genau die gleiche Art und Weise zu haben oder zu erleben.

Für Eltern: Schwierigkeiten, miteinander zu teilen

Es mag Eltern schwerfallen, zu erkennen, dass sie selbst Probleme haben, mit anderen zu teilen. Wenn Sie diesen Aspekt bei sich feststellen, wird die Einnahme der Blütenessenz *Boab* Ihnen helfen, solche generationsübergreifenden Muster zu durchbrechen.

Ian

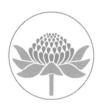

7

DER GEISTIGE ASPEKT

Anfang der 1980er bis Ende der 1990er Jahre haben wir erlebt, wie eine so ganz andere Generation von Kindern auf die Welt kam. Die „Brücken-Generation" ist einer der Begriffe, mit denen man sie bezeichnete. Eine deutliche Veränderung der Qualitäten dieser Kinder unterscheidet diese von früheren Generationen der zurückliegenden Jahrhunderte, als es sehr um das intellektuelle Element ging. Seit Erfindung der Druckerpresse war es intellektuelles Wissen, das die Menschen faszinierte, nach dem sie strebten und das sie prägte. Damals verlagerten sich Ausbildung und Erziehung hin zum Lernen aus Büchern, und das Lernen fand mehr im Austausch zwischen den Menschen statt, als es auf der direkten Interaktion mit der Erde, der Natur und der Welt im weiteren Sinne beruhte.

Jan Thomas beschrieb es in ihrem Buch *Chiron ... on Children:* "Als Bücher kamen, unterrichteten die Gelehrten, was in den Büchern zu lesen stand, die vom Menschen geschrieben waren, und sie verloren die Gabe, das 'Buch der Himmel' und 'das Buch der Erde' zu lesen. Sie verloren auch die Fähigkeit, ihre Augen zu öffnen und die Wunder zu sehen, die sie tatsächlich umgaben." Vor allem aber führte das Streben des Menschen nach größerer Weisheit und mehr Wissen des Verstandes zu einem Verschließen dessen, was als das Empfindungszentrum bezeichnet wird – ein Einfühlen ineinander, und eine Empathie für die Erde und Natur. Diese neuen Kinder kehren dahin zurück und nehmen dieses verlorene Erbe in Anspruch.

Interessanterweise haben alle seit dem Jahr 2000 geborenen Kinder die Ziffer Zwei in ihrem Geburtsdatum. In der Numerologie steht diese Ziffer für Intuition, Sensitivität und Kooperation. Ein weiterer Aspekt ist bei vielen – wenn auch nicht allen – Kindern sehr deutlich, die in diesem Jahrtausend geboren werden: ihre ungeheure Liebesfähigkeit. Dies ist eines der größten Geschenke, die sie mit auf die Erde bringen: die Fähigkeit, andere durch ihre liebevolle Wesensart zu heilen. Viele Babys dieses neuen Jahrtausends sind bereits kurz nach ihrer Geburt sehr ruhig und wach, sehr präsente und äußerst friedvolle Wesen.

Viele dieser Kinder glauben, dass sie einzig und allein hier sind, um andere Menschen Liebe zu lehren und uns zu helfen, uns zu erinnern, wer wir auf der spirituellen Ebene sind – dass wir nicht nur physische, sondern auch spirituelle Wesen sind.

Im Jahr 2003 wurde die Blütenessenz *Pink Flannel Flower* erstmals hergestellt, und ich erhielt die Botschaft, dass sie für alle Kinder unter fünf Jahren zu verwenden sei, um deren Herz-Chakras offen zu halten. Diese „Kinder des neuen Jahrtausends" kommen mit offenem Herzen an, aber es ist nicht immer einfach, diesen Zustand im Umgang mit so manchen gröberen, gemeineren Wirklichkeiten unserer Welt aufrechtzuerhalten. Doch es ist wesentlich und wichtig, dass diese Kinder fähig sind, ihre Herzen offen zu halten, denn es ist viel leichter, spirituell und psychisch offen zu bleiben, wenn das Herz-Chakra entfaltet ist. Ein guter Prozentsatz dieser Kinder ist sehr sensitiv und emotional sehr offen; ihre Gefühlszentren sind recht gut entwickelt. Sie entfernen sich von dem intellektuellen Paradigma, das die vergangenen Jahrhunderte dominierte. Viele Erwachsene, die diesen Kindern begegnen, beobachten sie und denken: „Das sind sehr alte Seelen." – und das sind sie in der Tat.

Wir erleben jetzt, dass Seelen, die man früher als Mystiker und Seher zu bezeichnen pflegte, wiederkehren und Gaben, Talente und Fertigkeiten mitbringen, die hier sehr, sehr lange Zeit nicht vorhanden waren. Diese Kinder sind gewiss viel weiter entwickelt als die Generationen, die ihnen vorausgingen; viele von ihnen erinnern sich, wer sie in früheren Leben gewesen sind und wo sie ursprünglich herkommen. Viele erinnern sich auch an die geistige Welt und ihre Aufenthalte dort in den Phasen zwischen ihren Erdenleben.

Doch diese Kinder brauchen das Vermächtnis jener früheren, sogenannten Brücken-Generation oder der „Indigo-Kinder", wie manche Menschen sie nennen. Sie waren es nämlich, die auf die Erde gekommen sind, um gleich Kriegern das am besten geeignete Umfeld vorzubereiten und um Schutz zu gewähren für die jüngeren Kinder, die nach 2000 geboren werden. Die Kinder der Brücken-Generation werden nicht folgsam tun, was sie geheißen werden, wenn sie den Sinn nicht erkennen. Wenn sie Unrecht sehen, stellen sie sich dagegen. Anders als andere Generationen vor ihnen, fordern sie die akzeptierte Ordnung heraus. Ihre Rolle war eine wichtige: den Weg zu bereiten für die nachkommenden Kinder.

Im Hinblick auf die Zukunft unseres Planeten bin ich sehr optimistisch, denn wenn diese Kinder mit ihren angeborenen Qualitäten Intuition, Sensitivität und Kooperation heranreifen und einflussreiche Positionen in Regierung, Bildung, Wirtschaft und Kunst erlangen, werden sie in der Lage sein, unsere Gesellschaft auf eine sehr positive Weise zu lenken. Sie werden, so hoffe ich, einen deutlichen Kontrast zu dem 20. Jahrhundert gestalten, welches das gewaltsamste, blutigste Jahrhundert in der Geschichte der Menschheit war, in dem weit über hundert Millionen Menschen in Kriegen und ethnischen Säuberungen gewaltsam ums Leben gebracht wurden. Die Kinder, die jetzt geboren werden, sind unsere Hoffnung und unsere Zukunft, und die Busch-Blütenessenzen werden diesen Kindern helfen, ihr höchstes Potenzial zu entfalten und ihre Bestimmung zu erfüllen.

Alle Kinder, die in diesem Jahrhundert auf die Welt kommen, werden mindestens eine Null – sie steht für spirituelles Potenzial – in ihrem Geburtsdatum haben; viele von ihnen werden zwei oder mehr Nullen aufweisen. Die Busch-Blütenessenzen, besonders *Meditation Essence,* sind wundervolle Werkzeuge, die dabei helfen, dieses Potenzial zu aktivieren.

LERNPROBLEME

Diese Kinder werden vielen Herausforderungen begegnen. Die alten akademischen Lehrmethoden sind für sie weniger geeignet. Viele junge Menschen haben bereits heute Lernprobleme* – oder werden sie in der Zukunft haben – wenngleich ein Grund, warum so viele Kinder den Befund ADH(S) erhalten, auch das mangelnde Verständnis seitens der „Experten" ist, die nicht erkennen, warum traditionelle Lernmethoden bei diesen Kindern nicht funktionieren. Diese Kinder sind gewöhnlich sehr aufgeweckt und langweilen sich rasch bei unseren alten, überholten Lernmethoden. Sie scheinen eine kurze Aufmerksamkeitsspanne zu haben, weil sie Ideen rasch aufnehmen können und dann zu etwas anderem weitergehen; das bloße Abrufen von Informationen bei Prüfungen empfinden sie als ermüdend. Sie haben die Tendenz, viel Information zu verarbeiten und zuzuordnen, ohne dabei die gleiche logisch-intellektuelle, von der linken Hirnhälfte geprägte Arbeitsweise an den Tag zu legen, der die meisten Erwachsenen folgen. Diese Kinder neigen auch dazu, mehr mit telepathischer Kommunikation zu arbeiten. In jungen Jahren attestiert man ihnen manchmal Lernprobleme, weil sie möglicherweise „maulfaul" erscheinen und sich wenig Mühe geben zu reden. Wenn sie sich entschließen zu sprechen, verblüffen sie die Erwachsenen oft, indem sie sich in vollständigen Sätzen äußern. *Cognis Essence* sollte das erste Mittel für jedes Kind sein, das im Klassenzimmer zu kämpfen hat, sei es beim Lesen, mit der Rechtschreibung, im Rechnen oder allgemein, um Schritt zu halten. Die Erfolge mit diesem Mittel sind hervorragend; nichts, was ich je verwendet oder kennengelernt habe, kommt ihm nahe.

Probleme in der Schule

Katie war schon immer ein aufgewecktes, fröhliches Mädchen. Als Kleinkind schien sie immer zu rennen. Sie war ein wenig ungeschickt und stolperte dann und wann über ihre eigenen Füße. Katie hatte immer eine gute Beziehung zu ihren Eltern gehabt und ist zu Hause sehr glücklich. Als sie in den Kindergarten kam, fügte sie sich sehr gut ein, dann begann sie mit der „richtigen Schule" und empfand die Vorschule wie einen Kindergarten.

In ihrem zweiten Schuljahr fing Katie an, sich in der Schule und zu Hause daneben zu benehmen; es begann mit Kleinigkeiten, sie hörte im Unterricht nicht zu oder war frech zu ihren Eltern. Sie schien auch wieder ständig zu eilen – und nicht lange genug innezuhalten, um etwas aufzunehmen. Ihre Mutter erfuhr von der Lehrerin, dass Katie sich mit den Schulaufgaben schwertat, und bemerkte auch, dass ihr Lesen zu Hause nachzulassen schien.

Ich gab Katie *Cognis Essence*. Nach drei Tagen war Katies Mutter über die Veränderung ganz aus dem Häuschen: Katie hatte eine langsamere Gangart gefunden, half bereitwillig im Haushalt und war nicht mehr frech. Katies Lehrerin war erstaunt über den plötzlichen Wandel in Katies Verhalten und Mitarbeit. Die Schülerin lernte jetzt eifrig, ihr Lesen hatte sich verbessert und sie war wieder vergnügt.

Bei einer zweiten Konsultation beschlossen wir, die Einnahe von *Cognis Essence* zu unterbrechen. Wir stellten fest, dass es gut funktioniert, wenn Katie diese Essenz alle zwei Monate zwei Wochen lang einnimmt, und dass sie dies nur zu gerne tut, da sie den Nutzen erkannt hat: Sie kann damit „besser lernen und glücklicher sein".

Sue Nelson, Neusüdwales, Australien

SPIRITUELLE FÄHIGKEITEN

Eine weitere große Herausforderung für solche Kinder ist, dass die Eltern meistens spirituell nicht annähernd so weit entwickelt sind wie ihre Kinder und deren Gaben nicht unbedingt erkennen oder die besten Wege und Möglichkeiten wissen, ihren Kinder bei deren Entfaltung zu unterstützen. Die sehr starken Schwingungen heilender Liebe, die diese Kinder mitbringen, wirken auch als Katalysator bei der Entwicklung des medialen Gewahrens anderer Menschen in ihrem Umfeld. Doch wenn Kinder, die solche psychischen Fähigkeiten haben, nicht ermutigt werden, von ihnen Gebrauch zu machen, wenn sie verspottet werden oder wenn ihre Eltern nicht verstehen, worüber sie sprechen, dann schalten sie diese Begabungen womöglich ab. Sie geben sich Mühe, ihren Lehrern oder Eltern zu gefallen und sich konform zu verhalten, um so zu sein wie andere Kinder, die diese Gaben nicht besitzen (denn nicht alle Kinder werden damit geboren). Sie werden aussehen wie andere Kinder, aber sie werden sich von ihnen sehr unterscheiden. Und auch sie sind gewissermaßen eine Brücken-Generation und tragen zu einer allgemeinen Erweiterung des Bewusstseins bei, und so wird das, was jede spätere Generation erinnert, weiß und tut, mehr und mehr gang und gäbe sein.

Little Flannel Flower ist eine Blütenessenz, die hilft, die spirituellen Fähigkeiten in einem Kind wiederherzustellen. Wenn sie jedoch unterdrückt oder verdrängt worden sind, dann besteht – so schreibt Meg Losey in ihrem Buch *The Children of Now*[3] –, wenn diese Kinder älter werden, die Gefahr, dass sich Probleme mit dem Selbstwertgefühl, Depressionen, Gefühle eigener Bedeutungslosigkeit entwickeln, und manchmal sogar ein Verhalten, das wir als Autismus bezeichnen würden, da die jungen Menschen sich oft aus unserer Wirklichkeit „ausklinken" und in ihre eigene Welt zurückziehen.

Die Kinder des neuen Jahrtausends sind spirituell sehr begabt. Viele von ihnen sind hellsichtig und besitzen die Fähigkeit, sich in feinstofflichere Bereiche einzustimmen, die die meisten Erwachsenen nicht einmal erkennen oder begreifen. Viele dieser Kinder haben eine starke Verbundenheit mit der Natur, andere zeigen eine natürliche Begabung für Computer und Technik. Jan Thomas schreibt: „Computer und Natur haben eines gemeinsam: Beide sind Welten in Welten und jede ist eine Welt für sich."

Diese Kinder haben ein tiefes Mitgefühl und viele sind von Natur aus sehr gute Heiler, die oft anderen helfen wollen – obwohl es sie selbst recht ermüden oder sogar erschöpfen kann, da sie die Heilung und die Schmerzen der Menschen in ihrem Umfeld aufnehmen. Diese kleinen Kinder erleben alle ihre Emotionen sehr stark und sind sehr einfühlsam; sie spüren die Verletzung und Leiden anderer Menschen in ihrer Umgebung. Es trifft und beunruhigt sie sehr, wenn andere Menschen Gewalt anwenden oder emotional oder körperlich Schmerz leiden.

Von medizinischen oder anderen Praktiken des Heilens und der Medizin, die mit vielen negativen Nebenwirkungen einhergehen, fühlen sich diese Kinder immer weniger angezogen, denn sie sind selbst von Natur aus sehr sensitiv und werden durch solche Behandlungen beeinträchtigt. Sie werden neue Techniken und Methoden des Heilens mitbringen.

Es gibt eine alte Weisheit, die auf diese Kinder besonders zutrifft: Je größer das Talent, desto größer die Notwendigkeit von Selbstdisziplin und Selbstbeherrschung. Auch in dieser Hinsicht können Busch-Blütenessenzen, besonders *Hibbertia,* dem Kind beim Entfalten seiner inneren Qualitäten eine große Hilfe sein. Diese Kinder sind wohl sehr sensitiv, aber nicht zerbrechlich – sie besitzen eine große innere Stärke und werden sie auch benötigen. Es wird wahrscheinlich viel Abneigung und Widerstand gegen die neuen Ideen und Vorstellungen

---

3 dt. Ausg.: Meg Blackburg Losey: *The Children of Now. Kristallkinder, Indigokinder, Sternenkinder und das Phänomen der Übergangskinder,* Hanau: Amra 2008

geben, die sie entwickeln: Die Menschen wollen keine Veränderung. An diesem Punkt wird wiederum die Brücken-Generation – deren älteste Vertreter inzwischen Ende zwanzig sind –, eine wichtige Aufgabe erfüllen, indem sie den Boden für diese neuen Konzepte und Ideen bereitet. Viele der heute noch kleinen Kinder werden zudem – und dies wird für das Überleben dieses Planeten von entscheidender Bedeutung sein – nicht nur Liebe und Achtung für die Erde hegen, sondern auch die Bereitschaft haben zu kämpfen, um die Natur, unsere Fauna, Flora und Umwelt zu schützen. Die Kinder werden es ablehnen, gegen die Erde zu kämpfen, und dazu beitragen, sie vorzubereiten, mit ihr zusammenzuarbeiten und sie auf eine Weise und in einer Intensität zu verstehen, wie wir sie lange Zeit nicht erlebt haben. Sie werden große Freude daran haben, Rituale durchzuführen, um die Erde zu heilen, und ein angeborenes Wissen besitzen, wie sie anderen und dem Planeten helfen können.

Die Australischen Busch-Blütenessenzen sind speziell geeignet für diese heutige Generation sehr liebevoller, sanfter, spirituell begabter Kinder, die auf die höhere Schwingung in den Busch-Blütenessenzen wunderbar ansprechen. Die Blütenessenzen werden ihnen helfen, sich in eine sich rasch verändernde Gesellschaft einzufügen, in der ihre Sensitivität und Intuition immer mehr geschätzt, begrüßt und sogar geehrt werden.

DIE SPIRITUELLE ENTWICKLUNG EINES KINDES
Kurze Zusammenfassung wichtiger Aspekte der spirituellen Entwicklung des Kindes

Bevor ein Kind inkarniert, hält es sich in der geistigen Welt auf, wo es sich zwischen den Inkarnationen ausruht. In dieser Sphäre der Ruhe für die Seele integriert sich das höhere Selbst neu. In der geistigen Welt, umgeben von der göttlichen Energie, lernt eine Seele von höheren Lehrern und höher entwickelten geistigen Wesen, die nicht nur ihr letztes Erdenleben aus einer viel weiteren und umfassenderen Perspektive betrachten, sondern auch andere Lebenszyklen mit einbeziehen. Hier in der geistigen Welt entwickelt das Wesen einen Entwurf oder Schicksalsplan für seine neue Inkarnation.

Bei der physischen Zeugung zeigt sich die Energie der Empfängnis in der geistigen Welt, in der sie augenblicklich wahrgenommen, erlebt und gespürt wird. In diesem Moment wird dort alles über die beiden Eltern wahrgenommen: die Umgebung, in der sie leben, ihre genetischen Muster, Rasse, finanzielle Situation, Glauben und Überzeugungen, Gedanken, Empfindungen, Religion und sogar, was auf der Erde und im Universum zu diesem Zeitpunkt geschieht. Das ist so ähnlich wie ein Computerausdruck sämtlicher wichtiger Aspekte, die sich auf diese Zeugung beziehen. Ein Geistwesen, das den Wunsch hat zu reinkarnieren, wird diese Energie wahrnehmen, und wenn sie alle Elemente enthält, die es benötigt, wird es sich mit dieser Zeugung verbinden.

Der geistige Aspekt

Das Muster oder die Blaupause muss für das Wesen, das sich verkörpern will, genau richtig sein; wenn auch nur ein wichtiger Aspekt des Energiemusters unpassend ist, kann dies bedeuten, dass sich das Geistwesen gegen diese Inkarnation entscheidet. Wenn die Eltern beispielsweise zu weit von dem idealen Ort entfernt wohnen, so könnte dies bedeuten, dass das reinkarnierende Wesen entscheidende karmische Kontakte mit Hunderten von Menschen nicht knüpfen kann, weil es diesen möglicherweise nie begegnet. Wenn die Gegebenheiten in allen wichtigen Aspekten perfekt passen, besiegelt es die Zeugung energetisch. Es existiert auch die Ansicht, die Seele inkarniere nicht unbedingt bereits gleich bei der Empfängnis in den Leib der Mutter. Die Inkarnation könne zu jedem Zeitpunkt im Lauf der ganzen Schwangerschaft eintreten, die von dem Wesen verfolgt und beobachtet werde. Es sei wahrscheinlicher, dass die Seele zur Zeit der Empfängnis inkarniere, wenn es sich um ihre erste Lebenszeit handele.

Wie bereits erwähnt, ist die engste und wichtigste Beziehung des Kindes während der ersten drei Lebensjahre diejenige mit seiner Mutter. Gesundheitsprobleme während dieser Zeit können durchaus Störungen in der Mutter widerspiegeln. Im Alter von drei bis sechs Jahren nehmen die Verbindung zum und der Einfluss vom Vater eine größere Bedeutung an. Nun können die Krankheiten des Kindes auch ein Ungleichgewicht des Vaters widerspiegeln. Wenn Sie einem Kind eine Blütenessenz geben, ist es eine gute Idee, daran zu denken, das gleiche Mittel – je nach dem Alter des Kindes – auch der Mutter oder dem Vater zu geben.

Das Alter von drei bis sechs Jahren ist eine Zeit, in der sich ein Kind oft erinnern kann, wer und was es in seinem vorherigen Leben gewesen ist. Es wird sich mehr als in irgendeiner anderen Phase mit seinem früheren Leben identifizieren, und dieser Einfluss wird bis zu seinem neunten Lebensjahr weiter spürbar sein. Häufig wird es in seinen Spielen und Aktivitäten ausleben, in was es während eines früheren Lebens involviert war. Werden solche Spiele oder Beschäftigungen unterdrückt, könnte dies dazu führen, dass das Kind ein Muster aus seiner früheren Lebenszeit wiederholt und nicht sein jetziges Potenzial entfaltet. Im Alter von sechs bis neun Jahren wird der Schwerpunkt auf der jüngsten Inkarnation des Kindes liegen und sich dessen Interesse an fast jedem Leben, das es früher einmal hatte, zerstreuen. Deshalb sollten Sie keines der Interessen oder Hobbys, denen Ihr Kind während dieser Phase – und sei es nur kurz und vorübergehend – nachgehen wird, abtun oder vereiteln. Im Alter von neun bis zwölf wird der Einfluss jenes Lebens allmählich nachlassen.

In seinen ersten zwölf Lebensjahren zeigt ein Kind großes spirituelles Gewahrsein, das häufig weit über das Verstehen seiner Eltern hinausgeht. Dies ist oft eine Zeit, in der Kinder mit ihren Schutzengeln und Naturgeistern kommunizieren und sprechen können. Sie werden deren Anwesenheit wahrnehmen, sie fühlen und oft sogar sehen. Mit zwölf Jahren werden diese Gaben wahrscheinlich verschwinden, wenn die Eltern sie nicht unterstützt und ihr Kind nicht dazu ermutigt haben oder es sogar kritisierten.

Wenn das Kind zwölf Jahre alt geworden ist, verändert sich die Verantwortung der Eltern. Bis zu diesem Punkt hat ein Kind so ziemlich alles gelernt, was es von seinen Eltern lernen kann – nicht nur durch das, was diese sagten, sondern auch aus dem, was nicht geäußert wurde und auch aus ihrem Handeln – und auch aus dem, was die Eltern getan und was sie nicht getan haben. Die beste Möglichkeit für Eltern, ihr Kind zu beeinflussen, nachdem dieses zwölf Jahre alt geworden ist, besteht darin, sich selbst zu lieben. Mit dreizehn Jahren ist ein Kind, was die Eltern gedacht haben, gefühlt haben und gewesen sind – sowie das, was sie nicht gedacht haben, nicht gefühlt haben und nicht gewesen sind. Mit dreizehn Jahren sind Kinder weitgehend ihr eigener Herr; von diesem Punkt an entscheiden sie selbst über Für und Wider; wer sie aber sind, wurde weitgehend in jenen ersten zwölf Jahren geprägt. Ab dreizehn werden die Kinder anfangen, Eigenes zu erschaffen und mit dem zu experimentieren, was sie von ihren Eltern gelernt haben.

Im Alter von dreizehn bis achtzehn Jahren spiegeln Kinder ihren Eltern deren eigene Züge, auch die Schwächen, wider – was häufig der Grund ist, warum Eltern Schwierigkeiten mit ihren Teenagern haben.

Zu den großartigen Aspekten der Blütenessenzen gehört, dass die bei Kindern erfreulicherweise äußerst rasch wirken. Die jungen Menschen sind sehr offen für diese Mittel; sie haben oft nicht so viele Vorurteile wie Erwachsene. Zudem sind die Kinder von heute sehr sensitiv, und ich habe den Eindruck, dass die Essenzen bei ihnen rascher wirken können als bei manchen früheren Kinder-Generationen: Sie sind oft alte Seelen mit einem jungen Geist in einem neuen Körper.

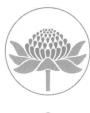

8

HÄUFIGE INFEKTIONEN UND KRANKHEITEN IN DER KINDHEIT

Nach den ersten sechs Lebensmonaten lässt die natürliche Immunität, die Ihr Kind durch die Muttermilch erhalten hat, allmählich nach. Ab diesem Zeitpunkt – besonders bis zum Alter von vier Jahren – ist es für Kinder nicht ungewöhnlich, dass sie ein breites Spektrum von Krankheiten durchmachen, von denen viele mit Fieber* einhergehen. Die Mehrzahl dieser Erkrankungen sind Virusinfektionen.

Wenn Sie Ihr Kind wohl behüten und versorgen und einige sehr einfache Regeln beachten, wird es aus vielen Krankheiten eine natürliche Immunität erlangen. Mit das Wichtigste, das Sie Ihrem Kind außer viel Liebe geben können, sind Bestätigung und Rückhalt, sowie das Gefühl von Sicherheit und Geborgenheit, das Sie ihm vermitteln. Dies tun Sie, indem Sie auf Ihr eigenes Vermögen vertrauen, Ihr Kind zu versorgen, ohne gleich beim ersten Anzeichen eines Symptoms zum Arzt zu rennen. Ihr Kind wird sich beruhigt fühlen, weil es die Gewissheit spürt, dass Sie ihm helfen können, wieder gesund zu werden. Die Australischen Busch-Blütenessenzen werden Ihnen dabei sehr nützlich sein, denn sie bieten Mittel für fast jede Situation.

Schicken Sie Ihr Kind nicht ins Bett und isolieren Sie es nicht, wenn es krank ist. Bleiben Sie im Kontakt mit dem kleinen Patienten. Sie werden feststellen, dass er viel rascher wieder genesen wird, wenn er Sicherheit, Geborgenheit und Ihre Liebe spürt.

Wenn Sie ein Kind behandeln, das Fieber hat, geben Sie ihm niemals Milch, sondern nur Wasser, verdünnten Fruchtsaft oder stark verdünnte Limonade. Dies wird verhindern, dass das Kind dehydriert, besonders wenn es auch unter Erbrechen oder Durchfall leidet. Frische Säfte sind immer besser als fertig gekaufte. Sie haben viel mehr Lebenskraft, Nährstoffe und Vitamine und sind deshalb viel nützlicher und heilsamer. *She Oak* ist die Blütenes-

113

senz bei Dehydratation: Geben Sie sieben Tropfen davon in jedes Glas. Es wird Ihrem Kind helfen, die Flüssigkeit aufzunehmen und zugleich der Austrocknung Einhalt gebieten.

Die meisten Kinder möchten nichts essen, wenn sie krank sind. Es ist ein Missverständnis, wenn Eltern meinen, sie müssten die Kraft ihrer kranken Kinder bewahren, indem sie ihnen mehr feste Nahrung oder nahrhafte, stärkende Getränke wie einen Eierflip[4] geben. Tatsächlich schadet es einem Kind nicht, einige Tage lang keine feste Nahrung zu sich zu nehmen. Wenn keine Speisen zu verdauen sind, kann der Körper sein Blut verwenden, um heilende Energien dahin zu lenken, wo das Problem sitzt, anstatt Energie aufwenden zu müssen, um die Nahrung zu verdauen. Sobald sich Ihr Kind wieder besser zu fühlen beginnt, geben Sie ihm leicht verdauliche Nahrung.

Wenn sich Ihr Kind nach einer Krankheit matt fühlt, wird *Dynamis Essence* seine Lebensgeister wecken und es wieder auf die Beine bringen. Einer der Bestandteile dieser Kombination ist *Banksia Robur,* die Blütenessenz für alle, die sich nicht ganz gesund fühlen. Sie hilft, sich von Krankheiten wie zum Beispiel einer Grippe* zu erholen. Mit Hilfe dieser Blütenessenz kehren die frühere Energie und Vitalität rasch zurück. Eine andere Blütenessenz in dieser Mischung ist *Illawarra Flame Tree;* sie wirkt auf die Thymusdrüse und trägt dazu bei, das Immunsystem zu aktivieren.

ANTIBIOTIKA

Die Gabe von Antibiotika* kann für das Wohlbefinden Ihres Kindes ernste Konsequenzen haben. Fast alle Infektionen, an denen Kinder erkranken, sind viralen Ursprungs und nehmen ihren natürlichen Verlauf. Erwägen Sie im Falle einer Ohrinfektion, Antibiotika an den ersten beiden Tagen zu vermeiden; innerhalb dieser Frist klingen die meisten Infektionen wieder ab. Der reichliche Einsatz von Antibiotika in der Kindheit kann zu einer Zunahme des Risikos führen, später an Asthma* zu erkranken. Hat Ihr Kind Antibiotika erhalten, so geben Sie anschließend *Purifying Essence,* um die Ausscheidung von Toxinen aus dem Körper zu unterstützen.

Zum Glück ist die Tendenz der Ärzte, Antibiotika bei Erkrankungen und Symptomen wie Grippe* oder Halsweh* zu geben, inzwischen wieder rückläufig. Die Mediziner erkennen zunehmend, dass es sich um Virusinfektionen handelt, die auf Antibiotika nicht ansprechen.

Die Muttermilch ist für Ihr Kind ein gute Voraussetzung für eine gesunde Immunität, denn sie fördert die Ansiedelung gesunder Bakterien im Darm, welche wiederum Krankheitserreger – wie „schlechte Bakterien", Hefe- und Schimmelpilze sowie Parasiten – in

---

4 die alkoholfreie Variante: ein Mixgetränk aus Milch, Ei und ein wenig Vanille, gesüßt mit etwas Zucker oder Honig (Anm.d.Ü.)

Schach halten. Antibiotika – auch eine zuckerreiche Ernährung – können die Flora guter Darmbakterien stören. *Green Essence* kann das Gleichgewicht wiederherstellen. Um das Wachstum von guten Bakterien zu fördern, geben Sie Ihrem Kind die Probiotika Acidophilus und Bifidus, die Sie in Pulverform in Drogerien, Apotheken, Reformhäusern und Naturkostläden erhalten. Bewahren Sie Probiotika kühl, wenn nötig im Kühlschrank auf. Geben Sie die Pulver mit ein wenig Joghurt, um die gesunde Darmflora zu fördern oder zu regenerieren.

ASTHMA

Asthma* ist ein recht häufiges Problem der Atemwege. In Australien ist jedes vierte Kind davon betroffen, in anderen Industrieländern ist Asthma ähnlich weit verbreitet. Trauer oder Traurigkeit scheinen häufig der Auslöser für diese Krankheit zu sein, die manchmal mit dem einhergeht, was man als „erstickende Liebe" bezeichnet. Man sieht sie oft in Familien, in denen die emotionalen Bedürfnisse der Mutter nicht vom Vater erfüllt werden, und die Mutter nun versucht, die Erfüllung durch ihre Kinder zu erhalten. Besonders wenn diese Projektion einen Sohn betrifft, kann sie im übertragenen Sinne erstickend wirken und bei dem Kind zu Asthma führen.

Wenn ich ein Kind mit Asthma behandle, untersuche ich immer die Vorgeschichte, um festzustellen, ob es in den ersten zwölf bis achtzehn Lebensmonaten ein Ekzem gab, welches mit Kortison behandelt wurde. Der Körper versucht in seiner eigenen Weisheit, Stoffwechselabfälle über die Haut loszuwerden. Wenn die Ausscheidung über die Haut mit Hilfe von Kortisoncremes unterdrückt wird, entwickelt sich oft zwei oder drei Jahre später das Asthma. *Purifying Essence* ist ein sehr effektiver Hautreiniger – ein sehr starker Entgifter für den Körper – und wird helfen, die Auswirkungen der Kortisonsalben zu beseitigen. Zu diesem Zweck ist die Blütenessenzen-Kombination mindestens einen Monat lang einzunehmen.

Emergency Essence als begleitende Maßnahme wird helfen, die Muskelspasmen und Bronchien-Verengungen zu lösen, die bei Asthma eintreten, und damit auch einiges von dem Schrecken lindern, den Sie erleben, wenn Ihr Kind keine Luft mehr bekommt. *Emergency Essence* hilft auch, wenn das Asthma auf einen Auslöser in der Umgebung zurückzuführen ist, seien es Nahrungsmittel, Pollen, Staubmilben oder chemische Schadstoffe. *Emergency Essence* reduziert jede Sensibilität gegenüber solchen Auslösern.

Geben Sie in akuten Phasen *Emergency Essence,* ergänzt durch *Tall Mulla Mulla,* bis zu alle zehn bis fünfzehn Minuten, wenn der Anfall sehr belastend ist. *Tall Mulla Mulla* ist ein Spezifikum bei Atemproblemen. Die weitere Behandlung in den folgenden Wochen erfolgt dann mit *Tall Mulla Mulla.*

Asthma

Ein kleiner Junge litt unter Asthma, und seine Eltern waren unglücklich über die Medikamente, die ihm verschrieben wurden. Sie wollten nicht, dass er so viele Steroide einnahm, weil sie wussten, dass dies langfristig die Lungen schwächen könnte. Der Junge erhielt Purifying Essence *als Hilfe zur Ausleitung der chemischen Stoffe der Medikamente aus seinem Körper und zur Unterstützung seines Lymphsystems für die Ausscheidung von Schleim und Toxinen aus den Nebenhöhlen und Atemwegen. Die akuten Anfälle wurden mit* Emergency Essence *erfolgreich behandelt. Die weitere Behandlung erfolgte mit* Tall Mulla Mulla *und* Fringed Violet. *Später litt der Junge nur noch selten unter Asthma.*

Ian

Falls Ihr Baby ein Frühchen war

Weil die Lungen zu den Organen gehören, die sich als letzte entwickeln, könnte ein Baby, das als Frühgeborenes auf die Welt kam, unter Asthma oder Bronchialproblemen leiden. Die Blütenessenz *Tall Mulla Mulla* ist ein sehr spezifisches Mittel zur Unterstützung der Versorgung des Organismus mit Luft und Blut und hat sich in solchen Fällen bewährt.

Asthma

Ich behandelte ein Mädchen, das zwei Jahre zuvor sexuell und mental missbraucht worden war. Es war ängstlich und litt unter schwerem Asthma und Nahrungsmittelallergien, war paranoid in Bezug auf Spinnen und hatte Albträume. Ich machte ihm ein Fläschchen *Grey Spider Flower* zurecht, von dem es bei Beginn eines Asthma-Anfalls einnehmen sollte, sowie stündlich (oder öfter), bis es sich wieder wohl fühlte. Wenn es einen Asthmaanfall hatte, brauchte es gewöhnlich etwa eine Woche lang alle vier Stunden eine Dosis Asthma-Spray. Nach der Einnahme von *Grey Spider Flower* wurde der Zerstäuber nur noch einen Tag lang benötigt, und die Anfälle waren längst nicht mehr so stark.

Rosemary Evans, Neusüdwales, Australien

AUTISMUS

In vielen Ländern der westlichen Welt ist derzeit eines von einhundertfünfzig Kindern von Störungen des autistischen Spektrums (ASS) betroffen – das heißt wesentlich mehr Kinder als in früheren Generationen. Aus medizinischer Sicht gibt es bisher weder eine Heilung noch einen klaren, allgemein akzeptierten Grund, wie es zu Autismus kam. Viele Menschen vermuten einen Zusammenhang mit Impfungen (wie bereits in Kapitel 5 erwähnt).

Manche Kinder werden heute als autistisch eingestuft, obwohl sie sich tatsächlich nur in ihrer Art der Kommunikation deutlich von anderen unterscheiden. Gleichwohl gibt es immer noch viele Kinder, die typische Symptome des Autismus* aufweisen. Gewöhnlich zeigen sie stereotype, obsessive Verhaltensweisen, sind unter Umständen in extremem Maße von gleichbleibenden Routinen abhängig und können sehr aufgebracht und verstört sein, wenn sich Dinge verändern. Auf die wechselnden Erfahrungen, die das Leben mit sich bringt, reagieren sie mit großer Unbeweglichkeit. Viele haben Probleme mit der zwischenmenschlichen Interaktion, mit Kommunikation und Verhalten, in den elementaren, normalen Bereichen des Lebens. Viele autistische Kinder zeigen sensorische Empfindlichkeiten, die dazu führen können, dass sie sich frustriert, furchtsam, ängstlich oder verwirrt fühlen.

Bush Fuchsia, Bestandteil sowohl von *Calm and Clear Essence* als auch von *Cognis Essence*, ist hier eines der wichtigsten Mittel, da es das Gefühl von Orientierung gibt. Es wird diesen Kindern helfen, eine Beziehung zur Außenwelt herzustellen. Viele autistische Kinder haben Schwierigkeiten mit dem Sprechen, und zahlreiche Logopäden arbeiten mit *Bush Fuchsia*, um ihnen beim Kommunizieren und Sprechen zu helfen. *Flannel Flower* hilft, Gefühle zu äußern sowie Augenkontakt herzustellen und zu halten; *Bauhinia* hilft, Akzeptanz und Offenheit für Veränderung zu erleichtern, während *Emergency Essence* bei Angst und Verwirrung sehr gut ist. *Wild Potato Bush* hilft bei Frustration und der Unfähigkeit zu kommunizieren oder sich effektiv auszudrücken, die oft zu körperlicher Aggression führt.

Die Diagnose von Störungen des autistischen Spektrums (ASS) wird gewöhnlich nicht früher als im Alter von zwei oder drei Jahren gestellt. Mit der Frühdiagnose und den geeigneten Formen der Behandlung wie Logopädie, Ergotherapie und Früher Intensiver Verhaltensintervention[5] ist am besten so bald wie möglich zu beginnen. Es ist schwierig, die Krankheit Autismus zu heilen, doch Elizabeth Curran, die bei ihren beiden autistischen Söhnen regelmäßig mit Busch-Blütenessenzen arbeitet, sagt: „Beharrlichkeit auf Dauer ist mein Motto im Umgang mit Autismus. Manchmal kann es recht lange dauern, bis eine Verhaltensweise oder ein Muster durchbrochen, ein Ritual oder eine Obsession aufgelöst

---

5 EIBI – Early Intensive Behavior Intervention (Anm.d.Ü.)

ist." Dank der Anwendung von Busch-Blütenessenzen hat Elizabeth bei ihren Söhnen deutliche Veränderungen zum Positiven hin beobachtet.

Doreen Virtue schrieb, dass viele kleine Kinder – sie bezeichnet sie als „Kristallkinder" – heutzutage als autistisch diagnostiziert werden – zum Teil, weil sie manchmal in eine Art Trance gehen und gar nicht wahrnehmen, was um sie herum gerade geschieht. Bei ihren Forschungen hat sie beobachtet, dass dies zu passieren scheint, wenn sich die Kinder draußen in der Natur aufhalten. Eine ähnliche Verhaltensweise zeigen auch autistische Kinder. Doch sie macht die Unterscheidung, dass diejenigen Kinder, die sie Kristallkinder nennt, unglaublich warmherzig sind, sehr viel Einfühlungsvermögen besitzen und mit anderen Menschen verbunden sind. Es kommt zwar vor, dass sie sich von Zeit zu Zeit aus ihrer äußeren Umgebung „ausklinken", doch geschieht dies nur vorübergehend. Die Blütenessenz *Sundew* kann helfen, bei solchen Vorfällen zu „erden" und jemanden „auf die Erde zurückzuholen".

In ihrem Buch *The Children of Now*[6] schreibt Meg Losey über ihre Vermutung, dass sich viele psychisch begabte Kinder, deren Fähigkeiten nicht erkannt oder gefördert werden, in ihre eigene, alternative Wirklichkeit zurückziehen, über die sie sich in der Alltagssprache jedoch schwerlich mitteilen können. Sie glaubt, dass das Unbehagen, das sogenannte autistische Kinder empfinden, wenn sie berührt werden, auf ihrer extremen Empfindlichkeit beruht. Wie ein Schwamm absorbieren sie die Gefühle und Erfahrungen der Person, die sie gerade berührt. Für derart übersensible Kinder ist *Fringed Violet* unerlässlich, denn es bietet ihnen ein besseren psychischen Schutz. Losey hat auch das Gefühl, dass die Wege der elektromagnetischen Energie im Gehirn eines autistischen Kindes gleichsam in einer Schleife gefangen sind. Die Energie fließt in einem kleinen Bereich ihres Gehirns auf einer kreisförmigen oder elliptischen Bahn, während die sensorischen Rezeptoren auf „bewegen!" oder Aktivität eingestellt bleiben. Dies kann bewirken, dass das Netz der Neuronen im Gehirn ein kleines, beschränktes Format entwickelt. Dies wiederum kann zu unterschiedlich stark ausgeprägtem Autismus führen und ist, so glaubt Losey, der Grund, warum sich einige der am schwersten betroffenen Personen – die sogenannten Savants[7] – in spezifischen Bereichen als Genies erweisen. *Bush Fuchsia* wäre die in einem solchen Fall am besten geeignete Blütenessenz.

---

6 dt. Ausg.: Meg Blackburg Losey: *The Children of Now. Kristallkinder, Indigokinder, Sternenkinder und das Phänomen der Übergangskinder*, Hanau: Amra 2008

7 Menschen mit sog. Inselbegabung (Anm.d.Ü.)

Autismus

Mein Sohn Marcus war mit seinem Autismus ein äußerst eigensinniges Kind. Er weigerte sich, Fahrrad fahren zu lernen und war frustriert, weil er es nicht auf Anhieb konnte. Das Ergebnis waren gewaltige Tobsuchtsanfälle. Ich gab ihm *Isopogon,* das ihm geholfen hat, seinen trotzigen Widerstand zu überwinden. Das Fahrradfahren war eine große Errungenschaft für ihn, denn es ermöglichte ihm eine neue Selbstständigkeit. *Isopogon* hat viel dazu beigetragen, Extreme in seinem Verhalten zu mäßigen. Marcus ist jetzt flexibler, nicht mehr nur starrsinnig.

Elizabeth Curran, Victoria, Australien

Weigerung gegen Veränderung

Ich habe ebenfalls über anderthalb Jahre bei Marcus immer wieder mit *Freshwater Mangrove* gearbeitet. Dies scheint für ihn in vielerlei Hinsicht die perfekte Blütenessenz zu sein. Marcus ist sich nicht bewusst, dass er „ohne guten Grund" nichts Neues ausprobiert. Auf die Erfahrungen des Lebens reagiert er mit großer Starrheit; es ist eine sehr große Herausforderung für ihn, loszulassen und sich zu entschließen, etwas auf eine andere Weise zu machen. Er hat eine unerschütterliche Vorliebe für bestimmte Farben, Kleidungsstücke und Lebensmittel. Ich glaube, es ist seine Angst vor der Zukunft, was hinter seinem Bedürfnis nach viel Vertrautem und Bekanntem steht. *Freshwater Mangrove* hat ihm geholfen, ein wenig von seiner Weigerung gegen Veränderung loszulassen, sein Verhaltensmuster zu durchbrechen und einige wenige neue Farben in seiner äußeren Erscheinung zuzulassen. Marcus ist fasziniert von schwarzem Haar. Zwei Schüler seiner Klasse haben glänzendes schwarzes Haar. Marcus trägt oft eine Sonnenbrille, als wollte er jeglichen Blickkontakt vermeiden, doch vor der ganzen Klasse erlaubte er seinen Kameraden, ihm dabei zu helfen, sein Haar schwarz zu färben. Für gewöhnlich mag er es nicht, wenn man ihn anschaut, und in diesem Fall stand er sogar im Mittelpunkt der Aufmerksamkeit. Ich dachte, dieses Beispiel über die Wirkung der Blütenessenz war wirklich verblüffend bei einem in vieler Hinsicht so eigensinnigen Jungen. Das Erlebnis der Haarefärbens war ein unerwarteter Durchbruch. Die Veränderung der Wahrnehmung dank dieser Blütenessenz hilft ihm, die Welt außerhalb zu erleben.

Elizabeth Curran, Victoria, Australien

Autismus

Nach einem Workshop mit Ian habe ich meinem Sohn, einem nonverbalen Autisten, *Bush Fuchsia* gegeben. Sehr bald teilte mir die Schule, die er besucht, mit, dass er gute Tage habe. Binnen zwei Wochen fragte sie mich, was ich unternommen hätte, und bat mich, dies fortzusetzen. Innerhalb weniger Wochen fing mein Sohn an, auf Dinge zu deuten und Anweisungen zu folgen. Er begann, mit einem Fahrrad zu fahren, was er jetzt sehr gerne tut. Er vokalisiert nun auch, beschäftigt sich mit altersgemäßem Spielzeug und fängt an, sich anderen Kindern anzuschließen – was allen anderen Müttern auffiel. Die Liste wird immer länger, fast jeder Tag bringt eine Erweiterung seiner Fertigkeiten.

Ruth Goodman, Großbritannien

Dyspraxie[8]

Meine Großnichte ist drei Jahre alt und hat noch keinen Ton von sich gegeben. Bei ihr wurde Dyspraxie diagnostiziert. Sie kann keine Töne nachahmen, obwohl ihr Verständnis und die Fähigkeit, Anweisungen zu folgen, gut entwickelt sind. Sie wurde immer mutloser und ist nicht mehr willens, es weiter zu probieren, da es zu schwierig war. Ich folgte Ians Empfehlung, und nach einem Monat der Einnahme von *Cognis Essence* hat sie nun hundert Wörter gelernt, zwar immer noch unartikuliert, doch sie macht immer mehr Fortschritte. Laut ihrer Mutter ist das Wichtigste, was sie seit der Einnahme von *Cognis Essence* bemerkt hat, dass das Mädchen nun wieder bereit ist, zu versuchen, jedes Wort auszusprechen, was vorher nicht der Fall war.

Jan Brumfritt, Großbritannien

Autismus

Eine meiner Patientinnen hat vier Söhne, bei drei von ihnen wurde Autismus diagnostiziert. Sie beschloss, ihr am schwersten betroffenes Kind, den Sechsjährigen, mit Australischen Busch-Blütenessenzen zu behandeln. Ich gab ihr ein Fläschchen *Cognis Essence*, ergänzt durch *Flannel Flower* und *Yellow Cowslip Orchid*, von dem er morgens und abends einnehmen sollte. Vor der Einnahme dieser Blütenessenzen hatte der klei-

---

8 partielle Bewegungskoordinationsstörung (Anm.d.Ü.)

ne Junge einen Wortschatz von acht Wörtern, war noch nicht ganz sauber und schrie los, wenn man ihn bat, etwas zu tun, was er nicht tun wollte.

Eine Woche später kam die sehr freudig erregte Mutter zu mir: Das Vokabular ihres Kindes hatte sich auf dreißig Wörter vergrößert, einschließlich der Namen der Familienmitglieder, der Erzieherin und einiger Kinder im Kindergarten. Wenn man ihn bat, etwas zu tun, was er nicht tun wollte, reagierte er entschlossen, aber ruhig mit „Nein, nein, nein." Er interessierte sich jetzt mehr für Menschen, nahm öfter Blickkontakt auf und wiederholte Wörter und Sätze. Er fing an, selbständig auf die Toilette zu gehen. Ein zweites Einnahmefläschchen brachte ihn so weit, sich gut in die neue Schule einzugewöhnen. In allen Bereichen des Lernens und der Entwicklung waren nun stetig Fortschritte festzustellen, dazu kam eine deutliche Steigerung seiner Schreib- und Lesefertigkeiten.

Margaret Yarnton, Victoria, Australien

BRONCHITIS

Bronchitis* betrifft die Lungen, die in der traditionellen chinesischen Medizin mit Trauer und Traurigkeit assoziiert werden. Bronchiale oder asthmatische Probleme können sich nach dem Tode oder Verlust eines nahestehenden Menschen entwickeln, selbst nach dem Tod eines geliebten Haustiers. *Sturt Desert Pea* spricht spezifisch solche Trauer an.

Fängt man mit der Trauerbewältigung an, beginnt der physische Körper sich selbst zu heilen. Geben Sie Ihrem Kind eine leichte Diät und vermeiden Sie Molkereiprodukte – ein wesentlicher Aspekt bei der Behandlung jeder Erkrankung, die mit Verschleimung einhergeht, also auch bei Heuschnupfen, Nebenhöhlenproblemen, Erkältungen etc.

Ob und wie sich der Zustand von Lungen und Atemwegen Ihres Kindes bessert, können Sie gut daran erkennen, ob es in der Zeit von drei bis fünf Uhr morgens durchschläft. In der chinesischen Medizin ist dies die „Lungen-Zeit", und wenn es Problem mit den Lungen besteht, verschlimmern sich die Symptome oft in dieser Zeit, und das Kind wacht auf.

WINDPOCKEN

Windpocken* sind eine Virusinfektion, die mit leichtem Fieber* beginnt. Dann bildet sich ein juckender Hautausschlag, der sich rasch ausbreitet und Bläschen bildet, die mit wässriger Flüssigkeit gefüllt sind. Nach einigen Tagen platzen die Bläschen und verkrusten, die Krusten fallen schließlich von selbst ab. Der Ausschlag juckt sehr stark, was es oft schwierig macht, die Kinder vom Kratzen abzuhalten. Wenn aufgekratzte Bläschen abheilen, bleiben Narben zurück.

Windpocken

Meine Tochter bekam in der Nacht sehr hohes Fieber und phantasierte, am nächsten Tag hatte sie an Rumpf und Nacken einen roten Ausschlag. Die roten Punkte juckten sehr. Nach Ausbruch des Fieberdeliriums gab ich ihr *Emergency Essence* und danach drei Gaben im Stundenabstand. Nach der ersten Dosis ging das Delirium binnen Minuten zurück, das Fieber sank in der ersten Stunde drastisch. Diese Blütenessenzen sprachen die Panik, Angst und Pein meines Kindes an. Am folgenden Tag gab ich ihr eine Dosis *Billy Goat Plum* und *Wild Potato Bush,* die bei Windpocken empfohlen werden, sowie *Spinifex,* das ich direkt auf ihren juckenden Ausschlag auftrug. Der Juckreiz hörte augenblicklich auf. Am nächsten Morgen war von den roten Punkten nichts mehr zu sehen.

Amanda Saunders, Victoria, Australien

Spinifex ist eine Blütenessenz speziell für blasenbildende Hautläsionen. Windpocken* werden vom Herpes-Virus verursacht, und *Spinifex* wirkt auf Fieberbläschen im Mund- und Genitalbereich sowie bei Gürtelrose. Eine schwere Erkrankung an Windpocken kann eine Anfälligkeit für diese Erkrankungen im späteren Leben zurücklassen. *Spinifex* kann sowohl innerlich als auch lokal angewandt werden: Es bringt den Juckreiz gewöhnlich zum Stillstand oder reduziert ihn stark. *Billy Goat Plum* hilft, wenn das Kind angesichts seines Hautausschlages und der verkrusteten Bläschen Ekel empfindet. Sowohl *Emergency Essence* als auch *Wild Potato Bush* können einem Kind helfen, die Frustration und Irritation zu bewältigen, die es während seiner Windpockenerkrankung spürt.

Hautausschläge

Meine „Überlebensausrüstung für Mütter" würde *Spinifex* enthalten, es ist eine unbezahlbare Hilfe bei allen Formen von Hautausschlägen. Von Windelausschlag bis zu Windpocken ist es ein erstaunliches Heilmittel, das Entzündung und Juckreiz lindert und der Narbenbildung vorbeugt. Zugegeben: Ich achte sogar darauf, dass meine Kinder regelmäßig *Spinifex* ins Badewasser bekommen, und ich glaube, dass es die Heilung von Schrammen, Schürfwunden und Blasen beschleunigt (wie sie bei tobenden Knaben von drei und fünf Jahren an der Tagesordnung sind). Ich habe es auch anderen jungen Müttern gegeben, die die verblüffende Wirkung insbesondere bei Windelausschlag und Windpocken bestätigen.

Janne Ferguson, Victoria, Australien

Pilzinfektionen

Meine siebenjährige Tochter litt an beiden Füßen unter einer sehr hässlichen Pilzinfektion. Zwischen den Zehen war die Haut wund, offen und sehr übelriechend. Zudem hatte sie auch eine tiefe Warze unter der rechten Ferse. Ich bereitete ihr jeden Morgen ein fünfminütiges Fußbad in lauwarmem Wasser, in das ich Tropfen von *Green Essence* gab. Nach dreiwöchiger Behandlung war die Pilzinfektion geheilt; die Warze brauchte länger, ist aber nun gänzlich verschwunden. Während der Zeit dieser Behandlung hatte das Kind sehr seltsame, intensive Albträume. Es schien, als wirkte *Green Essence* sehr tief und beseitigte dabei jede Art von Störung, also neben körperlichen auch emotionale! Vielen Dank.

Lorenzo Avanzato, Belgien

Warzen

Meine Tochter hat eine Menge Warzen* auf ihren Händen und wurde in der Schule deswegen gehänselt. Gerade als ich dachte, alle Möglichkeiten ausgeschöpft zu haben, um sie loszuwerden, fiel mir *Green Essence* ein. Meine Tochter rieb die Tropfen auf die Warzen. Es war ein langsamer Prozess und dauerte einige Monate, um die Warzen ganz loszuwerden, aber es war wunderbar zuzusehen, wie sie immer kleiner wurden und schließlich verschwanden. Meine Tochter war so froh, ihre Hände jetzt wieder zeigen zu können, ohne Spott zu ernten.

Dawn Detmers, Queensland, Australien

ERKÄLTUNGEN

Halsweh, leichte Ohrenschmerzen und Husten* sind die häufigsten Symptome einer Erkältung*; sie können sehr unangenehm sein. *Emergency Essence* lindert den Schmerz. Bei Ohrenschmerzen oder Mittelohrentzündung können Sie etwas *Bush Fuchsia* rund um das Mastoid (Warzenfortsatz) geben, den schmalen Knochen gleich hinter dem Ohr. Die Blüte der *Bush Fuchsia* hat die Form einer Trompete, die Blütenessenz ist gut für alle Ohrenbeschwerden.

Geben Sie Ihrem Kind reichlich zu trinken – und dazu viel Liebe und Bestätigung. Die in Kapitel 14 für Grippe genannten Mittel sind auch bei Erkältungen angezeigt. Grundsätzlich helfen sie dem Kind, sich von der Entkräftung zu erholen, stärken sein Immunsystem und regen die Lymphe an, das Abwehrsystem des Körpers.

OHRENSCHMERZEN

Um eine rasche Linderung der Ohrenschmerzen* zu erzielen, geben Sie einige Tropfen *Emergency Essence* zum Einnehmen sowie äußerlich auf den Warzenfortsatz (Mastoid), den Knochen gleich hinter dem Ohr.

Manche Kinder, die chronische Ohrinfektionen haben, entwickeln eine Mittelohrentzündung, die oft mit einem Paukenerguss („Leimohr") einhergeht. Dabei staut sich schleimige Flüssigkeit im Mittelohr und kann im Lauf der Zeit das Hörvermögen und in der Folge auch die Lernfähigkeit des Kindes beeinträchtigen. Zur Behandlung des Paukenergusses wurden oft Paukenröhrchen eingesetzt, aber medizinische Studien zeigen inzwischen, dass sich diese Methode nicht bewährt. *Bush Fuchsia* hingegen ist bei chronischen Ohrinfektionen sehr wirksam.

Wenn Ihr Kind oft unter Ohrenproblemen leidet, achten Sie darauf, ob es im häuslichen Umfeld viel Streitigkeiten gibt. Vielleicht ist da ein Teenager, der oder die mit Ihnen oder Ihrem Partner streitet, vielleicht sind es auch die Eltern selbst, die sich zanken. Ein kleines Kind kann in einer Familie auch viel Stress bedeuten, und manchmal manifestiert sich dieser Stress in mehr Streitigkeiten als normal, besonders wenn die Eltern müde sind und nicht genug Schlaf bekommen.

Ohrinfektionen

Mandy (Name geändert) stellte sich mir als eine blasse, zarte, apathische Siebenjährige vor, die zu häufigen, schlimmen Ohrinfektionen neigte. Sie hatte schon viele Arztbesuche hinter sich und Antibiotika erhalten, viele Schultage versäumt und seit fast einem Jahr keine einzige vollständige Woche den Unterricht besucht. Ich verordnete ihr *Red Grevillea,* um die Infektion und ihr Gefühl anzusprechen, „steckengeblieben" zu sein; sowie *Bush Fuchsia* für den Kopf, insbesondere die Ohren sowie *Bottlebrush* gegen die Schmerzen und auch, um die Kommunikation mit ihrer Mutter zu unterstützen. Mandy war das jüngere von zwei Kindern, und in jüngster Zeit hatte Mandys Bruder sehr viel Aufmerksamkeit erhalten. Ich gab ihr *Illawarra Flame Tree,* um ihr Immunsystem zu unterstützen und ihr bei ihrem Empfinden zu helfen, zurückgewiesen zu werden. Nach drei Tagen ließ der Schmerz nach – das Ohr sonderte immer noch Sekret ab –, und sie konnte nachts schlafen. Zwei Tage später sagte sie, dass sie sich viel besser fühlte: Sie hatte ein kleines Funkeln in den Augen und wollte wieder mit anderen Kindern spielen. Nach weiteren drei Tagen war das Ohr trocken, und Mandys Stimme war in allen Ecken des Hauses zu hören – ein sicheres Zeichen ihrer Genesung. Zwei

Wochen später hatte Mandy nach sehr langer Zeit zum ersten Mal wieder eine komplette Woche die Schule besucht. Ihre Tropfen nahm sie weiterhin ein. Seitdem hat es viele Monate lang keine Infektionen mehr gegeben. Mandy schläft fester, ist vitaler und nimmt an Gymnastikkursen teil.

(Name des Behandlers bekannt)

RÖTELN

Röteln* gehen mit einem sehr feinpunktigen Hautausschlag einher und können von Fieber* und einem allgemeinen Unwohlsein begleitet sein, eventuell auch von Kopf- und Gliederschmerzen. Geben Sie *Mulla Mulla* gegen das Fieber und *Emergency Essence* gegen das Krankheitsgefühl.

MASERN

Eine Maserninfektion* kann den Patienten sehr schwächen. Gewöhnlich beginnt sie mit einer laufenden Nase, Husten, Halsschmerzen und Fieber und wird deshalb manchmal mit einer Erkältung oder Bronchitis verwechselt. Dem kleinen Patienten kann es bei dieser Krankheit sehr übel ergehen, er muss vielleicht erbrechen und leidet unter Bauchschmerzen. Etwa drei Tage nach Auftreten des Ausschlages ist Ihr Kind selbst ansteckend. Die Blütenessenz *Mulla Mulla* wird das Fieber in Schach halten; *Emergency Essence* wird helfen, die Schmerzen und andere Beschwerden zu lindern.

MUMPS

Mumps* ist eine Virusinfektion, die zu einer Schwellung der Ohrspeicheldrüsen führt, die seitlich in den Wangen vor und unter den Ohren liegen. Die Schmerzen können – besonders beim Kauen – recht unangenehm sein, doch im Allgemeinen handelt es sich nicht um eine schwerwiegende Erkrankung. Die Busch-Blütenessenz *Hibbertia* ist spezifisch für die Ohrspeicheldrüsen und wird helfen, die Schwellung zu lindern.

Als Komplikation kann bei Jungen eine Hodenentzündung auftreten, doch dies geschieht nicht sehr häufig. Wenn ein Junge an Mumps erkrankt, geben Sie ihm *Flannel Flower* zum Schutz der Keimdrüsen.

WURMBEFALL

Würmer kommen bei Kindern nicht selten vor. Anzeichen für eine Wurmerkrankung*
sind dunkle Ringe unter den Augen, Müdigkeitsgefühl und Juckreiz am After. Manchmal
können Sie die Würmer – gewöhnlich Madenwürmer –, die aus dem Stuhl des Kindes her-
vorkommen, sogar sehen. Die Symptome scheinen sich nachts zu verschlimmern, wenn
Ihr Kind sich unbewusst am After kratzt.

Green Essence (innerlich genommen) hilft sehr gut, jegliche Parasiten aus dem Körper zu
eliminieren. *Purifying Essence* kann ebenfalls verwendet werden. Weil Zucker einen guten
Nährboden für Darmparasiten bildet, sollten Sie den Zuckergehalt der Ernährung Ihres
Kindes reduzieren. Die Blütenessenz *Bottlebrush* ist ein sehr wirksames Entgiftungsmittel
für den Dickdarm. Denken Sie auch daran, die gesunden Darmbakterien zu stärken. Geben
Sie hierzu die probiotischen Bakterien Acidophilus und Bifidus. Sie finden diese in Pulver-
form im Kühlregal in Drogerien, Apotheken, Reformhäusern und Naturkostläden. Achten
Sie darauf, sie auch zu Hause kühl beziehungsweise im Kühlschrank aufzubewahren.

Wenn Sie Haustiere haben, beobachten Sie vielleicht, dass Ihr Kind viel körperlichen
Kontakt mit ihnen hat und sie sogar küsst. Sie brauchen nur zu sehen, wie Ihr Hund sei-
nen eigenen Kot frisst, am Hinterteil seiner Artgenossen schnuppert oder sich selbst sau-
ber leckt, um zu erkennen, wie leicht Parasiten weitergegeben werden können. Aus diesem
Grunde sollten Sie Ihrem Kind, um ihm Parasiten vom Leibe zu halten, etwa alle sechs
Monate zwei Wochen lang täglich eine Dosis *Green Essence* geben.

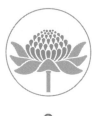

9

VOM KLEINKIND ZUM KIND

Im Alter zwischen drei und fünf Jahren wird Ihr Kind immer unabhängiger. Allmählich fängt es an, mit anderen Kindern zu spielen, und sobald es in die Kindertagesstätte oder den Kindergarten kommt, werden Sie sehen, wie auch andere Menschen und deren Einflüsse sein Leben mitbestimmen. Gleichwohl bleiben Mama und Papa die wichtigsten Menschen in seinem Leben. Lassen Sie zu, dass Ihr Kind Erfahrungen sammelt und mehr über seine Welt lernt, und versuchen Sie selbst, einen kleinen Schritt zurückzutreten. Ihr Kind braucht weiterhin Ihre bedingungslose Liebe und Ihren Schutz, muss aber in wachsendem Maße Dinge selbst ausprobieren. Dies ist der Weg vom Kleinkindalter zur Kindheit. Je mehr ein Kind das Gefühl hat, etwas selbst tun zu können, desto selbstsicherer wird es sich fühlen – in der Gewissheit, dass Sie immer da sind.

SPIELEN IN DER NATUR

Alle Arten zu spielen sind für die Entwicklung eines Kindes absolut unverzichtbar, und einer der besten „Spielplätze" für Kinder ist ihre natürliche Umgebung. In jungen Jahren erleben und erfahren sie die Welt durch die Sinne und Bewegung ihres Körpers; beides können sie draußen im Freien wunderbar üben. Mehr noch als frühere Generationen sehnen sich die Kinder von heute danach und profitieren davon, in der Natur zu sein.

Viele Kinder unserer Zeit sitzen sehr viel, sei es vor dem Computer oder vor dem Fernseher. Was sie für ihre Gesundheit brauchen, ist reichlich Spielen und Bewegung im Freien. Einige der einflussreichsten Menschen auf dem Gebiet der frühkindlichen Entwicklung – zum Beispiel Steiner und Montessori – waren überzeugt davon, dass es für Kinder notwendig ist, über das Spielen in einen direkten Austausch mit der Welt der Natur zu treten.

Die häusliche Umgebung ist heute für viele Kinder oft zu stimulierend und beeinträchtigt die Entwicklung ihres Gehirns. Spielen in der Natur hilft, ein gewisses Gleichgewicht wiederherzustellen.

Erden

Seit er laufen lernte, ging Travis auf Zehenspitzen durch die Welt. Er erhielt Cognis Essence, *weil es* Bush Fuchsia *enthält, das die Koordination anspricht, und* Sundew, *das ihn zu erden hilft.*

Ian

Das Spielen in der natürlichen Umwelt muss nicht gefährlich sein. Es kann bedeuten, Unkraut zu jäten, die Arbeit der Ameisen zu beobachten, im nahen Park umherzutoben oder den Insekten zu folgen. Wenn Ihr Kind sieht, dass Sie die Natur und ihre reiche Fülle genießen, wird es lernen, sie auf die gleiche Weise wertzuschätzen.

Für Eltern: Seien Sie spielerisch

Die Blütenessenz Little Flannel Flower *wird Ihnen helfen, Ihre spielerische Seite zu aktivieren und sich unbekümmert und fröhlich zu fühlen. Es ist ein wunderbares Mittel, wenn es Ihnen schwerfällt, mit Ihrem Kind die Freude am Spiel zu genießen.*

Ian

FREUNDSCHAFTEN SCHLIESSEN

In diesem Alter sind Kinder gern mit anderen Kindern zusammen, die sie kennen, sei es aus dem Kindergarten, der Tagesstätte, oder weil sie die Kinder Ihrer Freunde und Nachbarn sind. Wenn Sie ein Kind dieses Alters fragen, wer seine Freunde sind, wird es Ihnen die Namen der Altersgenossen nennen, mit denen es am meisten spielt. Ihr Kind ist jetzt in der Phase, in der man die Spielregeln zwischenmenschlicher Beziehungen lernt, und es wird Sie mehr und genauer beobachten, als Ihnen bewusst ist. Wenn Ihr Kind eher für sich allein bleibt, seien Sie nicht beunruhigt und versuchen Sie nicht, Freundschaften zu arrangieren oder aufzuzwingen. Manche Kinder sind in diesem Alter weniger gesellig als andere, und sie brauchen Zeit, um Freundschaften aufzubauen.

Die
Australischen
Busch-Blütenessenzen

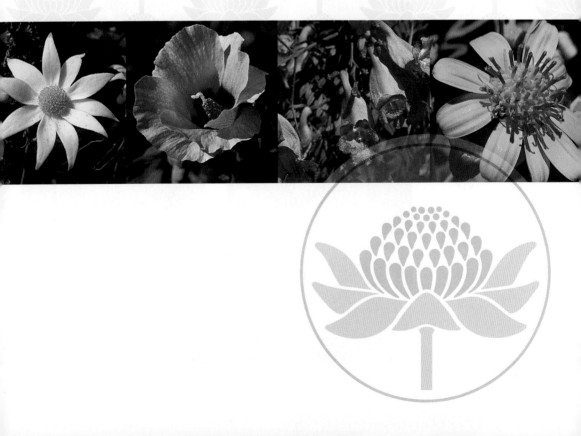

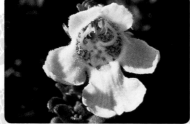

Alpine Mint Bush

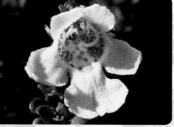

Billy Goat Plum

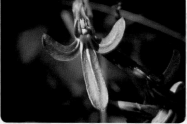

Angelsword

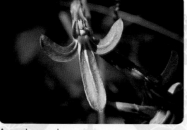

Black-eyed Susan

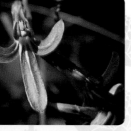

Autumn Leaves

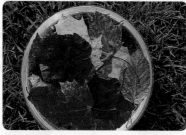

Bluebell

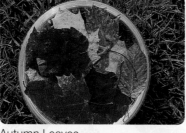

Banksia Robur

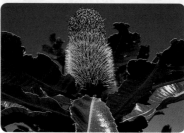

Boab

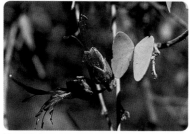

Bauhinia

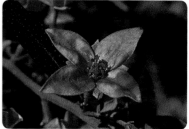

Boronia

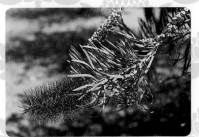

Bottlebrush

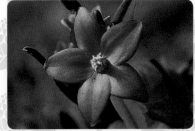

Crowea

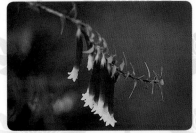

Bush Fuchsia

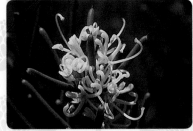

Dagger Hakea

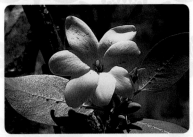

Bush Gardenia

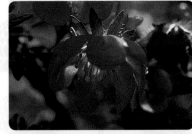

Dog Rose

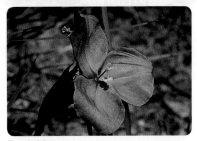

Bush Iris

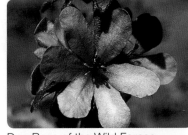

Dog Rose of the Wild Forces

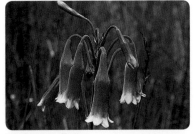

Christmas Bell

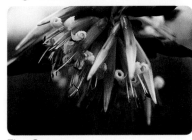

Five Corners

Die Australischen Busch-Blütenessenzen

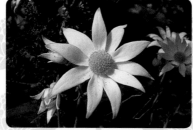

Flannel Flower

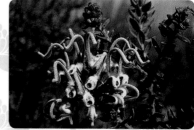

Grey Spider Flower

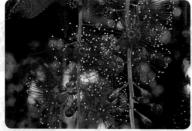

Freshwater Mangrove

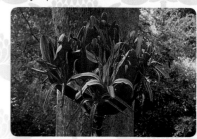

Gymea Lily

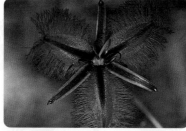

Fringed Violet

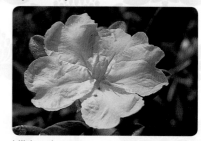

Hibbertia

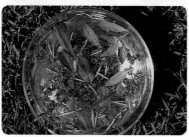

Green Essence

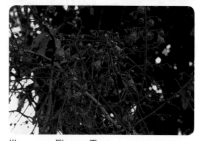

Illawarra Flame Tree

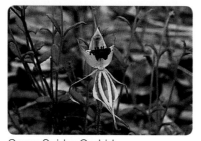

Green Spider Orchid

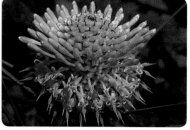

Isopogon

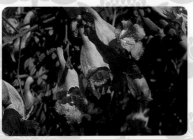

Jacaranda

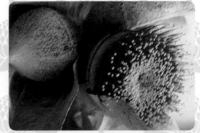

Macrocarpa

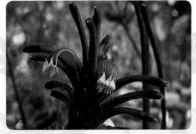

Kangaroo Paw

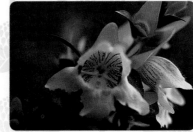

Mint Bush

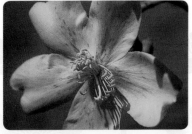

Kapok Bush

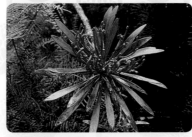

Monga Waratah

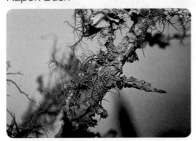

Lichen

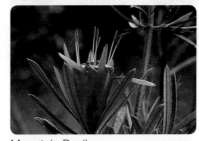

Mountain Devil

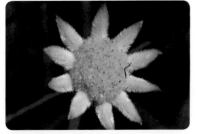

Little Flannel Flower

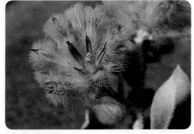

Mulla Mulla

Die Australischen Busch-Blütenessenzen

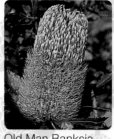

Old Man Banksia

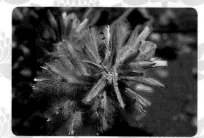

Pink Mulla Mulla

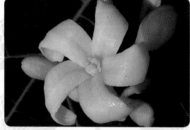

Paw Paw

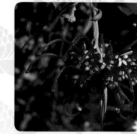

Red Grevillea

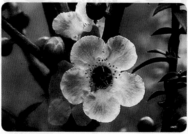

Peach-flowered Tea-tree

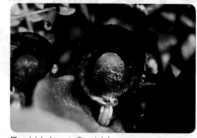

Red Helmet Orchid

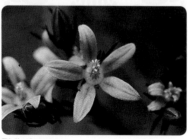

Philotheca

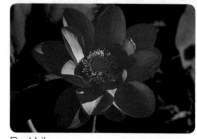

Red Lily

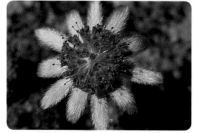

Pink Flannel Flower

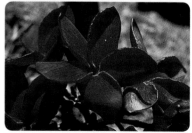

Red Suva Frangipani

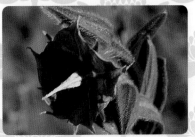

Rough Bluebell

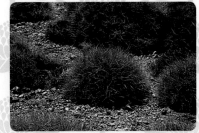

Spinifex

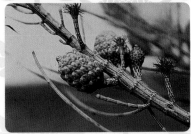

She Oak

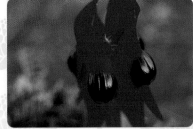

Sturt Desert Pea

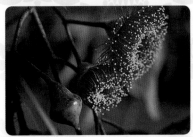

Silver Princess

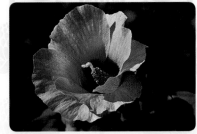

Sturt Desert Rose

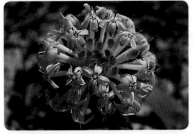

Slender Rice Flower

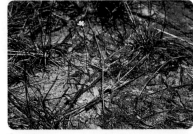

Sundew

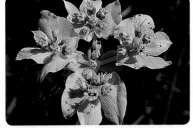

Southern Cross

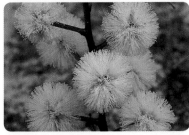

Sunshine Wattle

Die Australischen Busch-Blütenessenzen

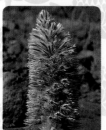

Sydney Rose

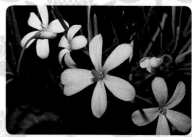

Wedding Bush

Tall Mulla Mulla

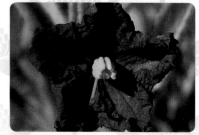

Wild Potato Bush

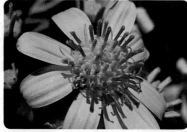

Tall Yellow Top

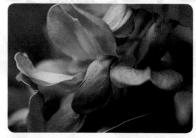

Wisteria

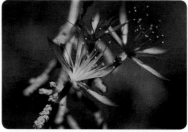

Turkey Bush

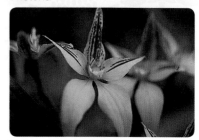

Yellow Cowslip Orchid

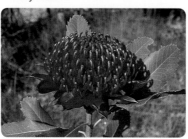

Waratah

DIE BILDUNG VON GRUNDÜBERZEUGUNGEN

Als Dreijährige haben wir die meisten unserer Grundüberzeugungen über das Leben bereits gebildet und in unserem Unterbewussten gespeichert. Schon während wir noch im Mutterleib sind, nehmen wir Erfahrungen auf und erschaffen daraus unsere Orientierung fürs Leben; diese Überzeugungen leiten und lenken unser Handeln durch das ganze Erwachsenenalter.

Ein sehr kleines Kind hat zum Beispiel überaus besorgte Eltern, die ihm nicht von der Seite weichen und ständig eingreifen und alles tun, damit es kein Leid erfährt. Wenn das Kind nun älter wird, mag es keine bewusste Erinnerung an dieses frühe Erleben haben. Doch die Botschaft, dass das Leben gefährlich ist und man unter ständiger Bedrohung steht, ist tief eingeprägt als Überzeugung, die zeitlebens immer wieder ihren Einfluss geltend machen wird. Der heranwachsende, junge und schließlich erwachsene Mensch erschafft, ohne sich dessen bewusst zu sein, immer wieder Situationen, die diese Überzeugung bestätigen und verstärken. Und jedes Mal, wenn sich eine neue Gelegenheit bietet, schreckt er vor Angst zurück und scheut sich, etwas Neues auszuprobieren. Auch die Erwartung, dass stets andere Menschen da sind, die eingreifen, um ihm zu helfen, besteht weiter.

Das Frustrierende an dieser Situation ist, dass sich die Person nicht bewusst darüber ist, warum sie furchtsam zurückschreckt, und auch nicht erkennt, dass ihre Angst in dem alten Glauben wurzelt, sie sei nicht in der Lage, sich vor möglicher Verletzung selbst zu schützen.

Natürlich werden im Unterbewussten auch positive Überzeugungen und Glaubenssätze gespeichert. Das können Überzeugungen sein wie „Ich bin ein mitfühlendes, fürsorgliches Menschenwesen", oder „Die Menschen lieben mich, auch wenn ich mich ärgere", oder „Das Leben macht Spaß." Eltern haben die wundervolle Möglichkeit – und Verantwortung –, dazu beizutragen, dass sich ihre Kinder positive Glaubenssätze und Überzeugungen einprägen. *Confid Essence* ist ein phantastisches Mittel, das die Eltern dabei unterstützt. Diese Blütenessenzen-Kombination enthält *Five Corners* und vermag negative Überzeugungen aus dem Unterbewussten zu beseitigen.

FAMILIENMUSTER

Wenn Ihr Kind etwa in diesem Alter ist, fällt Ihnen möglicherweise auf, dass allmählich familiäre Muster zum Vorschein kommen. Bestimmte Verhaltensweisen oder Eigenarten, die Sie von sich selbst oder einem anderen Familienmitglied kennen, zeigen sich nun auch bei Ihrem Kind. Als zum Beispiel meine Tochter noch sehr klein war, fuhren wir gemeinsam irgendwohin. Ich fuhr etwas schnell, beschleunigte und war ungeduldig, weil wir zu spät zu kommen drohten. Sie plauderte munter, und ich bemerkte, dass sie immer aufgeregter wurde: Sie redete schneller und immer schneller. Ich erinnere mich, dass ich dachte: „O je, sie wird am Ende wie ich." Sobald wir nach Hause kamen, gab ich ihr eine Zeitlang lang *Boab – das* Mittel zum Ausschalten von familiären Mustern. Kinder lernen und inszenieren im Grunde von frühestem Alter an die Verhaltensmuster und Charakteristika ihrer Eltern, gute und weniger gute.

GESCHWISTER-RIVALITÄT

Im Alter zwischen drei und fünf Jahren erleben viele Kinder, dass ein neues Geschwisterchen die Familienbühne betritt – oder gar zwei. Manche Kinder kommen damit gut zurecht, doch die meisten zeigen irgendwelche Reaktionen. Es gibt viele verschiedene Blütenessenzen, die je nach Situation bei Geschwister-Rivalität* in Frage kommen. Die wichtigste Essenz ist *Mountain Devil,* das Hauptmittel bei Eifersucht.

Eine weitere gute Blütenessenz bei Geschwister-Rivalität ist *Bluebell,* die das Herz öffnet und dem Kind hilft, alles miteinander zu teilen – auch das Spielzeug und die Eltern. Wenn Ihr Kind versucht, durch Manipulation ein Geschwisterchen in Schwierigkeiten zu bringen, indem es zum Beispiel schreit, als wäre es verletzt, und seinen Bruder eines Übergriffs beschuldigt, dann ist *Rough Bluebell* das richtige Mittel. Es ist auch die passende Blütenessenz bei extremer Gewalt und Grausamkeit. Ich habe mit dieser Blütenessenz erfolgreich kleine Kinder behandelt, die versucht hatten, ihr Geschwisterchen zu ersticken oder sogar zu ertränken!

Aggressives Verhalten

Mark war ein energiegeladener dreieinhalbjähriger Junge, der sich jedermann gegenüber hässlich verhielt, besonders zu seiner neugeborenen Schwester. Ich verordnete ihm unter anderem folgende Busch-Blütenessenzen:

- *Illawarra Flame Tree,* um sein Gefühl zu lindern, abgelehnt zu werden, da seine Mutter nun viel Zeit mit dem Baby verbrachte,
- *Flannel Flower* für Sanftmut gegenüber seiner kleinen Schwester,
- *Mountain Devil,* um seine Wut aufzulösen und seiner angeborenen Liebe zu helfen, zum Ausdruck zu kommen, und
- *Rough Bluebell,* um sein verletzendes Verhalten gegenüber Schwester und Mutter zu beenden.

Nach drei Tagen sagte Marks Mutter, dass sie nun wieder den Sohn habe, den sie kannte und liebte.

Jill Ramsden, Großbritannien

Unruhiges Verhalten

Carlin war ein heiteres, verspieltes Kind – bis zur Geburt seiner Schwester. Dann fing er an zu klammern und schrie bei jedem Anlass. Auch in der Schule begann er zu streiten, so dass sich Lehrer und die Eltern anderer Kinder beschwerten. Ich empfahl:

- *Mountain Devil* für die Eifersucht und die Aggression, die er fühlte, und
- *Kangaroo Paw,* um ihm zu helfen, einfühlsamer und weniger egozentrisch zu sein.

Binnen weniger Tage war Carlin wieder heiter und veränderte sich so sehr, dass er alles für sein Schwesterchen tun wollte und seiner Mutter sogar half, es zu baden. Seine Mutter sagte, dass er wieder ganz der normale kleine Junge war, den sie kannte.

Esmerelda Robinson, Großbritannien

DIE SICHERHEIT IHRES KINDES

Manchmal kann das, was Ihr Kind tun will, seine Sicherheit gefährden. Ein Junge will zum Beispiel nicht unter Aufsicht sein, sondern selbstständig über die Straße rennen. Im Interesse der Sicherheit Ihres Kindes müssen Sie die Sache in die Hand nehmen – und schon kann es zu Machtkämpfen kommen mit dem Kind, das sich Ihrer Autorität widersetzt. Dies geschieht besonders häufig, wenn Ihr Kind drei bis vier Jahre alt ist. In diesem Alter müssen Kinder erkennen lernen, dass sie nicht alles bekommen können, was sie wollen, und sie müssen auf andere Menschen und deren Bedürfnisse Rücksicht nehmen. Wenn Ihr drei- oder vierjähriges Kind zu sehr auf seine eigenen Bedürfnisse fixiert ist, wird *Kangaroo Paw* ihm helfen. Es fördert Freundlichkeit, Achtsamkeit und Einfühlungsvermögen gegenüber anderen Menschen. *Red Helmet Orchid* wird bei Autoritätsproblemen helfen.

„Unsoziales" Verhalten

Michelle war dreieinhalb Jahre alt. Laut Aussage ihrer Mutter war ihr Verhalten „unsozial". Das Kind war aufgeweckt, aktiv, und jederzeit bereit „zu bestimmen". Ich schlug dem Mädchen vor, einige Bildkarten auszuwählen. Es wählte:

- *Bottlebrush,* um die Mutter-Kind-Bindung zu verbessern,
- *Black-eyed Susan,* um langsamer zu werden und Geduld zu haben, und
- *Rough Bluebell,* um Bosheit und Manipulation in Liebe und Mitgefühl zu verwandeln.

Schon bald nach Beginn der Behandlung war Michelle entspannter, und ihre Mutter berichtete, dass die Wutanfälle viel kürzer geworden seien. Sie empfand auch mehr Verbundenheit mit ihrer Tochter.

Cheryl Hingerty, Neusüdwales, Australien

FORDERNDES VERHALTEN

Aus einer Reihe unterschiedlicher Gründe können Kinder sehr fordernd* werden und unermüdlich nach der Aufmerksamkeit von einem oder beiden Elternteilen verlangen. Zwei Grundbedürfnisse von Kindern sind bedingungslose Liebe und reichlich Aufmerksamkeit; werden diese Bedürfnisse nicht angemessen erfüllt, können Kinder krank werden, um Aufmerksamkeit auf sich zu lenken. Geben Sie die Blütenessenz *Gymea Lily,* wenn Ihr Kind immer im Mittelpunkt der Aufmerksamkeit stehen will, andere übertönt und versucht, die Situation zu dominieren. Wenn Sie finden, dass Ihr Kind fordernd ist, weil es sich unsicher fühlt, geben Sie ihm *Dog Rose.*

Ein forderndes Kind

Manchmal ist Ihr Kind fordernd, weil es weiß, dass Sie am Ende nachgeben werden. Falls dies zutrifft, dürften Sie von *Flannel Flower* profitieren, das Ihnen helfen wird, gesunde Grenzen zu setzen und zu behaupten.

Ian

DESINTERESSE AM ESSEN

Kinder können aus den verschiedensten Gründen vorübergehend das Interesse am Essen verlieren. Manchmal sind sie ein wenig unklar und wie etwas weggetreten. Rudolf Steiner, ein Pionier auf dem Gebiet der Kindererziehung, glaubte, dass Kinder erst im Alter von sieben Jahren ganz in ihren Körper inkarniert sind. *Sundew* ist eine Blütenessenz, die hilft, Ihr Kind zu erden und es mehr in seinen Körper, ins Physische, zurückzuholen – was sich auch positiv auf das Interesse fürs Essen auswirken dürfte.

Wenn Ihr Kind kein Interesse an Essen und Nahrung zeigt, so achten Sie darauf, dass es nicht zu viele Ablenkungen gibt. Die Blütenessenzen in *Calm and Clear Essence* können hier eine Hilfe sein: Wenn Ihr Kind leicht abzulenken ist, wird *Jacaranda* ihm helfen, sich mehr aufs Essen zu besinnen, und *Black-eyed Susan* wird es beruhigen, so dass es mehr in der Stimmung ist zu essen.

Wenn bestimmte Speisen unangenehme Reaktionen auslösen, kann dies dem Kind die Freude am Essen vergällen; behandeln Sie es deshalb auf Allergien* oder Nahrungsmittelunverträglichkeit*. Dunkle Ringe unter den Augen sind ein Anzeichen für Probleme dieser Art.

✓
Ruhige Mahl-Zeiten

Machen Sie es sich zur Gewohnheit, den Fernseher während der Mahlzeiten abzuschalten, so dass sich die Familie auf das Essen besinnen kann. Viele Familien nehmen ihr Abendessen ein, während sie die Nachrichten ansehen. Manche der dort gezeigten Bilder können für Kinder jedoch sehr verstörend sein; dies kann zu Verdauungsbeschwerden führen.

Ian

Mahlzeiten-Stress

Ein dreijähriges Mädchen erlitt während einer Mahlzeit einen Brechanfall, und selbst noch Monate später begann es an seinem Essen zu würgen und sich zu erbrechen, sobald der kleinste Stress eine Mahlzeit beeinträchtigte. Ansonsten war es ein gesundes Kind. Es erhielt *Emergency Essence* morgens und abends und, wenn notwendig, auch zu den Mahlzeiten. Innerhalb von zwei Wochen war das Problem behoben. Nach vier Monaten hatte es keinen Rückfall gegeben, und die Mutter des Kindes berichtete, dass das kleine Mädchen nun selbstbewusster war und weniger klammerte als vor der Einnahme der Blütenessenzen.

Wanda Amos, Neusüdwales, Australien

QUENGELN

Die quengelnde* Stimme ist gewöhnlich etwas Erlerntes. Sie kann anzeigen, dass sich Ihr Kind als Opfer fühlt und sich beschwert, dass es etwas als unfair empfindet. Es fühlt sich hilflos, weil es nicht bekommt, was es will. Die Blütenessenz *Southern Cross* ist das richtige Mittel, wenn Ihr Kind sich als Opfer fühlt.

Ein großes Problem ist natürlich, dass quengelnde Kinder zu quengelnden Erwachsenen heranwachsen können. Wenn Ihr Kind zum Quengeln neigt, können Sie es, wenn es ein wenig älter ist, bitten, mit normaler Stimme und deutlich zu sprechen und mitzuteilen, was es will.

Quengeln

Eltern haben mir erzählt, dass ihre Kinder nach der Einnahme von *Rough Bluebell* aufgehört haben zu quengeln und zu jammern. Diese Blütenessenz hilft, das Verlangen zu zügeln, andere zu manipulieren und das Quengeln einzusetzen, um zu bekommen, was man will.

Ian

ZEIT IN DER SONNE

Vielleicht machen Sie sich große Sorgen, dass Ihr Kind der Sonne ausgesetzt ist, aber Kinder brauchen Sonnenlicht, um Vitamin D zu produzieren. Wenn Ihr Kind nicht genügend Vitamin D erhält, können Probleme mit seinem Immunsystem entstehen. Wenn Sie einen Sonnenbrand befürchten, geben Sie Ihrem Kind eine Dosis *Solaris Essence,* bevor es nach draußen geht. Wenn es nicht genügend Sonnenlicht erhält, kann dies auch die Zirbeldrüse beeinflussen, die normalerweise durch Licht aktiviert wird. Die Blütenessenz *Bush Iris* kann hier helfen; sie ist ein Bestandteil von *Purifying Essence.* Das Problem besteht vor allem im Winter, wenn Ihr Kind nicht viel Sonnenlicht aufnehmen kann, weil der Himmel bedeckt ist, weil es viel regnet und Ihr Kind sich im Haus aufhält – oder wenn es krank gewesen ist. In all diesen Situationen wird *Bush Iris* helfen, die Zirbeldrüse zu aktivieren.

Verbesserter Sonnenschutz

Eine Albino-Familie in Argentinien berichtete, dass sie jeden Sommer sehr unter Sonnenbrand zu leiden hatte, unabhängig davon, wie viel Sonnenschutzmittel sie verwendeten. Sie begannen mit der Einnahme von *Mulla Mulla,* verwendeten diese Blütenessenz auch äußerlich, zusammen mit dem Sonnenschutz, und stellten fest, dass kein Sonnenbrand mehr auftrat.

Ian

REISEN

Bush Iris ist einer der Hauptbestandteile der Kombination *Travel Essence*. Ich empfehle, diese Kombination während Flugreisen stündlich einzunehmen, da sie viele der negativen Einflüsse ausgleicht, denen Sie sich aussetzen, wenn Sie mit dem Flugzeug reisen. *Bush Iris* wirkt auf die Zirbeldrüse und hilft, Ihre innere Uhr zu regulieren und sie den wechselnden Zeitzonen anzupassen, was mögliche Auswirkungen des Jetlags weitgehend minimiert. *Travel Essence* ist auch gut geeignet für Kinder, die reisekrank* werden, wenn sie im Auto oder auf dem Schiff unterwegs sind. Die in der Reise-Kombination enthaltenen Blütenessenzen *Paw Paw* und *Crowea* beugen Übelkeit vor oder stoppen sie.

Emergency Essence ist ein phantastisches Mittel für alle, die unter Flugangst leiden. Es wirkt fabelhaft. Man nimmt es bereits einige Tage vor einer Flugreise ein. Geben Sie Ihrem Kind während des Fluges so oft wie nötig *Emergency Essence*.

Unbeschwertes Reisen

Kürzlich, auf meinem Flug nach Bali, verwendete ich *Travel Essence* zum ersten Mal – und ich liebe es! Ich wurde weder im Auto noch im Flugzeug reisekrank. Als ich hingegen nach Hongkong flog, nahm ich Ingwer-Tabletten, und es ging mir nicht allzu gut. Ich habe die Blütenessenzen im Lauf der Jahre für mich selbst, meine Familie, Freunde und Klienten viel verwendet und erlebe dabei immer noch Momente des Staunens.

Auf dem Rückflug war ein etwa vier Monate altes Baby anscheinend in großer Not. Es weinte schon, bevor wir abhoben. Ich bot der Mutter an, dem Baby etwas aus meinem *Travel-Essence*-Fläschchen auf die Händchen zu geben. Das Kind schlummerte bereits, bevor wir zur Startbahn hinaus fuhren, und schlief während des ganzen Fluges bis Sydney – ich auch. Die Mutter konnte es nicht glauben und dankte mir, als ich in Sydney ausstieg. Die Dame, die neben mir saß, wollte unbedingt wissen, was ich dem Kind gegeben hatte, und so machte *Travel Essence* die Runde. Die übrigen Passagiere waren zu Recht beeindruckt.

Heidi Silver, Queensland, Australien

OPERATION

Wenn ein Kind operiert werden muss, empfehle ich, ihm von drei Tagen vor bis gut zwei Wochen nach der Operation* *Emergency Essence* zu geben. Diese Blütenessenzen-Kombination wird jedwede Angst und die Furcht des Kindes lindern, von der Familie getrennt zu sein und operiert zu werden. *Emergency Essence* reduziert auch die Schmerzen während der Genesungsphase. Um die Nebennieren zu unterstützen, die von den Betäubungsmitteln sehr in Mitleidenschaft gezogen werden, können Sie die Blütenessenz *Macrocarpa* hinzufügen.

Emergency Essence können Sie durch *Slender Rice Flower* ergänzen, da diese Blütenessenz bei der Heilung von Narben hilft. Narben* speichern die Emotionen, die man zur Zeit der Operation fühlt – oder zur Zeit eines Unfalls, falls dieser zu Verletzung und Narbenbildung führte. Das Großartige an *Slender Rice Flower* ist die Kraft, eingeschlossene Emotionen freizusetzen, während es die körperliche Wunde heilt.

Heilung nach Operation

Mein dreizehn Monate altes Töchterchen Grace hatte eine Hasenscharte, die operiert werden sollte. Vor der Operation gab ich ihr *Slender Rice Flower*. Die Entstellung war nicht zu übersehen, aber während Grace die Blütenessenz einnahm, begannen die Leute, sich ihr zuzuwenden, als würden sie magnetisch angezogen. Sie konnten nichts anderes sagen als: „Wie schön sie ist." Vorher hatten die Leute den Blick abgewandt oder waren entsetzt.

Es war ein Geschenk des Himmels, als schließlich die Operation durchgeführt wurde. Ein weiterer Eingriff war nötig, der normalerweise erst im Alter von vier bis sechs Jahren möglich gewesen wäre. Mir wurde klar, dass hier ein Zusammenwirken zwischen Grace, dem Arzt und ihren geistigen Führern stattfand, so dass alles gut verlief.

Natürlich gab ich ihr danach *Slender Rice Flower* für die Narbenbildung und auch mit der Absicht, alle Emotionen aufzulösen, die mit der Vernarbung zusammenhingen. Alles heilte perfekt und sehr rasch; selbst den Ärzten fiel dies auf.

Arlene Riddick, Vereinigte Staaten

Selbstheilungskräfte

Eine Frau kam mit ihrer zweieinhalbjährigen Adoptivtochter. Diese war mit Herz-Lungen-Problemen auf die Welt gekommen, und eine größere Operation stand bevor. Ich gab den Eltern *Emergency Essence* und dem Kind:

- *Waratah* für das Herz und um dem Körper zu helfen, die Operation gut anzunehmen,
- *Fringed Violet,* um die Aura zu schützen und die Auswirkungen von all dem auszugleichen, was das Kind schon durchlitten hatte, und
- *Sturt Desert Pea* für die Lungen.

Das Resultat war verblüffend. Ich arbeitete weiter mit dem Mädchen, und als die Chirurgen seinen kleinen Körper öffneten, stellten sie fest, dass sich dieser selbst geheilt hatte; sie brauchten nichts mehr zu tun. Wie die Mutter berichtet, geht es dem Kind seitdem immer besser.

Lyn White, Westaustralien

RÖNTGEN

Wenn Ihr Kind aus irgendeinem Grund Röntgenaufnahmen benötigt – zum Beispiel beim Zahnarzt oder um einen Knochenbruch festzustellen oder auszuschließen –, wird die Blütenessenz *Mulla Mulla* (oder die Kombination *Solaris Essence,* in der sie enthalten ist) –, eine Hilfe sein. Wird sie unmittelbar davor und gleich danach eingenommen, hindert sie den Körper daran, zu viel Strahlung aufzunehmen. Ich erhielt sechs Fallgeschichten, in denen Menschen unter diesen Umständen *Mulla Mulla* eingenommen haben. Die Blütenessenz verringerte nicht nur die Aufnahme von Röntgenstrahlung, sondern blockierte sie völlig, so dass es nicht möglich war, ein Röntgenbild anzufertigen. In vier dieser sechs Fälle wurden drei verschiedene Röntgenapparate nacheinander ausprobiert! Eine solche Blockade ist recht ungewöhnlich; normalerweise bewirkt die Blütenessenz lediglich eine Reduzierung der Strahlenmenge für den Körper. *Mulla Mulla* ist auch in *Travel Essence* enthalten; wenn Sie in gut zehn Kilometern Höhe mit dem Flugzeug unterwegs sind, nehmen Sie eine Menge Gammastrahlung auf. *Mulla Mulla* stoppt die Absorption und die Wirkung der Strahlung auf Ihren Körper. Ich habe verschiedene Schätzungen gelesen, denen zufolge eine Umrundung der Erde im Flugzeug einer Strahlenbelastung entspricht, die derjenigen von vier bis acht Thorax-Röntgenaufnahmen gleichkommt.

Strahlung

Seit einer Reihe von Jahren stiftet meine Firma dem Strahlenhilfeprogramm des Internationalen Grünen Kreuzes *Electro Essence*. Sie wird genutzt, um die im Körper angesammelte Menge radioaktiver Strahlung bei Kindern in Weißrussland zu reduzieren, die in Folge des Reaktorunglücks von Tschernobyl stark kontaminiert wurden.

Die Ergebnisse dieses Einsatzes von *Electro Essence* sind sensationell. Die Blütenessenzen-Kombination reduzierte die Strahlenbelastung der Kinder um dreiundvierzig Prozent – im Vergleich zu einer Kontrollgruppe, deren Strahlenbelastung um nur dreieinhalb Prozent nachließ. Damit erwies sich *Electro Essence* als doppelt so wirksam wie die beste Behandlung zur Verringerung der Strahlenbelastung, die vom ärztlichen Team des Grünen Kreuzes bis dahin je entdeckt worden war. Noch erstaunlicher ist, dass die Blütenessenz nur zwei Wochen lang eingenommen wurde.

Eine der zusätzlichen Wirkungen von *Electro Essence* war ein deutlicher Rückgang vieler Symptome, die die Kinder bei körperlicher Verausgabung gezeigt hatten, nämlich von Krankheitszeichen des Syndroms, das als neurozirkulatorische oder vegetative Dystonie bezeichnet wird: Schwindel, Ohnmacht, Herzklopfen und das Empfinden, das Herz stehe still. Darüber hinaus wirkte *Electro Essence* im Sinne einer Normalisierung des vegetativen Nervensystems, einer Reduzierung der Tendenz zu obsessiven Verhaltensweisen, einer Steigerung der Stress-Resistenz und einer Verbesserung der körperlichen und mentalen Arbeitsfähigkeit. Weiterhin kam es zu einer deutlichen Reduzierung von nicht infektionsbedingten erhöhten Temperaturen, Taubheit der Hände, sowie von Magenschmerzen, Verstopfung und Durchfall. Die Kinder klagten auch seltener über rasche Erschöpfung.

Fünfundzwanzig Jahre nach der Kernschmelze im Block 4 des Atomkraftwerks Tschernobyl sind immer noch Millionen von Menschen durch jene Katastrophe beeinträchtigt. Ihre Zahl wird vermutlich weiter wachsen, da sich die Kontaminierung weiter und weiter auf ihrem Weg durch die Nahrungskette und Wasserkreisläufe verbreitet. Besonders verletzlich sind die Regionen und Länder in der unmittelbaren Nachbarschaft oder dort, wohin der Wind den radioaktiven Niederschlag von Tschernobyl trug. Ein jüngerer Bericht, der sich auf die nationale Krebsstatistik von Weißrussland stützt, zeigte, dass die Konsequenzen des Tschernobyl-Unglücks mehr als zweihundertfünfzigtausend Krebsfälle und hunderttausend tödliche Krebserkrankungen übersteigen könnte. Der Bericht kommt zu dem Schluss, dass die Strahlung von dem Desaster eine verheerende Wirkung auf die Überlebenden hatte. Sie schädigte das Immun- und Hormonsystem, führte zu beschleunigter Alterung, Erkrankungen von Herzkranzgefäßen und Blut, psychischen Erkrankungen, Chromosomendefekten und einer Zunahme von Fötus-Missbildungen.

Wenn der Mensch ein Problem erschaffen hat, bietet die Natur zum Glück oft eine Lösung. *Mulla Mulla,* der Hauptbestandteil von *Electro Essence,* bietet eine sichere, auch präventiv wirksame Maßnahme, um der wachsenden Menge nuklearer, solarer und elektromagnetischer Strahlung entgegenzuwirken, der wir ständig ausgesetzt sind.

Ian

Reduzierung der Strahlung im Haushalt

Wir werden ständig mit der elektromagnetischen Strahlung aus Digitaltelefonen, Computern, Stromleitungen etc. bombardiert. Sie können je ein Fläschchen *Electro Essence* in die vier Ecken Ihres Zuhauses stellen und dadurch die Wirkung, die diese elektromagnetische Strahlung auf Sie und Ihre Familie hat, beträchtlich reduzieren. Ersetzen Sie die Fläschchen nach einem Jahr durch neue.

Ian

KREBS

Zum Glück kommt Krebs* bei Kindern nicht sehr häufig vor. Ganz gleich, um welche Krebserkrankung es sich handelt, bedarf es einer starken Entgiftung sowohl auf emotionaler als auch auf körperlicher Ebene. *Purifying Essence* dient nicht nur der Reinigung über die Ausscheidungsorgane, sondern auch der Emotionen, die mit diesen Organen assoziiert werden: Angst in den Nieren, festgehaltene Emotion im Dickdarm, Wut und Groll in der Leber. *Wild Potato Bush,* ein Bestandteil von *Purifying Essence,* wird zudem helfen, Schwermetalle und toxische Substanzen aus dem Körper zu eliminieren.

Wenn ein Kind eine Strahlentherapie erhält, erweist sich *Mulla Mulla* als eine außerordentlich gute Hilfe, um die Nebenwirkungen der Behandlung auf ein Mindestmaß zu reduzieren. Bei jeder Krebs-Bestrahlungstherapie reduziert *Mulla Mulla* die Verbrennungen und hilft, die von der Bestrahlung herrührenden Läsionen zu heilen und das emotionale Trauma zu lindern, das mit der Strahlentherapie verbunden ist.

Wenn ein Kind eine Chemotherapie erhält, kann es zu sehr toxischen Nebenwirkungen auf den Körper kommen. *Purifying Essence* wird helfen, Toxine auszuscheiden und ihre Wirkung auf den Körper zu minimieren. *Emergency Essence* kann zur Schmerzlinderung eingesetzt werden.

Natürlich können Sie die Reaktion des Kindes auf die Behandlung und seinen Zustand auch mit den passenden Blütenessenzen ansprechen: Ist das Kind sehr ängstlich – was verständlich ist –, eignet sich *Emergency Essence* hervorragend, da es *Grey Spider Flower* enthält, das spezifische Mittel gegen Schrecken. Einem Kind, das Angst vor dem Sterben hat, geben Sie *Bush Iris.*

Falls Ihr Kind andere Kinder auf der Krebsstation sterben gesehen hat oder die Behandlung oder einfach die Gesundung als eine zu schwere Belastung empfindet, denkt es vielleicht eher daran aufzugeben. Hier wäre die Blütenessenz *Kapok Bush* sehr hilfreich; sie gibt ihm das Durchhaltevermögen, das es jetzt braucht. Der Lebenswille ist für die Genesung vom Krebs sehr wichtig, und *Kapok Bush* kann neuen Lebenswillen vermitteln. Manche Kinder denken und fragen sich vielleicht: „Es ist nicht fair, warum ich? Warum bin ich so krank?" Bei dieser Einstellung wird die Blütenessenz *Southern Cross* helfen, ein Bestandteil von *Confid Essence.*

Wenn es so aussieht, als werde Ihr Kind sterben, so kann *Transition Essence* Ängste lindern und ein Empfinden von Ruhe und Gelassenheit einkehren lassen. Diese Essenzen-Kombination kann oft auch eine Reduzierung der erforderlichen Morphiumdosis ermöglichen und das Hinübergehen erleichtern. *Transition Essence* kann dem Kind die spirituelle Hilfe geben, so dass es beim Sterben leichter nach dem Licht streben und durch das Licht gehen kann. Diese Blütenessenz kann bis zu sechs Wochen lang morgens und abends eingenommen werden. Bei Bedarf kann die Einnahme wiederholt werden.

Auch die anderen Familienmitglieder, besonders die Geschwister, können *Transition Essence* einnehmen. Es wird ihnen helfen, ihren Verlust emotional zu bewältigen und zudem verhindern, dass sie selbst krankheitsanfällig werden oder ängstlich in Bezug auf den Tod und das Sterben.

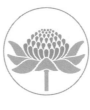

10

SCHULE BEGINNT

Der wichtigste Ereignis für Kinder im Alter von fünf bis sieben Jahren ist die Einschulung. Mit das Beste, das Sie tun können, um Ihr Kind auf die Schule vorzubereiten, ist, ihm vom Babyalter an regelmäßig vorzulesen. Wenn Kinder schon sehr früh Wörter, Sprache und Ausdruck kennenlernen, ist die Wahrscheinlichkeit größer, dass sie bei der Einschulung über ein gutes Sprach- und Auffassungsvermögen verfügen.

Unterstützen Sie auch das Selbstvertrauen und Selbstwertgefühl Ihres Kindes. Beides sind die Bausteine zur Entwicklung von Selbstständigkeit – und selbstbewusste Kinder werden es im späteren Leben immer leichter haben.

Eltern sollten sich stets vor Augen halten: Immer wenn sie mit ihren Kindern Zeit verbringen, ihnen zuhören und ihnen vermitteln, dass sie gerne mit ihnen zusammen sind, erfahren die Kinder, dass die Eltern sich um sie kümmern.

VORBEREITUNG AUF DIE SCHULE

Versäumen Sie nicht, die Schule schon zu besuchen, bevor Ihr Kind dort eingeschult wird. Wenn Sie meinen, dass ein Kind ohne jegliche Vorbereitung in der Schule anfangen sollte, so ist dies, als erwarteten Sie von einem Erwachsenen, dass er an einem neuen Arbeitsplatz beginnt, ohne eine Ahnung zu haben, wem er da begegnen wird, wo die Toiletten sind oder welche Leistungen man von ihm erwartet.

Natürlich sind Kinder etwas nervös oder unsicher, weil sie nicht wissen, was im Laufe des Schultages geschehen wird. Viele Schulen bieten Eltern die Gelegenheit, ihre Kinder schon vorher einmal zu bringen, damit diese einen Eindruck von dem gewinnen können, was ihnen bevorsteht. Nehmen Sie sich die Zeit, Ihrem Kind zuzuhören, wenn es darüber spricht, wie es sich im Hinblick auf die bevorstehende Veränderung fühlt. Sprechen Sie häufig über die Einschulung, und stets auf eine positive Weise. Achten Sie darauf, die Zeiten für Frühstück und Mittagessen den Essenszeiten von Schulkindern anzupassen. Versuchen Sie, in Kontakt mit Kindern zu treten, die zum gleichen Termin eingeschult und in die gleiche Klasse eingeteilt werden. Sorgen Sie dafür, dass Ihr Kind in der Zeit vor und nach der Einschulung reichlich Schlaf hat, so dass es nicht müde ist.

SCHULBEGINN

Der Beginn des Schulbesuchs ist für die kleinen Kinder ein großer Schritt. Viele haben bereits einen Kindergarten oder die Vorschule besucht, aber in die „richtige", „große" Schule zu gehen, ist immer noch ein bedeutsames Ereignis.

Sie können dazu beitragen, Ihr Kind auf die Schule vorzubereiten, indem Sie Schuhe mit Klettverschluss anschaffen (die einfach zu öffnen und zu schließen sind), Hosen, die leicht herunterzuziehen sind – und auch, indem Sie dafür sorgen, dass Ihr Kind die wichtigsten räumlichen Präpositionen (vorn, hinten, rechts und links) kennt, um den Anweisungen seiner Lehrerin folgen zu können; dass es Bausteine und Puzzles zum Spielen gehabt hat, sowie Bleistifte, Buntstifte und Malkreiden; dass es Gelegenheit gehabt hat, mit anderen Kindern zu spielen, und dass Sie Zeit mit Ihrem Kind verbracht haben, in der Sie einander Witze erzählt, gemeinsam Reime geschmiedet und Lieder gesungen haben. Alle diese Dinge bilden das Fundament für die Fertigkeiten in Sprache, Schreiben und Rechnen sowie für körperliche und soziale Fertigkeiten.

So sehr sich Ihr Kind auf seinen Schulbeginn auch freut – es kann ein überwältigendes Ereignis werden. Schließlich wird sie oder er in diesem ersten Jahr in einer neuen Umgebung zu den Kleinsten und Jüngsten gehören, und dies kann bange machen. *Calm and Clear Essence* ist hier nützlich, denn diese Kombination enthält *Bottlebrush*, das bei dieser wichtigen Veränderung hilft; *Paw Paw* wird eine Hilfe sein, wenn sich das Kind überwältigt fühlt.

VERBESSERUNG DER FEINMOTORIK

Nicht alle Kinder verfügen bei der Einschulung über eine gute motorische Koordination. Dies gilt insbesondere für Jungen, die in diesem Alter den Mädchen in der Entwicklung im Durchschnitt um zwölf Monate hinterherhinken. Sie können dazu beitragen, Ihr Kind auf sein erstes Jahr in der Schule vorzubereiten, indem Sie dafür sorgen, dass es mit Buntstiften und Schere umgehen und seine Kleidung öffnen und schließen kann. Die Blütenessenz *Bush Fuchsia* wird die Entwicklung der motorischen Koordination unterstützen und Ihrem Kind helfen, zum Beispiel zwischen rechts und links zu unterscheiden.

SOZIALE UNREIFE

Manche Kinder neigen zur Hyperaktivität und sind auf dem Gebiet der sozialen Interaktion nicht so gut. Vielleicht sind sie auch recht selbstbezogen und im Umgang mit Anderen unangenehm und unreif. *Kangaroo Paw* ist die richtige Blütenessenz dafür. Wenn Kinder laut und unordentlich sind, geben Sie *Jacaranda*-Blütenessenz. Wenn Schulkameraden ihnen deshalb aus dem Weg gehen, fühlen sie sich isoliert und einsam; dies wiederum kann zu Aufmerksamkeit suchendem Verhalten führen, das die Situation nur verschlimmert.

Die Blütenessenz *Jacaranda* ist auch sehr gut für Kinder geeignet, die im Unterricht dazwischenrufen und stören. Mit dem Gefühl, etwas sagen zu müssen, das ihnen gerade in den Sinn kommt, platzen sie damit heraus und übertönen damit andere Kinder und sogar die Lehrerin. Dies kann leicht dazu führen, dass sie von den Anderen gemieden und von der Gemeinschaft isoliert werden – was wiederum das Selbstwertgefühl beeinträchtigen kann und das Kind mit einem Gefühl der Einsamkeit zurücklässt.

Kindergarten beginnt

Ich hatte schon seit vielen Jahren Busch-Blütenessenzen verwendet und war von ihrer Heilkraft und den wundervollen Resultaten immer begeistert. Kürzlich jedoch stand mein Sohn durch den Beginn der Kindergartenzeit vor einigen größeren emotionalen Herausforderungen, die mit Vertrauen und Trennungsthemen zu tun hatten. Sein Verhalten war so heftig, dass ich das Gefühl hatte, dass hier eine tiefere Problematik vorlag, die er „ausarbeitete", aber ich hatte keine Ahnung, wo es hier anzusetzen galt. Ich rief bei der Australischen Busch-Blütenessenzen-Gesellschaft an und erhielt eine Empfehlung geeigneter Blütenessenzen.

Die Behauptung, die Veränderungen seien verblüffend gewesen, wäre eine Untertreibung. Früher graute uns beiden vor Kindergarten-Tagen, und ich bekam Magenschmerzen, wenn ich sah, wie der Junge mehr und mehr darunter litt. Früher hat er geschrien und am Tor gerüttelt – so fest, dass ich schon damit rechnen musste, dass jemand die Polizei verständigen würde, um festzustellen, was für ein Drama hier ablief (was aus heutiger Sicht vielleicht lustig scheint, damals aber absolut nicht lustig war!); heute rennt er zum Kindergartentor und stolziert hinein, als handelte es sich um sein höchsteigenes Revier – und an freien Tagen bittet er darum, in den Kindergarten zu gehen. Bei der Heilung, die hier stattgefunden hat, ging es nicht nur um den Kindergarten. Der kleine Junge ist jetzt auch in vielen anderen Bereichen des Lebens glücklicher, selbstsicherer und selbstständiger.

Es gab zwei Blütenessenzen-Mischungen, die zur Anwendung kamen: *Pink Mulla Mulla*, weil er niemanden an sich heranließ; *Grey Spider Flower* gegen Angst und Schrecken; *Sydney Rose*, um die Trennungsangst aufzulösen; *Bottlebrush* zum Loslassen; *Monga Waratah* bei Unselbstständigkeit und Klammern; *Fringed Violet* und *Angelsword* für psychischen Schutz. Die zweite Mischung wurde noch durch *Tall Mulla Mulla* ergänzt, das richtige Mittel, wenn man den Wunsch hat, allein zu sein, um Konflikt zu vermeiden.

Wenn er vom Kindergarten nach Hause kam, sprühte ich meinen Sohn mit *Purifying Essence* ein, das ich auch daheim regelmäßig verwendete.

Lisa Constable, Queensland, Australien

✓ **Vertrauen aufbauen**

Die Busch-Blütenessenz *Five Corners* ist spezifisch geeignet, um Selbstvertrauen und Selbstwertgefühl aufzubauen. Ich schätze dieses Mittel als eine der wichtigsten Blütenessenzen für Kinder; Sie finden es als Bestandteil in der Kombination *Confid Essence*.

Ian

LERNPROBLEME

In diesen jungen Jahren nehmen Kinder eine Menge Informationen auf, die sie verarbeiten müssen. Wenn Ihr Kind ein Lernproblem* hat, so könnte dies bedeuten, dass es einige der frühkindlichen Reflexe (mehr darüber in Kapitel 5) behalten hat. Wenn dies der Fall ist, fühlt sich ein Kind leicht überwältigt und überlastet; Neues zu lernen, wird immer eine schwierige Herausforderung sein.

Eine Reihe von Spezialisten, die mit den frühkindlichen Reflexen arbeiten, haben die Blütenessenz *Bush Fuchsia* als die effektivste Behandlungsweise erkannt, die sie je zur Problemlösung im Zusammenhang mit den frühkindlichen Reflexen angewandt haben.

Schwere Lernprobleme

Bei S. wurde kürzlich eine schwere Lernschwäche diagnostiziert. Er hatte Probleme in allen sprachlichen Bereichen: Sprechen, Merkfähigkeit (kurzfristig), Begriffsvermögen,

Zuhören und Stottern sowie auch Stolpern über Wörter. Er geht regelmäßig zur Logopädie. Selbst mit intensiver Hilfe kann er nicht begreifen, wie man einen Bleistift hält, zeichnet oder Buchstaben und Ziffern schreibt, und vermag die geübte Fertigkeit auch nicht bis zum nächsten Mal zu behalten.

Ich verordnete *Bush Fuchsia* und *Paw Paw*. Fünf Wochen später berichtete seine Mutter, dass er eine bessere Merkfähigkeit hat: Auch wenn sie ihm vorliest, kann er oft Teile der Geschichte mit dem täglichen Leben assoziieren, was anzeigt, dass auch sein Begriffsvermögen besser geworden ist. Für sein Gefühl, nicht dazu zu gehören, wurde *Tall Yellow Top* ergänzt. Seine Mutter sagte, dass er nach dem Umzug anscheinend teilnahmsloser geworden sei und oft mit leerem, stierem Blick umherwandere. Vier Wochen später: große Neuigkeiten! Seiner Lehrerin im Kindergarten ist sein verbessertes Begriffsvermögen aufgefallen. Seine Logopädin hat eine Bemerkung über seine verbesserte Fähigkeit gemacht, Sätze zusammenzusetzen und ohne soufflierende Hilfe längere Sätze zu bilden. Auch sein Wortschatz ist gewachsen. S. ist nun weniger frustriert, da seine Kommunikationsfähigkeiten zugenommen haben.

Michelle Wieber, Victoria, Australien

Durchbrechen von Familienmustern

Ein Kind mit Lernschwierigkeiten hat oft zumindest einen Elternteil, der als Kind ähnlich gelitten hat. Die Blütenessenz *Boab* wird helfen, etwaige familiäre Muster zu durchbrechen.

Ian

Sprachförderung

Ein kleiner behinderter Junge ist der strahlende Star meiner Arbeit mit Blütenessenzen. Seiner Mutter hatte man gesagt, dass er niemals sprechen werde, doch zwei Wochen nachdem ich ihm *Bush Fuchsia* verschrieben hatte, sagte er „Banane" und artikulierte allmählich weitere Wörter. Dies war vor zwei Jahren; heute ist er ganztägig in der Regelschule, hat die Trennung seiner Eltern emotional bewältigt und ist ein sehr ausgeglichener Siebenjähriger.

Gail Clements, Queensland, Australien

Lernschwierigkeiten sollte man am besten so früh wie möglich behandeln. Wenn sie nicht angesprochen werden, lösen sie sich schwer oder vielleicht gar nicht von allein. *Cognis Essence* stärkt alle Lernbereiche, und besonders einer seiner Bestandteile, *Bush Fuchsia*, trägt zur Verbesserung von Koordination, Sprache, Lesen und allen Lernfertigkeiten bei. *Bush Fuchsia* ist ein absolut phantastisches Mittel bei nahezu allen Lernproblemen, besonders der Dyslexie, die die Fertigkeiten des Kindes beim Lernen, Rechnen und Lesen beeinträchtigen kann. *Bush Fuchsia* ist das spezifische Mittel, das die rechte und linke Hemisphäre des Gehirns, sowie den vorderen und den hinteren Teil des Gehirns zu integrieren hilft. Wenn die Hemisphären nicht integriert sind, wird ein Kind zum Beispiel beim Lesen nur die einzelnen Wörter sehen, aber nicht den Sinn eines Satzes erfassen, weil es nur eine Gruppe aneinander gereihter Wörter sieht.

Schulische Leistung verbessert

Carmen und ihr Sohn Sebastian hatten Schwierigkeiten miteinander, weil Sebastian nie mit seinen Schulaufgaben zurechtkam und alles zum Gegenstand endloser Verhandlungen wurde. Ich schickte Sebastian ein Fläschchen *Cognis Essence*. Einen Monat später erhielt ich einen Brief von Carmen. Sie schrieb: „Sebastian begann fast auf Anhieb, sich auf seine Schularbeit zu konzentrieren und nahm selbst besser wahr, ob seine Leistung gut oder schlecht war. Er rief mich in der Arbeit an und fing an zu weinen, weil er in Naturwissenschaften eine Vier erhalten hatte. Ich traute meinen Ohren kaum, weil er sich normalerweise um derlei Bewertungen überhaupt nicht kümmerte. Er wiederholte eine Arbeit mit glänzendem Ergebnis und war sehr stolz darauf. Er kann jetzt sein Leben besser managen und ist viel weniger vergesslich. Dazu kommt, dass er sich weniger Gedanken darüber macht, in ihn gesetzte Erwartungen zu erfüllen."

Jan Brumfitt, Großbritannien

Sprachprobleme

Ein kleiner, fünfjähriger Junge hatte Lernschwierigkeiten und konnte sich nur mit einzelnen Wörtern mitteilen. Der Grund für dieses Problem war unbekannt; seine Eltern hatten ihn zu vielen Ärzten und Spezialisten gebracht, jedoch vergeblich. Ich empfahl seiner Mutter, einer Freundin von mir, es mit *Bush Fuchsia* zu versuchen. Einige Tage später rief sie mich an und sagte, ein Wunder sei geschehen: „Fast unmittelbar nach seiner ersten Dosis von sieben Tropfen brachte er den ersten Satz seines Lebens hervor!" Seine Eltern waren verblüfft. (Ihr Mann habe *Bush Fuchsia* genommen und schlafe nun beim Lesen nicht mehr ein.)

Maureen Fitchett, Hauptstadtterritorium, Australien

Entwicklungsprobleme

Die fünfjährige Sarah war, seit sie sechs Monate alt war, regelmäßig untersucht und als entwicklungsverzögert eingestuft worden. Ihren Eltern hatte man mitgeteilt, sie müsse wahrscheinlich eine Sonderschule besuchen. Die Berichte deuteten eine intellektuelle Unfähigkeit an, die ihr Kommunikationsvermögen beeinträchtige. Sie hatte auch Schwierigkeiten gehabt, Information zu verarbeiten und zu sortieren, und ihre Konzentration und kognitiven Fähigkeiten waren schwach. Ihre grob- und feinmotorischen Fertigkeiten waren weit unter dem Durchschnitt, Gleiches galt für ihre Koordination.

Als Baby schlief Sarah viel und aß wenig. Sie weinte selten. Als sie älter wurde, war sie lethargisch und zeigte wenig von der Begeisterung fürs Leben, die die meisten Klein- und Kindergartenkinder an den Tag legen.

Nach zwei Monaten *Bush Fuchsia* – die Blütenessenz wurde abwechselnd zwei Wochen lang eingenommen bzw. ausgesetzt – waren die Eltern über die Ergebnisse begeistert. Die Mutter schrieb: „Sarah ist nun viel weniger schläfrig und kommuniziert gut innerhalb der Familie. Ihre Vorschullehrerinnen haben eine Bemerkung über ihre Verbesserung gemacht und sagten, dass sie nun Freundschaften schließe und auch in der Gruppe gut kommuniziere. In einem Bericht aus jüngster Zeit deutete die Logopädin an, dass Sarahs Sprache der eines „normalen" Kindes ihres Alters entspreche.

Ihre kognitiven Fertigkeiten haben sich verbessert, ihre Aufmerksamkeitsspanne ist länger und auch ihre Fähigkeit, sich Informationen zu merken, ist größer. Nächstes Jahr wird Sarah eine Schule am Ort besuchen und einige Stunden am Tag die Unterstützung durch eine Hilfskraft erhalten. Dies ist ein gewaltiger Fortschritt im Vergleich zu der Behindertenschule, die uns vor wenigen Jahren noch empfohlen wurde."

Marie Matthews, Neusüdwales, Australien

Manche Kinder können Information nicht aufnehmen, wenn sie gerade in eine bestimmte Richtung blicken, sei es nach rechts oder links, nach oben oder unten. Wenn der Lehrer in der Schule vor der Klasse steht und das Kind auf der einen oder anderen Seite des Raumes sitzt und ständig nach rechts oder links blicken muss, um den Lehrer und die Tafel zu sehen, dann kann es sein, dass es Probleme hat, den vermittelten Stoff aufzunehmen. Das gleiche Problem kann auftreten, wenn der Schüler zur Tafel aufsieht oder beim Schreiben ins Heft hinabblickt. Fast allen Kindern, die ich in meiner Praxis für Lernschwierigkeiten behandelt habe, fällt es schwer, Informationen aufzunehmen, wenn sie in die eine oder andere der vier genannten Richtungen blicken. Oft haben sie sogar mit zwei Richtungen Probleme. Obwohl dies leicht zu korrigieren ist, kann es für ein solchermaßen beeinträchtigtes Kind enorme Lernschwierigkeiten bedeuten. *Bush Fuchsia* kann dieses Problem rasch lösen.

Viele Erwachsene sprechen davon, dass sie ihre Lernschwierigkeiten überwunden haben, indem sie ihre einzigartigen Talente und Fertigkeiten ausbildeten. Der Geschäftsmann Richard Branson und der schottische Komiker und Schauspieler Billy Connolly sind Beispiele für Menschen, die in der Kindheit Lernprobleme hatten, die sie später überwinden oder sich zu Nutze machen konnten, wobei sie sehr erfolgreich wurden. Doch sie räumen ein, dass ein Teil ihrer Probleme, mehr oder weniger stark ausgeprägt, bis heute besteht.

Schlechtes Benehmen

Ellie war ein aufgewecktes, fröhliches Mädchen, immer beschäftigt. Als sie in der zweiten Klasse war, begann sie, sich in der Schule und zu Hause schlecht zu benehmen. Ihre Mutter bat mich, ihr zu helfen, und ich beschloss, dem Kind *Cognis Essence* zu geben. Nach drei Tagen der Einnahme war Ellies Mutter ganz begeistert über die Veränderung. Ihre Tochter war ruhiger geworden und willens, bei allem zu helfen, so gut sie konnte. Sie war auch nicht mehr frech. Ihre Lehrerin war erstaunt über den plötzlichen Wandel in Ellies Verhalten, die in der Klasse jetzt konzentriert mitarbeitete. Ellie zeigte einen großen Lerneifer, und auch ihre Lesefertigkeit verbesserte sich.

Sue Nelson, Neusüdwales, Australien

✓ Wenn ein Kind das Interesse verliert

Wenn Kinder dazu neigen, sich rasch zu langweilen, das Interesse zu verlieren und Dinge nicht fertig zu machen, dann können dies erste Anzeichen eines Verhaltensmusters sein, das sich später zu einem größeren Problem auswächst. Die Blütenessenz *Peach-flowered Tea-tree* hilft diesen Kindern, Motivation und Ausdauer zu entwickeln.

Ian

LESEN LERNEN

Manche Kinder sind beim Lesenlernen viel langsamer als andere. *Bush Fuchsia*, ein Bestandteil von *Cognis Essence,* unterstützt ihre Entwicklung. Weil diese Blütenessenz auf die beiden Hirnhälften wirkt, hilft sie Kindern, ein Verständnis von dem zu gewinnen, was sie gerade lesen, so dass sie leichter das Gesamtbild erfassen statt nur einzelne Wörter, die keinen Zusammenhang zu haben scheinen. Die Blüte der *Bush Fuchsia* ist trompetenförmig, und die Blütenessenz hilft auch, die Klarheit, den Ton und die Melodie der Stimme zu verbessern.

Konzentrationsmangel

Hugh war schon immer ein Träumer gewesen, unfähig, sich auf Arbeit oder Lernen zu konzentrieren. Seine Lernprobleme rührten daher, dass er nicht von der linken und der rechten Hirnhälfte gleichzeitig Gebrauch machen konnte. (Dies heißt, er konnte mechanisch lesen, aber wir merkten erst allmählich, dass er den Sinn des Gelesenen dabei nicht zu erfassen vermochte. Deshalb hatte er keine Freude am Lesen oder Lernen und ließ es bleiben.) Nach der Einnahme von *Bush Fuchsia* änderte sich das: Er wurde konzentrierter, begann zu lesen und bestand seine Prüfungen glänzend. Obwohl die Veränderung rasch eingetreten ist, scheint sie von Dauer zu sein.

Felicity Hartigan, Neusüdwales, Australien

Manchmal werden Kinder gehänselt und leiden sehr darunter, dass sie in der Klasse so schlecht lesen. Wenn solche Kinder *Cognis Essence* einnahmen, wurden schon phantastische Ergebnisse erzielt. In meinen Einführungskursen bitte ich um freiwillige Meldungen von Teilnehmern, die nicht sehr gut lesen. Dann fordere ich diese mutigen Zeitgenossen auf, vor die Gruppe zu treten. Ich führe einen Muskeltest durch und lasse sie dann laut aus dem Buch eines anderen Kursteilnehmers vorlesen, das sie nicht kennen. Danach wiederhole ich den Muskeltest und erhalte ausnahmslos das Ergebnis „gestresst". Dann gebe ich ihnen eine Dosis *Bush Fuchsia* und lasse sie einen anderen Abschnitt aus dem gleichen Buch vorlesen. Die Resultate sind verblüffend und führen zu allgemeinem Erstaunen, weil sich die Lesefertigkeit des Freiwilligen innerhalb weniger Sekunden drastisch verbessert – gewöhnlich werden wir Zeuge eines Wechsels von einer sehr zusammenhangslosen, eintönigen Lesung zu einem Vortrag, der ausgerichtet, farbig, wohlbetont und klar ist. Ich frage die „Probanden" auch, an was sie sich erinnern, nachdem sie beide Abschnitte gelesen haben. Oft erinnern sie sich nicht an den Inhalt der ersten Lesung, können sich aber mit

Leichtigkeit in den Sinn rufen, was sie beim zweiten Mal gelesen haben, weil es für sie nun Bedeutung und Sinn gewonnen hat. In der Folge wissen sie, wie ein Satz durch den rechten Tonfall zu gestalten ist, statt einfach eine Reihe zusammenhangsloser Wörtern abzulesen. Häufig erleben wir Kinder, die ohne *Bush Fuchsia* ein ganzes Schuljahr wiederholen müssten. Nach Einnahme der Blütenessenzen fangen sie an, Freude am Lernen zu empfinden und erkennen, dass sie nicht dumm sind, sondern Fähigkeit haben, und sie fangen an, sich im Schulischen zu verbessern und oft sogar zu glänzen.

Dyslexie / Legasthenie

Ein Junge hatte Probleme mit seiner Schularbeit und seine Lernfähigkeit war gering. Seine Lehrer sagten, in der Klasse sei er ständig nervös und melde sich nicht. Er war ein sehr langsamer Leser und hatte Schwierigkeiten mit vielen Wörtern; auch neigte er dazu, Buchstaben rückwärts zu schreiben. Dieses Kind wurde als Legastheniker diagnostiziert. Nach dem Unterricht besuchte er Nachhilfegruppen, um dem abzuhelfen, doch nach einem halben Jahr war noch keine Verbesserung seiner Lernfähigkeiten erkennbar. Ich verordnete *Bush Fuchsia,* um seine schwachen Lernfähigkeiten zu unterstützen, und *Dog Rose,* weil seine Mutter sagte, dass er vor anderen Leuten immer unsicher, scheu und ängstlich sei. Drei Wochen später sah ich das Kind wieder: Sein Zustand hatte sich sehr verbessert. Der Junge las jetzt viel schneller und deutlicher und hatte bei den Hausaufgaben nicht so viel Schwierigkeiten mit seiner Schreibrichtung. Seine Mutter sagte: „Er ist selbstsicherer und fühlt sich wohler." Er schien auch nicht mehr so scheu und unsicher zu sein.

Karen A. Ballard, Australien

Stärkung des Selbstwertgefühls

Für Kinder, die sich wegen ihrer schlechten Lernfähigkeiten geschämt haben, ist es eine gute Idee, nach *Cognis Essence* die Blütenessenzen-Kombination *Confid Essence* einzunehmen, um das Selbstwertgefühl zu stärken.

Ian

Motiviert und konzentriert bleiben

Meine Tochter Jessica nimmt an Förderprogrammen für Kinder teil. Ich habe verschiedene Blütenessenzen verwendet, die ihr dabei geholfen haben. Zum Beispiel war sie nach der Einnahme von *Cognis Essence* ruhiger; bei der Erledigung ihrer Hausaufgaben machte sie sich an die Arbeit und blieb dabei, bis sie fertig war. Nachdem sie *Bush Fuchsia* eingenommen hatte, las sie gerne und fließender und hatte Freude an schwierigerer Lektüre. Vorher musste ich betteln, damit sie las. Nachdem sie selbst *Sundew* ausgewählt hatte, beobachtete ich eine rasche Veränderung. Sie beschloss, nicht mehr fernzusehen und war mehr darauf erpicht, sich dem Lernen zu widmen.

J. Parr-Elbaum, Vereinigte Staaten

DAS HYPERAKTIVE KIND

Wenn ein Kind zur Hyperaktivität* neigt oder offensichtlich hyperaktiv ist, scheint sich dies mit der Einschulung noch zu verstärken. Der Schüler muss in einem Klassenzimmer sitzen, darf nicht zappeln, muss achtgeben und spezifische Aufgaben erfüllen.

Dies fällt Jungen besonders schwer, da sie unter dem Einfluss des Hormons Testosteron stehen. Dieses aktiviert die großen Muskeln, die nach mehr körperlicher Aktivität verlangen. Die Jungen müssen in Bewegung sein und umherrennen, um ihre Energie aufzubrauchen. Weil sich die feinmotorische Koordination eines Jungen später entwickelt als die des Mädchens, fühlen sich kleine Jungen den Mädchen in der Klasse oft unterlegen. Sie sind frustriert, dass sie nicht so begabt sind, langweilen sich und machen Ärger. Wenn sie still sitzen und aufpassen müssen, frustriert sie das, und dann stören sie gerne.

Hyperaktive Kinder brauchen kurze, klare, genaue Anweisungen, sonst verlieren sie den Überblick und sind überfordert. *Cognis Essence* ist die wichtigste Blütenessenzen-Kombination für das hyperaktive Kind. Es enthält folgende Blütenessenzen:

- *Jacaranda*, das Ihrem Kind hilft, wenn es leicht abzulenken ist,
- *Bush Fuchsia*, das auf die linke und rechte Hirnhälfte wirkt und das Gehör unterstützt,
- *Paw Paw*, das Ihrem Kind hilft, Lernstoff aufzunehmen,
- *Sundew*, das die Aufmerksamkeit fürs Detail stärkt, und
- *Isopogon* zur Unterstützung des Gedächtnisses.

Schwere Legasthenie

Liam, ein siebenjähriger Junge, leidet unter schwerer Legasthenie, einem Problem in der Familie. Bereits nach zweiwöchiger Einnahme von *Bush Fuchsia* bemerkte seine Mutter eine völlige Veränderung in der Art, wie Liam liest, schreibt und sich ausdrückt.

Louise Tuyt-Snippe, Niederlande

Aufmerksamkeitsdefizit-/Hyperaktivitäts-Störung (ADHS)

Auf ein Mädchen, bei dem ein Aufmerksamkeitsdefizit-/Hyperaktivitäts-Syndrom (ADHS) diagnostiziert wird, kommen neun Jungen mit diesem Befund; im Allgemeinen wird ihnen Ritalin verordnet. In Neusüdwales, dem Bundesstaat, in dem ich lebe, erhält eines von sechsunddreißig Kindern im Grundschulalter dieses Medikament. Die Diagnose von ADHS und ADS (Aufmerksamkeitsdefizit-Störung) ist schwierig und uneinheitlich; wegen der Häufigkeit von Fehldiagnosen wird sie oft kritisiert. Doch man schätzt, dass zwischen zwei und sechs Prozent aller Kinder die Hauptsymptome – Hyperaktivität, Impulsivität und Unaufmerksamkeit – aufweisen, obwohl es häufig geschieht, dass sie bei Mädchen nicht erkannt werden und Jungen zu Unrecht befundet und behandelt werden.

Die große Sorge ist nun, ob Ritalin ein rascher Schlag mit der chemischen Keule ist – mit der Nebenwirkung, dass keinerlei Anstrengungen mehr unternommen werden, die zugrundeliegenden Ursachen zu bestimmen. Viele Jungen haben aus einem breiten Spektrum von Ursachen mit dem elementaren Lernstoff in der Schule ihre liebe Not; dies wurde als einer der Gründe festgestellt, warum sie so stören und in der Folge mit dem Befund ADHS versehen werden. Für viele Jungen ist das Schulsystem sehr einfach und entspricht nur leidlich ihren Bedürfnissen. Abgesehen von dem Einfluss des bereits erwähnten Testosterons sind Jungen in ihrer Entwicklung nicht so reif wie Mädchen. Wie gesagt, haben sie oft größere Schwierigkeiten mit Aufgaben wie Schreiben, Schneiden und Nähen als Mädchen, was zu weiterer Frustration führen kann – die sich in störendem Verhalten äußert, das wiederum zu jener Diagnose führt.

Forschungen zeigen, dass Verhaltensweisen, die als ADHS-bedingt bezeichnet werden, einfach eine Reaktion auf die Art und Weise sein könnten, wie ein Kind unterrichtet wurde. Viele Jungen haben Schwierigkeiten mit dem hohen Anteil an verbalem Argumentieren und Fertigkeiten in schriftlicher Kommunikation, die der heutige Lehrplan verlangt, der oft das von ihrem Entwicklungsstand bestimmte Vermögen übersteigt. Bis zu zwanzig Prozent der sechsjährigen Jungen können verbale Informationen, die über einen Acht-Wörter-Satz hinausgehen, nicht verarbeiten. Wenn Lehrer nun verbale Anweisungen geben und sie in längeren Sätze übermitteln, wird ein Teil der Kinder viel von den Einzelheiten dessen, was sie geheißen wurden, nicht mitbekommen, erscheint in der Folge unaufmerksam und ungehorsam und gerät in Schwierigkeiten.

Studien haben gezeigt, dass allein langsamer gesprochene, in kürzere Sätze gefasste Anweisungen der Lehrer, die auf Blickkontakt achten und auf ein Signal warten, dass ihre Worte angekommen sind, die Lernfortschritte und das Verhalten der Kinder, besonders der Knaben, beträchtlich verbessern können. Sobald es diesen gelungen war, ihre elementaren Fertigkeiten in der Schule zu vertiefen, hat sich auch ihr Verhalten in der Klasse deutlich zum Positiven verändert. Die Hilfe von Blütenessenzen wie *Bush Fuchsia* wiederum kann genutzt werden, um Lese- und Lernfähigkeiten zu verbessern.

Man hat festgestellt, dass zwischen siebzig und fünfundachtzig Prozent der Kinder, bei denen das Risiko schlechter schulischer Leistungen besteht, Jungen sind. Kritische Stimmen fordern, dass der schulische Lehrplan mehr auf die Jungen zugeschnitten werden sollte. Ältere, erfahrenere Lehrer beklagen sich auch, dass junge Kollegen oft die Eltern ermutigen, ihren Kindern Medikamente verschreiben zu lassen, um störende Knaben ruhigerzustellen, während jegliche sozialen Probleme ignoriert werden, die etwa im häuslichen Umfeld dieser Kinder vorliegen könnten. Jungen sind oft außerstande, ihre Gefühle über Probleme zu Hause – zum Beispiel häusliche Gewalt, Scheidung oder Trennung – zu äußern und werden viel häufiger als Mädchen unaufmerksam, ungezogen und störend – und können dann natürlich zu ADHS-Fällen erklärt werden.

Erstaunlicher Wandel

Kürzlich hatte ich einen erstaunlichen Fall. Bei einem sechsjährigen Jungen hatte man ADHS, Asperger-Syndrom, Essstörungen, Lern- und Sprechprobleme diagnostiziert – also „das volle Programm". Sein Verhalten war äußerst aggressiv; der jüngere Bruder musste deshalb mehrere Male ins Krankenhaus gebracht werden. Vom Babyalter an hatte der Junge pro Tag nur drei bis vier Stunden geschlafen. In der Schule schätzte man ihn auf Kindergarten-Niveau, er besaß keine soziale Kompetenz. Wenn er nicht dazu gezwungen wurde, verließ er nicht das Haus, und er kämpfte heftig mit jedem Kind, mit dem er spielen sollte. Er machte allen das Leben zur Hölle. Ich gab ihm eine Mischung aus *Fringed Violet, Sundew, Bush Fuchsia, Crowea, Dog Rose, Macrocarpa* und *Kangaroo Paw*. Ab dem sechsten Tag nach Beginn der Einnahme dieser Mischung war eine deutliche Verbesserung festzustellen. Der Junge besuchte freiwillig seine Großmutter und erlaubte ihr, ihn in die Arme zu nehmen – was er noch niemals zugelassen hatte. Am gleichen Tag bemerkte seine Sprachtherapeutin, dass er zum ersten Mal, seit sie mit ihm arbeitete, tatsächlich zuhörte und ansprach. Bei Beginn des nächsten Schuljahrs wurde er neu beurteilt, und man stellte fest, dass er auf den Gebieten Lesen und Verständnis in seiner Altersgruppe durchschnittliche Leistungen zeigte. Seine neue Lehrerin wusste nicht einmal, dass er Probleme gehabt hatte. Seine Mutter sagte zu mir: „Zum ersten Mal seit seiner Geburt habe ich das Gefühl, ein normales Kind zu haben!"

Marie Matthews, Neusüdwales, Australien

Es gibt eine Lehrmeinung unter Psychologen und Pädagogen, dass Veränderungen im Umfeld eines Kindes Störungen in dessen Fähigkeit zur Selbstregulation erzeugen. Dies mag erklären, warum so viele Kinder außerstande sind, Anweisungen zu akzeptieren oder zu befolgen, und ein sehr renitentes Verhalten in Kombination mit Lernproblemen zeigen. Einer der größten Stressfaktoren, der sowohl die Selbstregulation der Kinder als auch ihre Aufmerksamkeit beeinträchtigt, ist der Rückgang schöner Stunden der Gemeinsamkeit von Kleinkindern und Kindern mit ihren Eltern oder Betreuern, da die Eltern heute unter größerem Zeitdruck stehen als je zuvor. Diese Entwicklung – zusammen mit längeren Phasen minderwertiger Kinderbetreuung, Scheidung der Eltern und Abwesenheit des Vaters –, prägt die emotionale Situation, die wiederum Auswirkungen auf und Wechselwirkungen mit neurologischen Funktionen hat. Gewiss habe ich in meiner Praxis festgestellt, dass die Lernfähigkeit nachlässt, wenn der Stress zunimmt. *Bush Fuchsia* ist ein sehr spezifisches Mittel zur Behandlung jeglicher Art von neurologischen Entwicklungsstörungen, zusammen mit *Paw Paw* für das Empfinden, überfordert zu sein. Man hat beobachtet, dass Jungen dazu neigen, ihre Verletzlichkeit und Unsicherheit durch „lautes" Verhalten zu überspielen, wenn sie versuchen, emotionalen Kontakt zu knüpfen. Dies wird sowohl von den Eltern als auch von Lehrern oft als aggressiv interpretiert. *Wisteria, Flannel Flower* und *Bluebell* – sie alle werden bei diesen Problemen helfen. Es sind fraglos die Jungen, die weit mehr dazu neigen, störendes Verhalten an den Tag zu legen, wenn Familien auseinanderbrechen, oder die sich in der Schule schlecht benehmen, nachdem sie lange Stunden in Betreuung verbrachten.

Verhaltensprobleme

Dennis, fünf Jahre, zeigte schwere Verhaltensauffälligkeiten und irrationale Ausbrüche. Er war verschlossen, lernte schlecht, hatte Albträume und schlief im Bett der Mutter, und er zeigte einen Mangel an Koordination. Man hatte entschieden, Dennis nicht in die nächste Klassenstufe zu versetzen. Seine Eltern hatten sich zwei Jahre zuvor getrennt, und Dennis lebte bei seiner berufstätigen Mutter und wurde von seiner Großmutter betreut. Besuche bei seinem Vater waren selten und wurden oft abgesagt. Durch Kinesiologie wurde bestätigt, dass rechte und linke Gehirnhälfte nicht zusammenspielten.

Ich verschrieb *Bush Fuchsia* und *Grey Spider Flower*. Zwei Wochen später sagte seine Mutter, dass die Schule sich bei ihr gemeldet habe: Dennis' Verhalten habe sich deutlich gebessert, auch seine Konzentration sei besser, und er störe den Unterricht nicht mehr so sehr. Dennis berichtete, dass die Lehrerin und sogar die eigene Mutter ihn mehr mochte.

Dennis nahm *Bush Fuchsia* und *Grey Spider Flower* weitere zwei Wochen lang ein, und beim dritten Besuch schwankten seine Stimmungen nur noch wenig. Er schlief jetzt in seinem eigenen Bett, und es fiel ihm leicht, morgens aufzustehen. Seine Lehrerin war erstaunt, wie deutlich sich seine Mitarbeit verbesserte. Die beiden Blütenessenzen wurden mit *Red Helmet Orchid* ergänzt, und beim nächsten Besuch sagte die Mutter, Dennis' Stimmungen hätten sich konsolidiert und er sei ruhiger; die schulischen Leistungen machten weitere Fortschritte und die Lehrerin bezeichnete ihn als ein reizendes Kind.

(Name bekannt)

Es gibt gewiss Kinder, denen es schwerfällt, still zu sitzen und aufmerksam zu sein, und die laut und störend werden. *Black-eyed Susan,* ein Bestandteil von *Calm and Clear Essence,* hilft, sie zu beruhigen und ihre Ungeduld etwas zu zügeln. *Jacaranda,* ein Bestandteil von *Cognis Essence* (der wichtigsten Kombination für das hyperaktive Kind), hilft, sich längere Zeit auf etwas zu konzentrieren. Normalerweise sind solche Kinder sehr leicht abzulenken; wenn es im Klassenzimmer also laut ist, haben sie Schwierigkeiten mit dem Lernen, da sie sich nicht gut konzentrieren können und ihre Gedanken und Phantasie auf Wanderschaft gehen. Ein anderer Bereich, in dem *Jacaranda* helfen kann, ist die Impulsivität; die Blütenessenz hilft den Kindern zu denken, bevor sie handeln, so dass sie nicht nur reflexartig auf das reagieren, was um sie herum vorgeht. *Sundew,* ebenfalls ein Bestandteil von *Cognis Essence,* ist angezeigt, wenn Kinder zu verträumt, abwesend und unordentlich sind, und wenn sie Schwierigkeiten haben, sich zu konzentrieren, Plänen zu folgen oder ihre Sachen in Ordnung zu halten. Es ist eine sehr „erdende" Blütenessenz, die die Aufmerksamkeit fürs Detail stärkt.

Häufig werden Kinder mit ADHS auch Probleme mit dem Schlafen haben. Sie sind leicht erregbar und es fällt ihnen schwer, ruhig genug zu werden, um einzuschlafen. *Calm and Clear Essence* wird sie beruhigen und ihre Schlafbereitschaft fördern. Versprühen Sie es im Schafzimmer und geben Sie etwas von der Creme auf Hände und Gesicht des Kindes. Wenn Sie die *White Light-CD* abspielen, wird dies ebenfalls zur Beruhigung beitragen. Die Musik wird Ihrem Kind helfen, zur Ruhe zu finden, so dass es sanft ins Traumland gleiten kann. Sie wird auch bewirken, dass der kleine Schüler am nächsten Morgen mit frischer Energie und weniger brummig erwacht.

Hilfe bei ADHS

Ich habe einen neunjährigen Sohn, bei dem ADHS diagnostiziert wurde. Er ist sehr medial veranlagt und hyperaktiv und hat schwere Lern- und Verhaltensprobleme, schlechte Verdauung etc. Er passt in das Muster eines Indigo-Kindes. Es ist ungemein wichtig für ihn, dass seine Botschaft ankommt, und er drängt und piesackt die Leute, bis er weiß, dass sie es verstehen. Im Lauf der Jahre habe ich viele Dinge ausprobiert, um ihm zu helfen. Doch als ich es kürzlich mit den Busch-Blütenessenzen *Cognis Essence* und *Kangaroo Paw* versuchte, kam es zu einer völligen Wende. Der Junge ist nicht mehr so provokativ und will nun selbst zur Schule gehen, statt dass der Lehrer ihn buchstäblich ins Klassenzimmer ziehen muss. Er will lernen, und seine Handschrift hat sich dramatisch verbessert von „nicht zu entziffern" hin zu „sehr klar und lesbar".

Danielle Muir, Neusüdwales, Australien

Stärkung der sozialen Kompetenz

Hyperaktive Kinder nehmen die anderen Menschen und ihre Bedürfnisse oft nicht wahr. Die Blütenessenz *Kangaroo Paw* hilft ihnen in diesem Punkt; sie ist das spezifische Mittel bei einer schwachen sozialen Kompetenz.

Ian

Im Jahre 1995 äußerte die US-amerikanische Drogenbekämpfungsbehörde (DEA) ernste Bedenken in Bezug auf Ritalin, weil „es viele der pharmakologischen Wirkungen von ... Kokain aufweist". Ich habe viele Patienten gehabt, die berichteten, dass sie, wenn sie auf Ritalin eingestellt wurden, das Empfinden hatten, dass ihre emotionale Entwicklung zum Stillstand kam, als würden sie von ihren Gefühlen abgeschnitten. *Cognis Essence* ist eine viel effektivere Behandlung und hat absolut keine Nebenwirkungen. Studien in den Vereinigten Staaten haben eine Korrelation zwischen der Ritalin-Anwendung in der Kindheit und dem Kokain- und Amphetamin-Gebrauch im Erwachsenenalter festgestellt. Ich finde, die Resultate von *Cognis Essence* sind denen von Ritalin weit überlegen – und völlig sicher.

Ritalin-Alternative

Bonnie Wisnewski aus Hongkong, deren Sohn aufgrund seines Aufmerksamkeitsdefizit-Syndroms (ADS) Ritalin einzunehmen hatte, sagte, dass sie bei dieser Behandlung nie ein gutes Gefühl gehabt habe. Cognis Essence *wurde ihr empfohlen, und sie berichtet: „Ich habe sehr ermutigende Resultate gesehen und bin so froh, dass mein Sohn von dem Ritalin weg gekommen ist. Er scheint so viel mehr er selbst zu sein und hat nun viel Freude an der Schule."*

Ian

SO WICHTIG IST SPIELEN

Manche Eltern denken, sobald das Kind in die Schule kommt, seien die Tage des Spielens vorüber. Aber Kinder brauchen reichlich Gelegenheiten zum Spielen – bevor sie eingeschult werden und durch die ganze Kindheit hindurch. Die Zeit zum Spielen und Phantasieren und Träumen ist sogar das ganze Leben hindurch wichtig, und die meisten Erwachsenen wären viel gesünder und ruhiger, wenn sie sich Zeit zum Spielen nähmen. *Little Flannel Flower* ist die Blütenessenz, die den Ausdruck des Spielerischen, Leichten, Unbekümmerten anspricht. Es ist ein exzellentes Mittel für Kinder mit der Tendenz, allzu rasch heranzuwachsen, die Sorgen der Welt auf sich zu nehmen und vor ihrer Zeit zu altern.

FREUNDSCHAFTEN SCHLIESSEN

Es ist hilfreich für Kinder, die eingeschult werden, wenn sie einige der anderen Kinder ihrer Schulklasse bereits kennen. Forschungen zeigen, dass Kinder, die mit Freunden gemeinsam eingeschult werden und weiter neue Freundschaften schließen, in der Schule glücklicher sind. Dessen ungeachtet sind manche Kinder eher einzelgängerisch und ziehen ihre eigene Gesellschaft der anderer vor. Es ist Sache der Eltern, die Bedürfnisse der Kinder aufmerksam wahrzunehmen und diese nicht zu Freundschaften zu drängen.

Kinder werden mit größerer Wahrscheinlichkeit leichter Freundschaften schließen, wenn sie ein gesundes Selbstwertgefühl haben. *Confid Essence* ist hier hervorragend. Die darin enthaltene Blütenessenz *Five Corners* stärkt das Selbstwertgefühl und die Selbstliebe, und die Blütenessenz *Dog Rose* baut Mut und Vertrauen auf und ist besonders für scheue Kinder geeignet.

Schwache Bindungsfähigkeit

Wenn Sie und Ihr Kind nicht schon früh eine innere Bindung finden, könnten Sie später feststellen, dass Ihr Kind die Tendenz hat, in seinen Beziehungen isoliert und einsam zu sein. Es mag ihm schwerfallen, Freundschaften zu knüpfen, und vor anderen Kindern scheut es vielleicht zurück, selbst wenn sie versuchen, es in die Spiele einzubeziehen. Manche Kinder sind von Natur aus eher einzelgängerisch und erweisen sich oft als gute Beobachter. Sie sind froh, nicht Teil einer Gruppe zu sein, dabei besitzen sie gute Interaktionsfertigkeiten. Manche Kinder aber verstehen einfach nicht, mit anderen umzugehen, und dies kann ihnen durch die ganze Schulzeit Schwierigkeiten bereiten und sogar bis ins Erwachsenenalter anhalten. Die Blütenessenz *Tall Yellow Top* ist in solchen Fällen sehr gut, weil sie das Empfinden von Einsamkeit und Isoliertheit anspricht und ein Gefühl der Zugehörigkeit vermittelt. Sie wird Ihrem Kind auch die kostbare Fähigkeit geben, auf andere zuzugehen.

SCHIKANEN / MOBBING

Wenn Ihr Kind plötzlich nicht mehr zur Schule gehen will oder versucht, dies zu vermeiden, wenn die Schularbeiten deutlich nachlassen und Ihr Kind allgemein unglücklich scheint, so könnte die Ursache sein, dass es in der Schule schikaniert wird. Es gibt auch andere Warnsignale wie Rückzugsverhalten, zunehmende Verschlossenheit, Aggression gegenüber Geschwistern oder Albträume. Manchmal sind es eher die Kinder mit schwachem Selbstwertgefühl, die sozial etwas isoliert sind, auf denen herumgehackt wird. *Kangaroo Paw* wird ihnen helfen, eine bessere soziale Interaktion mit den anderen Kindern in der Klasse zu erreichen, während *Confid Essence* ihr Selbstwertgefühl stärkt und ihre Ängstlichkeit anspricht, die häufig eine Folge des Schikaniertwerdens ist. Eine jüngere Studie der Universität von West-Sydney zeigt, dass „Spielplatz-Mobbing" ebenso viel psychisches Trauma verursachen kann wie Kindesmissbrauch. Es steht fest, dass es bei Kindern, die schikaniert werden, mehr und häufiger zu Depressionen, Suizidgedanken und Versuchen der Selbstverletzung kommt. *Waratah*, ein Bestandteil von *Emergency Essence*, ist als spezifisches Mittel bei diesen Symptomen angezeigt.

Es gibt einige recht beunruhigende Statistiken im Zusammenhang mit Mobbing in australischen Grundschulen. Fünfzehn Prozent der Schüler haben Netz-Mobbing erlebt, das heißt dass Text-Nachrichten oder Information über sie ins Internet gestellt wurden. Fünfzig Prozent der Schüler haben im vergangenen Schuljahr mindestens einmal Mobbing von Angesicht zu Angesicht erlebt (was hässlicher ist), während zwanzig Prozent es erst in der letzten Woche oder in den vergangenen Tagen erlebten; dabei müssen wir bedenken, dass Mobbing oft verschwiegen bzw. nicht gemeldet wird. Der Name eines älteren Kindes kann gegoogelt werden; so lässt sich feststellen, ob es Opfer von Netz-Mobbing ist. Das Problem mit der modernen Kommunikationstechnik ist natürlich, dass Mobbing rund um die Uhr geschehen kann, während die Kinder sich früher nur auf dem Weg zur und von der Schule schikanierten. Manches Kind fühlt sich in solchen Situationen macht- und hoffnungslos. *Kapok Bush* ist das Mittel der Wahl, wenn man einfach nur noch aufgeben will.

Kinder, die zum Einzelgängertum neigen, können auch schikaniert werden, weil bei ihnen die Chance geringer ist, dass Freunde für sie eintreten. Sowohl *Pink Mulla Mulla* als auch *Tall Mulla Mulla* sind Blütenessenzen für Einzelgänger. *Tall Yellow Top* ist das Mittel für Kinder, die sich isoliert fühlen, die nicht Teil einer Gruppe und einsam sind. Sie sind das bevorzugte Ziel von Tyrannen.

Es gibt mehr Berichte über Mobbing an Grundschulen als unter Oberschülern. Jungen erleben mit größerer Wahrscheinlichkeit direkte körperliche Schikanen, während Mädchen eher Opfer von indirekten, nichtkörperlichen Formen des Mobbings werden, wie Isolation und die Verbreitung von Gerüchten. Direktes verbales Mobbing, Hänseln usw. ist die am weitesten verbreitete Form des Mobbings unter Kindern und betrifft Jungen und Mädchen gleichermaßen.

Confid Essence gibt dem Kind, das schikaniert wird, den Mut, sich gegen den Tyrannen zu behaupten und sich ihm entgegenzustellen; es gibt ihm die Charakterstärke, für sich selbst einzustehen, was zwangsläufig dazu führt, dass der Tyrann sich zurückzieht.

Wie bereits erwähnt, kann Mobbing für Kinder sehr traumatisch sein. Wenn man es nicht anspricht, kann es zu viel akutem Schmerz und Leid führen, aber auch tiefer reichende Auswirkungen haben, die das Leben weiterhin beeinträchtigen.

Einige Statistiken über junge Menschen von heute sind sehr beunruhigend: Mehr als jeder Fünfte hat ein psychisches Problem; dies gilt auch für Heranwachsende. Zehn Prozent der Achtzehn- bis Fünfundzwanzigjährigen erleben mindestens einmal im Jahr Angstzustände. Psychische Probleme können bereits bei Kindern im Alter von fünf Jahren beginnen. Depression und Angst sind zwei der häufigsten psychischen Probleme bei Heranwachsenden. Mobbing im Kindesalter kann ein Auslöser sein, wenn sich später, beim Heranwachsenden, Depressionen und Angstzustände ausbilden. Bei Depression sind drei Busch-Blütenessenzen besonders angebracht: *Tall Yellow Top, Waratah* und *Pink Flannel Flower.* Zudem ist es wichtig, mit *Emergency Essence* zu arbeiten, um das ursprüngliche Trauma anzusprechen. Es ist durchaus bekannt, dass unbehandelte psychische Störungen sich häufig im späteren Leben zu komplexeren Leiden entwickeln. Busch-Blütenessenzen sind sehr effektive Mittel zur Behandlung von Problemen wie Angst und Depression. Sie können sowohl heilend wirken als auch vorbeugend gegen weitere Probleme im späteren Leben.

Das gemobbte Kind

Fringed Violet, ein Bestandteil von *Emergency Essence,* ist eine weitere Blütenessenz, die einem gepiesackten Kind helfen kann, indem es ihm gewissermaßen einen psychischen Schutzmantel umlegt.

Ian

Der Tyrann

Einem Kind, das andere Kinder piesackt, wird die Blütenessenz *Rough Bluebell* helfen, Einfühlungsvermögen und Mitgefühl zu entwickeln. Das Einfühlungsvermögen erstickt bei den meisten Menschen das Verlangen im Keim, Wut oder Frustration an anderen – auch Kindern – auszulassen. Wenn man eine andere Person unglücklich oder verletzt sieht, löst dies eine einfühlende Resonanz aus. Echte Tyrannen jedoch berührt das Leid anderer nicht, und hier ist *Rough Bluebell* eine große Hilfe. Die Tyrannen fühlen sich gewöhnlich selbst nicht besonders wohl; oft haben sie ein recht geringes Selbstwertgefühl, deshalb ist *Confid Essence* auch für sie gut.

Viele Psychologen berichten, dass die Tyrannen unter ihren Klienten oft viel Schuldgefühl haben in Bezug auf das, was sie tun. Sie wissen nicht, wohin sie sich wenden könnten, und fühlen sich schlecht, weil sie andere quälen. *Sturt Desert Rose* ist das Mittel für Schuldgefühle und auch ein Bestandteil von *Confid Essence.* Die Rolle des Tyrannen ist oft eine Maske, hinter der sich die eigene Verletzlichkeit verbirgt.

Viele Tyrannen kommen aus einem häuslichen Umfeld, in dem sie emotionalen oder körperlichen Missbrauch erlebten, deshalb wären *Sexuality Essence* und *Emergency Essence* hilfreich für sie. Diese Kinder fühlen sich zu Hause oft machtlos oder hilflos angesichts des Konflikts zwischen den Eltern oder der Gewalt und des Missbrauchs, die sie erleben. Dies wiederum bringt sie dazu, sich verwundbare Ziele auszuwählen und sich damit Gelegenheiten zu verschaffen, selbst das Gefühl der Macht über andere zu genießen.

Für Eltern ist es oft schwierig, festzustellen, dass ihr Kind ein Tyrann ist. Wenn sie jedoch Berichte erhalten, dass Ihr Kind andere tyrannisiert, dann müssen sie ernst genommen werden. Der kleine Tyrann sollte dazu gebracht werden, alles zurückzugeben, was er anderen Kindern abgenommen hat (Geld oder Spielzeug). Richten Sie nicht zu viel Aufmerksamkeit auf ihn – denn dies ist oft, was er erreichen will –, und sorgen Sie dafür, dass das Fehlverhalten nicht noch verstärkt wird. Er muss auch dazu gebracht werden, die Person, die er drangsaliert hat, um Entschuldigung zu bitten, und es müssen Strafen eingeführt werden. Piesacker fühlen sich bestätigt, ja belohnt, wenn niemand einschreitet, und sie erhalten die Aufmerksamkeit von ihren Altersgenossen. Die Mediation zwischen den beiden Kindern durch einen neutralen Schüler, der die Gespräche begleitet, hat sich in vielen Grundschulen, aber auch an Oberschulen als sehr effektiv erwiesen. Wenn dominantes Verhalten, Piesacken oder Aggression schon in der Familie vorkommt, kann man dem Kind *Boab* geben, um ihm zu helfen, das Verhaltensmuster zu durchbrechen. *Gymea Lily* könnte ein Konstitutionsmittel für Kinder sein, die von Natur aus das Zeug zum Anführer haben, aber oft sehr herrisch sind und dazu neigen, ihr natürliches Charisma und ihre Macht zu gebrauchen, um schwächere Kinder zu dominieren.

Kinder von Tyrannen wachsen ausnahmslos zu erwachsenen Mobbern heran; es ist gut, wenn ihr Verhalten schon früh geändert wird.

WENN KEIN VATER DA IST

Wenn der Vater Ihres Kindes nicht da ist – sei es, weil er lange arbeitet, weil Sie sich getrennt haben oder weil er gestorben ist –, kann die Bindung zwischen Ihnen und Ihrem Kind besonders stark sein. Vielleicht stellen Sie fest, dass Sie sowohl die Vater- als auch die Mutterrolle spielen; dies kann sowohl für Sie selbst als auch für Ihr Kind verwirrend sein.

Sie können dazu beitragen, mehr Gleichgewicht in die Beziehung zwischen Ihnen und Ihrem Kind zu bringen, indem Sie ihm *Red Helmet Orchid* geben. Dies ist die Blütenessenz für ungelöste Vater-Themen, die sich in rebellischem Verhalten gegenüber jeder Autoritätsperson, zum Beispiel Lehrern, äußern kann.

IMMER NOCH BETTNÄSSEN

Etwa zehn Prozent der Kinder machen zu Beginn ihrer Kindergartenzeit nachts noch ins Bett. Wenn dies weitergeht, kann es für die Kinder zu einem echten Problem werden, besonders wenn sie dann eingeladen und gebeten werden, bei Freunden zu übernachten.

In der traditionellen chinesischen Medizin werden die Nieren mit Angst assoziiert, und *Dog Rose* ist die Blütenessenz, die Angst anspricht. Es ist das Hauptmittel beim Bettnässen. Ich habe zudem festgestellt, dass die Ergänzung dieser Blütenessenz durch *Red Helmet Orchid*, das Mittel, das sich auf den Vater bezieht, eine glänzende Lösung ist.

Bettnässen

Ein sechsjähriger Junge, der häufig ins Bett machte, litt sehr darunter. Seine Mutter kam zu mir um Hilfe. Ich wählte *Grey Spider Flower* für Ängste, Schrecken und Albträume, da Bettnässen ein Symptom von Angst ist. Diese Blütenessenz bezieht sich auch auf die Nieren, welche als Sitz der Angst gelten. Ich spürte, dass auch etwas von einer psychischen Attacke eine Rolle spielen könnte – möglicherweise [im Zusammenhang] mit dem Astralkörper, der sich während des Schlafes vom Kausalkörper löste –, und diese Essenz würde in einer solchen Situation helfen. Ich gab ihm auch *Billy Goat Plum* für das Gefühl der Scham, das der Junge rund um das Bettnässen entwickelt hatte. Es hatte ihn dazu gebracht, seinem Körper, besonders seinem Harnsystem, zu misstrauen. Diese Essenz würde ihm helfen, seine Körperlichkeit anzunehmen und Scham und Schuldgefühle loszulassen.

Nach zwei Nächten hörte das Bettnässen auf und verschwand dauerhaft. Er und seine Mutter waren über diesen Erfolg sehr erfreut.

Christine Flynn, Neusüdwales, Australien

Manchmal fühlt sich ein Kind ängstlich, vielleicht in Bezug auf den Vater, aber möglicherweise im Hinblick auf irgendeine andere Autoritätsfigur, etwa einen Lehrer. Wir hatten schon viele Fälle, in denen Busch-Blütenessenzen das Problem gelöst haben. In einem Fall aus Brasilien hatte der Vater Tausende von Dollar ausgegeben, um seinen siebenjährigen Sohn in die Vereinigten Staaten fliegen zu lassen zu einer speziellen Behandlung gegen das Bettnässen – die jedoch vergebens war. Der Vater war ein sehr erfolgreicher Geschäftsmann, sehr schroff und nicht sehr einfühlsam, und sein Sohn fürchtete sich vor ihm. Sobald das Kind *Dog Rose* und *Red Helmet Orchid* einnahm, verschwand seine Furcht, und auch das Bettnässen hörte auf. Als diese Zusammenhänge dem Vater erklärt wurden, fragte dieser, ob es Blütenessenzen gebe, die er selbst einnehmen könnte, um einfühlsamer zu werden und auf seinen Sohn weniger einschüchternd zu wirken.

WÄHLERISCH BEIM ESSEN

Manchmal gilt ein Kind als ein heikler Esser, wenn es Dinge meidet, von denen es intuitiv weiß, dass es empfindlich oder allergisch auf sie reagiert. Oder das Kind mag keine Speisen, die bestimmte natürliche oder künstliche Chemikalien enthalten. Achten Sie darauf, was Ihr Kind nicht gerne isst.

Ein Kind, das sich Veränderungen widersetzt, könnte auch beim Essen wählerisch sein. Es hat kein Interesse an etwas, das anders oder ungewohnt ist. Die Blütenessenz *Freshwater Mangrove* ist für Kinder geeignet, die sich bereits eine Meinung über eine Speise bilden, bevor sie diese überhaupt probiert haben, und die Blütenessenz *Bauhinia* kann ihnen helfen, sich für etwas zu öffnen, das ein wenig anders als das bereits Bekannte ist oder das sie nicht gewohnt sind.

Wenn ein Kind nicht viel isst, kann es daran liegen, dass es keine gute Verdauung hat. Eine Kombination von *Paw Paw* und *Crowea* wird helfen, den Appetit anzuregen und auch die Verdauung zu unterstützen. Wenn dies ein in der Familie bereits vorhandenes Muster ist, so probieren Sie, die beiden Blütenessenzen durch *Boab* zu ergänzen.

✓ **Für Eltern: Die Essgewohnheiten Ihres Kindes**

Wenn Sie sich über die Essgewohnheiten Ihres Kindes Sorgen machen, wird *Crowea* – ein Bestandteil sowohl von *Emergency Essence* als auch von *Calm and Clear Essence* – Ihre Besorgnis ansprechen und Ihnen helfen, sich zu beruhigen. Manchmal reagieren Kinder auf die Sorgen und Beunruhigung ihrer Eltern. Wenn Sie selbst ruhiger sind und weniger in Sorge, ob ihr Kind genug isst, interessiert es sich vielleicht mehr fürs Essen.

Ian

ÜBERGEWICHT

Wie eine Epidemie verbreitet sich die Fettleibigkeit über alle Industrieländer. Sie betrifft Kinder und Erwachsene gleichermaßen. Adipöse Kinder wachsen unaufhaltsam zu adipösen Erwachsenen heran. In Australien kam es innerhalb einer einzigen Generation zu alarmierenden Veränderungen: In Neusüdwales sind zwanzig Prozent der Jungen und vierundzwanzig Prozent der Mädchen im Alter von fünf bis sechzehn Jahren übergewichtig oder adipös, verglichen mit nur elf Prozent aller jungen Menschen zwischen sieben und sechzehn Jahren vor fünfundzwanzig Jahren. In den Vereinigten Staaten sind zwanzig bis vierzig Prozent der Kinder unter zehn Jahren übergewichtig oder adipös. Es steht außer Frage, dass Übergewicht und Fettleibigkeit die Lebensqualität beeinträchtigen. Diese Kinder werden später höchstwahrscheinlich Diabetes Typ 2 entwickeln und Gefahr laufen, Probleme mit Bluthochdruck, Herz-Kreislauf-Erkrankungen sowie orthopädische Probleme zu bekommen, wenn sie älter werden. Sehr viele Untersuchungen haben sich mit möglichen Zusammenhängen zwischen Genen, Hormonen und Fettleibigkeit befasst. Das Fazit ist jedoch, dass Fettleibigkeit nicht auf genetischen Gegebenheiten beruht, sondern auf die Lebensumstände und die konsumierte Nahrungsmenge zurückzuführen ist. Wenn man mehr isst, als man an Energie verbraucht, nimmt man an Gewicht zu.

Fettreiche Nahrung hat doppelt soviel Energie wie Zucker oder Eiweiß. Fett reduziert auch den Appetit nicht so gut wie die anderen beiden Gruppen und besonders Eiweiß. Deshalb können selbst kleine Mengen an Nahrung zu Gewichtszunahme führen, wenn sie viel Fett enthalten.

In europäischen Studien hat sich gezeigt, dass sich die Niederländer sehr ähnlich ernähren wie ihre Nachbarn – die Deutschen und auch die Briten –, dabei haben sie viel weniger Übergewicht. Der Hauptgrund, den man feststellte, war, dass man in den Niederlanden siebzig Prozent der Wege von und zum Arbeitsplatz mit dem Fahrrad zurücklegt, statt nur zehn Prozent wie in Großbritannien.

Übergewichtige Kinder müssen körperlich aktiver sein, als sie es jetzt sind bzw. bisher waren. Leider sind viele Eltern eher zögerlich, weil sie Sicherheitsbedenken hegen, ihre Kinder draußen herumrennen und spielen zu lassen. In der Folge verbringen viele Kinder zu viel Zeit mit Videospielen und Fernsehen – was, wie sich gezeigt hat, zu Fettleibigkeit und Übergewicht führt. Das Hauptproblem ist, das diese [Nicht-]Aktivitäten nur sehr wenig Kalorien verbrauchen und die Kindern darüber hinaus der Reklame für ungesundes Essen ausgesetzt sind, die stark beeinflusst, was sie essen wollen. Zudem ist beim Fernsehen die Wahrscheinlichkeit größer, dass Kinder naschen, und Studien haben bewiesen, dass Kinder bis zu zwanzig Prozent mehr essen, wenn sie ihre Mahlzeiten vor dem Fernseher einnehmen, als wenn sie um einen Esstisch sitzen.

Um das Gewohnheitsmuster Fernsehen mit Erfolg zu durchbrechen – so haben Untersuchungen in Übersee gezeigt –, gilt es zuerst festzustellen, wie viel ein Kind fernsieht, und dann zu erfahren, ob das Kind dies als zuviel erkennt. Lassen Sie Ihr Kind herumfragen und vergleichen, wie viel seine Altersgenossen fernsehen. Dann stellen Sie eine Liste der Sendungen zusammen, die ihr Kind wirklich gerne sehen will. Begrenzen Sie die zuerst die Fernsehzeit auf das, was ausdrücklich gewünscht wird. Lassen Sie dann den Fernseher einmal zehn Tage lang ganz ausgeschaltet. Dies kann helfen, eine ganze Reihe von Gewohnheiten zu durchbrechen. Wundervolle Dinge sind in solchen Phasen schon geschehen: Kinder haben neue Freunde gefunden, die ganz in der Nähe wohnen; sie sind nach draußen gegangen und haben mit ihnen gespielt. Dann beschränken Sie das Fernsehen auf sieben Stunden pro Woche und führen die Regel ein, dass während des Fernsehens nicht gegessen wird.

Flannel Flower ist eine Bush-Blütenessenz, die Kindern hilft, mehr Motivation aufzubringen, sich körperlich zu bewegen und aktiv zu sein. *Bush Fuchsia* wirkt auf den Hypothalamus, welcher das Appetitzentrum regiert.

Wenn in der Familie schlechte Essgewohnheiten herrschen, kann *Boab* eingenommen werden, das hilft, solche Muster zu durchbrechen. *Bottlebrush* und *Boronia* helfen, die Gewohnheit abzubauen, zwischen den Mahlzeiten zu naschen und Dinge zu essen, die nicht nahrhaft sind. Vermehrter Wasserkonsum wird den Appetit zügeln; reden Sie Ihren Kindern also zu, zwischen den Mahlzeiten ein Glas Wasser zu trinken, statt nach mehr Essbarem zu greifen. Weitere Blütenessenzen, die sich hier als nützlich erweisen können, sind *Monga Waratah,* das hilft, die Willenskraft aufzubringen, kein Junkfood zu essen, und *Hibbertia,* das hilft, eine gute Essdisziplin zu entwickeln.

Dagger Hakea harmonisiert die Gallenblase, das Organ, das für die effektive Verdauung von fettiger Nahrung notwendig ist. Zum Thema Fett wurde im Rahmen einer in den Vereinigten Staaten kürzlich durchgeführten Studie schwangeren Affen eine fettreiche Ernährung aus Kartoffelchips, Erdnussbutter und Schokolade gegeben. Wie sich herausstellte, entwickelten die Föten eine Fettleber, das heißt eine Störung, die dem Diabetes oft vorausgeht. Ob die erwachsenen Muttertiere, die die fettreiche Nahrung aßen, selbst fett wurden, spielte keine Rolle. Die Tatsache, dass sie sich fettreich ernährten, führte zu dem Fettleber-Problem der Föten, und so hatten auch alle Affenbabys eine Fettleber. Die Forscher betrachteten dies als ein Anzeichen dafür, dass die fettreiche Ernährung der schwangeren Muttertiere die Wahrscheinlichkeit erhöhte, dass der Nachwuchs fettleibig wurde. Als Übeltäter wurden die gesättigten Fette in der Nahrung ausgemacht.

Die Leberverfettung war früher nur bei Patienten anzutreffen, die als Erwachsene viele Jahre fettleibig gewesen sind; inzwischen kommt sie bei Kindern immer häufiger vor. Manche Studien schätzen, dass die Hälfte aller fettleibigen Kinder eine Fettleber haben, was auch zu einem Leberversagen führen kann.

Diabetes

Ein dreijähriges Mädchen kam zur Behandlung. Als sie zweiundzwanzig Monate alt war, hatte man bei ihr Diabetes* festgestellt, sie bekam täglich drei Insulinspritzen. Ihr Bauch war von dem Insulin angeschwollen. Ich verschrieb *Peach-flowered Tea-tree* für den Diabetes und um ein Gefühl zu vermitteln, die Verantwortung für ihre Krankheit zu übernehmen. Die Mutter ermittelte ständig den Blutzuckerspiegel, und so erhielt die Krankheit eine Menge Macht.

Ich verordnete auch *Fringed Violet,* um ihre Aura intakt zu halten und sie vor psychischen Angriffen zu schützen.

Wenige Wochen später schien es eine Besserung zu geben, die Mutter war über die Ergebnisse erfreut. Beim nächsten Besuch war die Insulindosis reduziert worden. Der Gesundheitszustand besserte sich weiter und das Mädchens brauchte das Insulin nicht mehr täglich, sondern manchmal nur noch jeden dritten Tag. Sie lernte, ihre Bauchspeicheldrüse zu lieben. Als die Mutter ihre Tochter zum Kinderarzt brachte, mit dem ich zusammenarbeitete, bemerkte dieser die deutliche Verbesserung ihres Zustandes, und verordnete, mit der Einnahme der Tropfen fortzufahren.

Pam Knights, Neusüdwales, Australien

NAHRUNGSMITTELUNVERTRÄGLICHKEIT

Es besteht ein Unterschied zwischen einer Allergie auf Nahrungsmittel und einer Nahrungsmittelunverträglichkeit*. Eine Allergie betrifft das Immunsystem, und die allergische Reaktion erfolgt gewöhnlich sofort, während eine Unverträglichkeit mit einer Irritation der Nervenenden in verschiedenen Teilen des Körpers einhergeht. Gewöhnlich tritt nicht eine augenblickliche Reaktion ein wie bei einer Allergie, und manchmal kann sich eine Unverträglichkeit auch über längere Zeit hinweg aufbauen.

Wenn ein Kind ein bestimmtes Nahrungsmittel nicht verträgt, kann es vielleicht eine kleine Menge davon zu sich zu nehmen, ohne dass es zu Symptomen kommt. Liegt jedoch eine echte Allergie vor, kann bereits die geringste Menge Probleme verursachen.

Einige der häufigeren Unverträglichkeiten bestehen gegenüber natürlichen Substanzen wie Salizylaten, Aminen und Glutamaten. Viele Früchte – etwa Beeren, Orangen und Trauben – enthalten Salizylate, die auch in manchen Nüssen, Gewürzen, Konfitüren und Honig in großen Mengen enthalten sind. Viel Glutamate finden sich in reifen Tomaten, Käse, Pilzen, Fleisch und Hefeextrakten. Fermentierte Nahrungen sind hoch an Aminen.

Konservierungsmittel im Essen sind eine andere häufige Ursache für Nahrungsmittelunverträglichkeit.

Bei sehr kleinen Kinder äußern sich Unverträglichkeiten meist in Form von Hautausschlägen*, Koliken* oder Schlafproblemen*. Kleinkinder mit Nahrungsmittelunverträglichkeiten leiden unter Atembeschwerden, Durchfall, Wutanfällen, Ängstlichkeit und allgemeinen Verhaltensproblemen. Wenn ein oder beide Elternteile oder andere Kinder in der Familie ähnliche Probleme haben, dann wird *Boab* helfen, etwaige familiäre Muster zu bereinigen.

Medizinische Studien auf diesem Gebiet gibt es nicht zuhauf, doch eine kürzlich in Großbritannien durchgeführte Untersuchung stellte einen eindeutigen Zusammenhang zwischen Lebensmittelfarbstoffen und Hyperaktivität* fest. Die Studie zeigte, dass eine Nahrungsmittelunverträglichkeit jede bereits bestehende Hyperaktivität bei einem Kind verschlimmert.

Der erste Schauplatz einer guten Verdauung ist die Mundhöhle, und wenn die Nahrungsaufnahme in Eile stattfindet, kann das Resultat eine allergische Reaktion sein. Wenn Speisen nicht ordentlich zerkaut, sondern heruntergeschlungen werden, kann dies – wenn es häufig passiert – dazu führen, dass der Körper mangelhaft verdaute Eiweißmoleküle im Magen als Fremdkörper deutet. Die Folge ist, dass sich die der Allergiekontrolle dienenden Mastzellen anhängen und Histamine freisetzen, um die Eiweiße zu bekämpfen.

Wenn sie den Magen verlässt, gelangt die Nahrung in den Dünndarm, wo die Fette und Kohlenhydrate weiter zerkleinert werden. *Dagger Hakea* wirkt auf die Gallenblase und die Galle, *Peach-flowered Tea-tree* unterstützt die ordentliche Absorption von Nährstoffen im Dünndarm. Diesen verlässt die Nahrung durch die Ileozäkalklappe am Übergang zum Dickdarm. Die Blütenessenz *Bauhinia* fördert das gute Funktionieren der Ileozäkalklappe. Falls diese Klappe blockiert ist, beginnt sich der Speisebrei im Dünndarm zu stauen und zu gären. Ist die Klappe nicht dicht, kommt es zum Rückfluss aus dem Dickdarm in den Dünndarm. Diese beiden Darmabschnitte haben unterschiedliche pH-Werte und Bakterienbesiedelung, deshalb kann ein Rückfluss viele Probleme verursachen, zum Beispiel Kopfschmerzen, Verdauungsstörungen sowie Allergien und Nahrungsmittelunverträglichkeiten.

Ein bekannte Methode zur Feststellung von Nahrungsmittelunverträglichkeiten ist die sogenannte Rotationsdiät. Dabei werden Nahrungsmittel verschiedenen Kategorien zugeordnet und in rotierendem Wechsel gegessen, etwa nach einem Plan wie diesem: Eier und Geflügel gibt es nur alle vier Tage, Molkereiprodukte nur alle vier Tage, Weizen nur alle vier Tage. Durch das viertägliche Abwechseln der Nahrungsmittelfamilien ist es einfacher, ausfindig zu machen, auf was Ihr Kind empfindlich reagiert. Achten Sie darauf, was Ihr Kind an dem Tag gegessen hat, als es über Bauchweh, eine laufende Nase oder

Kopfschmerzen klagte, oder als es leicht aggressiv war oder sich schlecht konzentrieren konnte.

Wenn ein Kind in seinem Geburtsdatum alle drei Ziffern 7, 8 und 9 aufweist, reagiert es laut numerologischer Lehre empfindlicher auf Farbstoffe und Zusatzstoffe in der Nahrung. Substanzen beider Kategorien sollten Kinder ohnehin nicht zu sich nehmen, dies gilt auch für sehr zuckerhaltige oder raffinierte Nahrungsmittel. All dies kann einen negativen Einfluss auf ihr Verhalten haben.

NÄGELKAUEN

Manche Kinder beißen ihre Nägel ab, bis nur noch wenig davon übrig ist. Manche nagen nur ganz wenig daran. Nägelkauen* gehört zu den häufigsten Gewohnheiten bei Kindern, die meisten legen sie irgendwann wieder ab.

Es könnte sein, dass Ihr Kind seine Nägel kaut, weil es ängstlich ist. Wenn Sie dies für möglich halten, wird *Crowea* die Nerven des Kindes beruhigen und ihm Frieden und Ruhe bringen. *Crowea* ist sowohl in *Emergency Essence* als auch in *Calm and Clear Essence* enthalten. Zusätzlich könnten Sie Alternativen zum Nägelkauen vorschlagen, etwa die Finger durch Zeichnen beschäftigt halten oder Schattenspiele zu machen. Beides wird Ihr Kind vom Nägelkauen ablenken, so dass es eher andere, konstruktivere Tätigkeiten in Betracht ziehen wird.

WENN IHR KIND SICH NICHT RECHT WOHLFÜHLT*

Von Zeit zu Zeit wird Ihr Kind matt erscheinen, sich nicht recht wohlfühlen. Eine Reihe von Faktoren könnte dazu beigetragen haben: Vielleicht brütet Ihr Kind eine leichte Krankheit aus, oder es leidet unter Verstopfung*. Was auch immer gerade zutrifft: *Crowea* ist generell das Mittel zur Wiederherstellung des Gleichgewichts. Es wirkt als allgemeines Stärkungsmittel für die Organe und die Meridiane im Körper. Es ist sowohl in *Emergency Essence* als auch in *Calm and Clear Essence* enthalten.

Körperliche Schwäche

Ein Mädchen wurde zu mir gebracht, es war blass und teilnahmslos. Im Lauf der Jahre hatte es viele Antibiotika verschrieben bekommen und viele Tage in der Schule versäumt. Seit fast einem Jahr hatte sie keine einzige vollständige Schulwoche absolviert. Die aufgeweckte und eifrige Schülerin war körperlich geschwächt und neigte zu schlimmen Ohrenentzündungen. Ihrer Mutter hatte man mitgeteilt, nach einer weiteren Infektion sei eine Operation „das Beste", doch die Mutter wandte sich an mich. Unter den Blütenessenzen, die ich verordnete, waren:

- *Red Grevillea* für Infektion,
- *Bush Fuchsia* für die Ohren, und
- *Illawarra Flame Tree,* um das Immunsystem zu unterstützen und wegen des Gefühls der Ablehnung gegen ihren Bruder, der sehr viel Aufmerksamkeit erhalten hat.

Binnen Tagen erholte sie sich. Drei Wochen später war kein Zeichen von Krankheit mehr festzustellen, sie hatte zum ersten Mal wieder eine ganze Woche am Unterricht teilgenommen ohne einen Schultag zu versäumen. Das Mädchen war völlig verändert, mutig, zuversichtlich und ausgeglichener – und sie hatte sich für einen Gymnastikkurs angemeldet!

Trudi Nichols, Großbritannien

KOPFLÄUSE

Kopfläuse* sind kleine Parasiten, die sich durch den Kopf-an-Kopf-Kontakt mit Personen verbreiten, die bereits befallen sind. Bei Kindern kommen sie recht häufig vor, besonders wenn diese die Schule besuchen. Sauberes Haar ist keine Garantie, dass Ihr Kind nicht unter Kopfläusen zu leiden haben wird. Am liebsten halten sich Läuse auf der Kopfhaut hinter den Ohren und im Genick auf. Juckreiz ist das Hauptsymptom bei Läusebefall, er entsteht, wenn die Parasiten das Blut ihres Wirtes saugen.

Zur Behandlung bei Befall bedecken Sie das Haar Ihres Kindes mit reichlich Haarspülung und kämmen Sie es sorgfältig, Strähne für Strähne, mit einem speziellen Läusekamm. Bevor Sie mit dieser Prozedur beginnen, können Sie Ihrem Kind *Black-eyed Susan* geben, damit es leichter stillsitzen und die nötige Geduld aufbringen kann, die besonders bei viel und langem Haar erforderlich ist. Spülen Sie das Shampoo aus, das die Läuse und ihre Eier (Nissen) enthält. Geben Sie Ihrem Kind *Green Essence*-Tropfen innerlich und sprühen Sie

Green Essence auf das Haar; diese Blütenessenz ist bei allen Parasiten am oder im Körper angezeigt. *Billy Goat Plum* ist das Mittel bei jeglichem Empfinden, schmutzig oder unrein zu sein, noch dazu in Verbindung mit der Scham und Peinlichkeit, Nissen zu tragen – besonders wenn die Klassenkameraden davon wissen.

TRAUER UND TODESFALL

Wenn ein Mitglied der Familie stirbt – sei es jemand von den Eltern, Geschwistern oder Großeltern –, ist die ganze Familie davon betroffen und muss sich mit dem Tod auseinandersetzen. *Transition Essence* ist für alle Betroffenen nützlich. Es hilft jedem, mit größeren Veränderungen im Leben umzugehen und sie zu bewältigen. Diese Blütenessenzen-Kombination lindert die Angst vor dem Tode und hilft, mit dem Trauerfall* klarzukommen. Bei einem Kind kann ein Todesfall sehr viele Gefühle und Emotionen auslösen – Wut, Groll, Trauer, sogar Schuldgefühle und Resignation. Es ist wichtig, dass Kinder zum Ausdruck bringen dürfen, was sie empfinden.

Die Blütenessenz *Bluebell* hilft einem Kind, seine Gefühle zu verstehen, besonders wenn es sehr viele Gefühle sind und solche, die es noch nie zuvor erlebt hat. *Crowea* ist das Mittel bei einer großen Intensität der Gefühle, während *Flannel Flower* eine Hilfe sein kann, darüber zu sprechen und zum Ausdruck zu bringen, was man fühlt. Lebensberater empfehlen oft, das Thema behutsam zur Sprache zu bringen und abzuwarten, bis das Kind bereit ist, darüber zu sprechen, um dann seine Fragen zu beantworten. Jüngere Kinder haben oft eine Menge Fragen, die sie so lange wiederholen, bis sie das Erlebte in ihrem Kopf klar „sortiert" haben. Ein Todesfall kann oft bewirken, dass kleinere Kinder sich schuldig fühlen, denn sie sind so egozentrisch, dass sie meinen, für den Tod verantwortlich zu sein. Man muss ihnen erklären, dass niemand daran schuld ist. Bei Schuldgefühlen kann *Sturt Desert Rose* – ein Bestandteil von *Confid Essence* – sehr heilsam wirken.

Für die erste harte Welle der Emotionen nach Erhalt der schlimmen Nachricht ist *Red Suva Frangipani* ein sehr gutes Mittel. Bei manchen Kindern kann die Reaktion auf den Todesfall sogar bewirken, dass sie in ihrer Entwicklung zurückfallen. Es ist sehr wichtig und gut, die bestehenden Routinen aufrechtzuerhalten, also zum Beispiel die Mahlzeiten zu den gleichen, gewohnten Zeiten einzunehmen, so dass die Kinder erkennen, dass das Leben weitergeht, auch wenn da sehr viel Traurigkeit herrscht. Manche Kinder können sehr verschlossen sein (in welchem Fall Sie *Kapok Bush* einsetzen) – oder sie können hyperaktiv werden und ihre Zeit mit Aktivität ausfüllen, um die unangenehmen Gefühle zu betäuben; in diesem Falle geben Sie *Black-eyed Susan*.

Anders als Erwachsene, werden Kinder wahrscheinlich recht rasch in die Trauer kommen und sie auch wieder hinter sich lassen; manchmal leiden sie gerade noch, wenn sie einen Trauerfall erleben. Manche Kinder werden durch plötzliche Umschwünge sehr verwirrt. Es gibt ihnen Sicherheit, wenn Sie sie wissen lassen, dass es in Ordnung ist, Liebe und Lachen in ihr Leben wieder zurückkehren zu lassen, auch wenn es hier und da Zeiten gibt, in denen die Traurigkeit dominiert. *Little Flannel Flower* kann ein sehr gutes Mittel sein, um die Munterkeit des Kindes präsent zu halten. Die Blütenessenz *Fringed Violet,* ein Bestandteil von *Emergency Essence,* wird helfen, weil sie dem Kind einen psychischen Schutz gibt vor dem Schmerz und Leiden anderer Menschen.

Ich habe beobachtet, dass manche Kinder die meiste Zeit etwas Trauriges oder Trauerndes an sich haben, und ihre Eltern können sich auf keinen spezifischen Grund dafür besinnen. Viel Forschung hat nun ergeben, dass es nicht ungewöhnlich ist, dass Menschen einen Zwilling im Mutterleib hatten, der nicht überlebte. Dann ist es möglich, dass der überlebende Zwilling auf einer tiefen seelischen Ebene eine gewisse Traurigkeit und Trauer behält. Wo immer Traurigkeit ein Element der Persönlichkeit zu sein scheint, denken Sie an *Sturt Desert Pea,* die Blütenessenz, die tief wurzelnde Trauer und Traurigkeit löst. *Sturt Desert Pea* wirkt in fast allen Fällen äußerst rasch, selbst wenn der Schmerz schon viele Jahre Bestand hatte oder bis in ein früheres Leben zurückreicht.

Angst und Trauer

Ein Junge wurde zu mir gebracht, nachdem sein Vater an Krebs gestorben war. Es war ein stiller, in sich gekehrter Junge, der sehr ängstlich und unsicher geworden ist. Seine Mutter wollte ihm helfen, mit Angst und Trauer fertigzuwerden. Die Hauptblütenessenz, die ich ihm verordnete, war *Dog Rose,* das Mittel bei Kummer, Schüchternheit, Unsicherheit und unaufgelöste Trauer (welche laut der chinesischen Medizintradition Angst und Furchtsamkeit auslösen kann). Es kam zu einer merklichen Veränderung in dem Jungen; als er zur zweiten Konsultation kam, schien er leichter, offener und lächelte mehr. Dieses Mal verordnete ich ihm *Sturt Desert Pea* für die Trauer über den Verlust seines Vaters, und *Red Suva Frangipani,* um mit den schweren Emotionen umgehen zu lernen, die mit Trauer und Verlust einhergehen. Als ich ihn das nächste Mal sah, schien er viel gefestigter und ließ viel mehr Blickkontakt zu.

Wendy Driscoll, Neusüdwales, Australien

✓

Die Unschuld zurückgewinnen

Ein Junge, dessen Vater gestorben ist – oder ein Mädchen, dessen Mutter gestorben ist –, wird oft sehr früh erwachsen; das älteste Kind nimmt oft die Verantwortung und einen Teil der Rolle des Mannes (bzw. der Frau) im Hause auf sich. In solchen Situationen verlieren die Kinder unter der Last dieser Verantwortung ihre Unschuld und Kindheit. *Little Flannel Flower* kann ihnen helfen, kindlich, unschuldig und verspielt zu bleiben, wenn sie erst den ersten Schock bewältigt und die anfängliche Phase der Trauer über den Verlust ihres Vaters bzw. ihrer Mutter durchschritten haben. Gleiches kann freilich auch geschehen, wenn es durch die Scheidung der Eltern zu einer Trennung von einem Elternteil kommt.

Ian

TRENNUNG ODER SCHEIDUNG

Ist es zu einer Scheidung gekommen, so ist mit das Wichtigste für die Kinder, ihnen zu versichern, dass sie geliebt werden. Weil sie so egozentrisch sind, machen sich kleine Kinder oft Vorwürfe, an der Trennung oder Scheidung* ihrer Eltern irgendwie schuld zu sein. Sie denken, sie seien dafür verantwortlich, weil sie ihr Spielzeug nicht aufgeräumt haben, weil sie nicht früher zu Bett gegangen sind oder weil sie einen Wutanfall hatten.

Traurigerweise haben ein Jahr nach einer Trennung etwa dreißig Prozent der Männer keinen Kontakt mehr mit ihren Kindern. Es kann für den Vater herzzerreißend sein und verheerend für das Kind, das sich vielleicht im Stich gelassen fühlt. Die Blütenessenz *Red Helmet Orchid* wird hier helfen, Vaterprobleme aufzulösen und die Bindung zwischen Vater und Kind zu festigen, auch wenn der Vater nicht da ist.

Wenn es die Mutter ist, die ihr Kind nach einer Trennung nicht mehr sieht, wird *Bottlebrush* ihr und dem Kind helfen, die gemeinsame Verbindung zu festigen.

Scheidung kann für eine Familie einen großen Umbruch mit sich bringen. Sie kann bedeuten, dass ein Umzug fällig ist, sei es in der Nähe oder in eine andere Gegend, verbunden mit einem Schulwechsel und weiteren Veränderungen. *Bottlebrush* hilft bei jeder Veränderung, sie leichter zu bewältigen. Diese Blütenessenz wurde dem sechsjährigen Sebastian gegeben, als seine Eltern sich scheiden ließen. Seine Behandlerin, Natasha Fernandez in Uruguay, verschrieb es ihm nicht nur wegen der großen Umwälzungen in seinem Leben, sondern um die Verbindung mit seiner Mutter zu stärken. Sie verordnete auch *Red Helmet Orchid,* weil er ernste Probleme mit seinem Vater hatte. Außerdem gab sie ihm *Dagger Hakea,* so dass er die Wut, die sich in ihm staute, leichter zum Ausdruck bringen konnte, sowie *Fringed Violet,* um ihm einen Schutz vor der negativen Energie der ganzen Situation zu geben. „Die erste Veränderung bei Sebastian war, dass er anfing, seinen Wutgefühlen gegen seine Eltern Ausdruck zu geben," schrieb sie. „Sein Verhalten in der Schule begann sich zum Positiven zu wandeln, und seine Tendenz zu Gewaltausbrüchen ließ er hinter sich."

Natürlich kann es infolge einer Scheidung oder auch des Todes eines Elternteils zu Verhaltensänderungen bei Kindern kommen. Ihr Betragen in der Schule kann recht häufig störend wirken, oder sie werden sehr still und verschlossen. Es ist wichtig, dass Lehrer wahrnehmen und erfahren, was im häuslichen Umfeld ihrer Schüler vorgeht. Deren Konzentration kann sehr beeinträchtigt sein, die Kinder sind leichter abgelenkt und können ihre Aufmerksamkeit nicht auf etwas fixieren. *Cognis Essence* spricht beide Probleme an. Manche Kinder wirken eher abwesend und verträumt, sie schalten ab und sind außerhalb ihres Körpers, weil das, was in ihrer Welt passiert, zu schmerzhaft für sie ist. Es mag auch eine Menge Wut und Groll geben, und *Dagger Hakea* kann sehr nützlich sein, wenn Kinder die Veränderungen in ihrer Welt als Fehler oder Versagen ihrer Eltern wahrnehmen.

Ein weiterer Aspekt der Scheidung ist, dass sie recht häufig einem Lebensabschnitt vorausgeht, in dem sich die Kinder in einer Stief-Familie wiederfinden – vielleicht nicht sofort, aber irgendwann später. Der Elternteil, bei dem sie leben, mag sich später mit einem Partner zusammentun, der selbst Kinder hat, und so bilden sie schließlich eine völlig neue Familieneinheit, was eine große Belastung sein kann. Zweitehen weisen eine viel höhere Scheidungsrate auf als Erstehen, weil von beiden Seiten viel mehr Belastendes mit hereingebracht wird. Etwa fünfzig Prozent der Zweitehen mit Kindern aus beiden Teilfamilien enden durch Scheidung, rund fünfundzwanzig Prozent dieser sogenannten Patchworkfamilien zerbrechen bereits innerhalb des ersten Jahres. Die Blütenessenzen für Veränderung wie *Bottlebrush* und *Bauhinia* werden sich als nützlich erweisen, wenn solche Veränderungen eintreten – *Bottlebrush,* wenn die Veränderung stattfindet, und *Bauhinia,* um zu helfen, das Kind mit der Vorstellung von der neuen Familiendynamik vertraut zu machen.

Scheidungsbewältigung

Tashy war sechs Jahre alt, als sich ihre Eltern trennten, und sie heulte: „Es ist nicht fair! Warum trennt ihr euch, und andere Mamas und Papas tun es nicht?" Nach der Einnahme von *Southern Cross,* der Blütenessenz für alle, die sich ungerecht behandelt fühlen, beruhigte sich Tashy erstaunlich rasch. Sie war weitaus weniger bedrückt und auflehnend.

Als sich ihre Eltern trennten, schien sie sich dauernd schuldig zu fühlen, sie sagte ständig „Entschuldigung". Ich gab ihr *Sturt Desert Rose,* um die Schuldgefühle aufzulösen.

Rachel (Anschrift bekannt)

Für Patchworkfamilien kann es sehr nützlich sein, wenn die Eltern die Blütenessenz *Slender Rice Flower* im Hause sprühen, um die Harmonie der Gruppe zu fördern. Ein anderes heilsames Mittel ist *Sturt Desert Rose.* Wenn sich der Elternteil, bei dem das Kind lebt, mit einem neuen Partner verbindet, kann das Kind zuweilen das Empfinden haben, dem anderen Elternteil gegenüber untreu zu sein, wenn es sich freundlich und liebevoll zu der neuen Person verhält. Dies kann für ein Kind eine sehr schwierige Phase sein. Zum Glück haben Kinder sehr viel emotionale Flexibilität – sogar noch mehr als ihre Eltern – und gehen recht resilient durch solche größeren Veränderungen. Manche Kinder werden infolge einer Scheidung sehr anhänglich; sie haben das Empfinden, einen Elternteil zu verlieren, und so klammern sie sich noch fester an den, bei dem sie geblieben sind. Erwägen Sie die Gabe von *Monga Waratah* bei übermäßiger Abhängigkeit sowie *Dog Rose* bei Ängstlichkeit und *Illawarra Flame Tree* bei der Angst, zurückgewiesen zu werden. Alle diese Blütenessenzen können helfen, die klammernde Anhänglichkeit zu reduzieren, die nach der Scheidung oder dem Tode eines Elternteils oft zu beobachten ist.

Ein Kind, das an bestimmte Regeln gewöhnt ist und dann plötzlich einen Stief-Elternteil hat und sich ganz neuen Regeln und Vorschriften anpassen muss, kann eine starke Eifersucht empfinden und es ablehnen, „seinen" Elternteil mit der anderen Person zu teilen. *Mountain Devil* ist die Blütenessenz bei Eifersucht. Ein weiteres Mittel, *Mint Bush,* ist angezeigt, wenn es sich anfühlt, als wäre alles durcheinander, und das Kind seine Welt als ein Chaos voller Veränderungen empfindet; diese Blütenessenz kann helfen, die Dinge zu beruhigen.

Negatives in Positives verwandeln

Meine beiden Töchter verbrachten die Hälfte der Zeit bei ihrem Vater, wo es eine Menge Stress und Anspannung und Negativität gibt. Wenn sie zurückkommen, sind sie stets übellaunig und benehmen sich sehr schlecht. Kürzlich habe ich die Mädchen und ihre Taschen und alles, was sie von ihrem Vater mitgebracht haben, mit *Space Clearing*-Spray eingesprüht. Innerhalb von zehn bis fünfzehn Minuten waren beide Mädchen reizend und fröhlich und benahmen sich gut. Es war wie ein kleines Wunder! Ich fühle mich rundherum unterstützt und habe deshalb eine viel entspanntere Einstellung zu jeder potenziell tödlichen Situation – ich kann jederzeit „den Spray" benutzen, um Negatives in Positives zu verwandeln.

(Name bekannt)

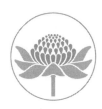

11

LERNEN SIE IHR KIND KENNEN:
NUMEROLOGIE UND BLÜTENESSENZEN

Als ich mich mit der Naturheilkunde zu beschäftigen begann, machte ich auch einen Kurs in Numerologie, einem altüberlieferten System, das uns den Lebensweg eines Menschen zu erkennen und Einblick in seine Persönlichkeitsstruktur zu erlangen hilft. Ich lernte die pythagoreische Numerologie, die sich als ein Werkzeug von unschätzbarem Wert erwies. Mit ihrer Hilfe gelangt man sehr rasch, präzise und einfach zu wichtigen Einblicken in die Persönlichkeit. Ich praktiziere seit über dreißig Jahren Naturheilkunde und habe für jeden Patienten, den ich je behandelte, eine numerologische Berechnung durchgeführt.

Bei den Kindern, die seit dem Jahr 2000 auf die Welt gekommen sind, sehen wir ungewöhnliche Muster, von denen manche seit über tausend Jahren nicht mehr vorkamen. In meiner Praxis stellte ich fest, dass man anhand des numerologischen Rasters eines Kindes – selbst wenn dieses noch sehr klein ist und noch nicht sprechen kann – genau dessen spezielle Stärken bestimmen kann, ebenso wie die Herausforderungen, die es zu gewärtigen hat. In diesem Kapitel werde ich spezifische Busch-Blütenessenzen empfehlen, die Sie verwenden können, um die Stärken Ihres Kindes zu fördern. Wenn Sie wahrnehmen, dass sich einer der schwierigeren Aspekte im Leben Ihres Kindes zu entwickeln beginnt, können Sie etwas unternehmen, um seiner Ausprägung entgegenzuwirken, indem Sie die geeigneten Busch-Blütenessenzen einsetzen.

In meinem ersten Buch *(Australische Bush-Blütenessenzen)* besprach ich die einzelnen Ziffern des Zahlengitters sehr ausführlich. Deshalb werde ich mich in diesem Kapitel nur mit einem speziellen Aspekt, den sogenannten Pfeilen, befassen.

Der erste Schritt dieser numerologischen Analyse besteht darin, das Geburtsdatum Ihres Kindes aufzuschreiben. Jede im Geburtsdatum vorkommende Ziffer hat ihren festen Platz im Zahlenraster, das folgendermaßen aussieht:

3	6	9	mentale Ebene
2	5	8	emotionale Ebene
1	4	7	körperliche Ebene

Die zehnte Ziffer, die Null, hat keinen Platz im Raster. Sie steht für ein spirituelles Potenzial.

3	6	
2		
1	4	

Angenommen, Sie erarbeiten das Geburtsdatum 16. März 2004, dann notieren Sie dieses zuerst als 16.3.2004. Danach tragen Sie jede Ziffer an ihrem Platz im Raster ein:

Jedes Feld des Rasters steht für einen spezifischen Charakterzug oder Persönlichkeitsaspekt. Wenn drei besetzte Ziffernfelder durch eine gerade Linie verbunden werden können, spricht man von einem Pfeil. Ein Pfeil ist ein Anzeichen für eine angeborene Stärke, die größer ist als die Summe der drei einzelnen Ziffern. Die Pfeile offenbaren entweder wichtige Stärken oder signifikante Schwächen. Pfeile können horizontal, vertikal oder diagonal über das Zahlengitter verlaufen.

Die meisten Geburtstagsraster weisen mindestens einen Pfeil auf, das heißt drei Ziffern in einer geraden Linie. Auch wenn keine der drei Ziffern einer Linie vorhanden ist, spricht man von einem Pfeil. In den Zahlengittern der Kinder, die seit Beginn dieses Jahrtausends geboren wurden, werden häufig Ziffern fehlen. Die Geburtstagsraster zeigen deshalb wahrscheinlich mehr fehlende als vollständige Pfeile.

Es gibt insgesamt sechzehn Pfeile. Auf den folgenden Seiten werde ich jeden von ihnen besprechen und ihm Busch-Blütenessenzen zuordnen, die für ein Kind geeignet wären, dessen Geburtstagsraster diesen Pfeil aufweist. Die Charakteristika und die Empfehlungen der jeweiligen Busch-Blütenessenzen gelten natürlich gleichermaßen für einen Teenager oder Erwachsenen, wenn deren numerologisches Raster den gleichen Pfeil zeigt.

PFEIL DER ENTSCHLOSSENHEIT

Dieser Pfeil kommt bei den im 20. Jahrhundert geborenen Menschen am häufigsten vor, da jedes Kind dieses Jahrhunderts die Eins und die Neun bereits im Geburtsdatum hat und zur Vervollständigung des Pfeils nur noch eine Fünf benötigt. Kinder mit diesem Pfeil sind oft sehr beharrlich, und wenn ihr Raster keine Vier aufweist, werden sie schnell recht ungeduldig, wenn ihre Pläne nicht so rasch in Erfüllung gehen, wie sie es gerne hätten. Sie neigen noch mehr zu Wutanfällen, haben ein hitziges Temperament und werden sehr frustriert, wenn sie Dinge nicht tun können – besonders wenn ältere Geschwister dazu bereits in der Lage sind. Bei der Frustration, nicht schneller rennen oder mit den anderen mitzuhalten zu können, ist *Wild Potato Bush* die richtige Blütenessenz. *Black-eyed Susan*, Bestandteil von *Calm and Clear Essence*, ist geradezu perfekt, um die Ungeduld anzusprechen. Indem es diese Blütenessenz einem Kind ermöglicht, innezuhalten und auf seine Intuition zu hören, kann sie ihm helfen, eine Erkenntnis zu gewinnen: Wenn Dinge sich nicht schnell so fügen, wie es dies will, oder wenn Hindernisse seinen Plänen im Weg stehen, ist der Zeitpunkt vielleicht nicht ideal – oder es strebt in eine falsche Richtung.

Wenn Ihr Kind im Geburtsdatum nur je eine Eins, Fünf und Neun hat, so liegt der Schwerpunkt auf der Neun; dies spricht für eine Tendenz zum Idealismus. Gleiches trifft zu, wenn es mehr als eine Neun gibt. Diese Kinder regen sich besonders auf, wenn Tiere, Menschen oder die Umwelt verletzt oder geschädigt werden. Bei einer Neigung zu allzu großem Idealismus ist die Blütenessenz *Sundew* angezeigt, die in *Emergency Essence* enthalten ist.

Falls Ihr Kind mehr als eine Fünf im Zahlengitter hat, neigt es zu emotionaler Intensität. Die Blütenessenz *Crowea* wäre hier eine Hilfe, denn wenn das Kind gestresst ist, leidet es wahrscheinlich auch unter Bauchschmerzen. *Crowea* hilft bei Unwohlsein und Schmerz im Bauchbereich.

PFEIL DES ZÖGERNS

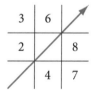

Von diesem Pfeil sprechen wir, wenn im Geburtsdatum keine Eins, Fünf und Neun vorkommen. Ein Kind mit diesem Pfeil wird eine Tendenz haben, Aufgaben und Aktivitäten aufzuschieben oder sie erst gar nicht in Angriff zu nehmen. Die Busch-Blütenessenz *Sundew* ist ein wunderbares Mittel, das dieses Muster zu korrigieren hilft; je früher Sie bei einem Kind mit diesem Pfeil der Saumseligkeit („Aufschieberitis") *Sundew* einsetzen können, desto besser. Wenn bereits ein Elternteil eine Neigung zum Aufschieben hat, geben Sie *Boab* hinzu oder die Kombination *Confid Essence,* in der *Boab* enthalten ist. Auf diese Weise sprechen Sie den erblichen Aspekt an.

Wenn Sie einem Kind mit diesem Pfeil im Geburtstagsraster helfen, ist Ihre Rolle als Elternteil sehr wichtig. Konzentrieren Sie sich nicht allein darauf, ihm zu helfen, Aufgaben in Angriff zu nehmen und zu beginnen, sondern helfen Sie ihm auch, seine Tätigkeit oder Aufgabe zu vollenden. So kann sich dieses Verhalten zur Gewohnheit entwickeln und Ihr Kind erlebt die daraus folgende Befriedigung, etwas fertiggestellt zu haben.

Bei der Arbeit am Pfeil der Aufschieberitis sind noch weitere Blütenessenzen in Betracht zu ziehen: *Paw Paw* bei dem Gefühl, zu überfordert zu sein, um anzufangen; *Jacaranda* bei der Tendenz, sich leicht ablenken zu lassen und Aufgaben und Projekte nicht abzu-schließen, sowie *Peach-flowered Tea-tree* bei der Neigung zum Überdruss, der einen das Begonnene nicht vollenden lässt. Alle diese Mittel müssen wahrscheinlich zusammen mit *Sundew* eingesetzt werden. Auch *Kapok Bush* sollte erwogen werden; diese Blütenessenz hilft dem Kind, Ausdauer zu entwickeln und nicht aufzugeben, während *Black-eyed Susan* die Tugend Geduld hervorzurufen hilft.

PFEIL DER SPIRITUALITÄT

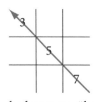

Dieser Pfeil entsteht, wenn die Ziffern Drei, Fünf und Sieben im Geburts-datum vertreten sind. Kinder mit diesem Pfeil lieben es, anderen zu helfen – besonders Tieren, anderen Kindern und allen, die in Not sind. Der Dalai Lama ist ein klassisches Beispiel dafür. Man sagt, dass „Seine Anwesen-heit allen, die um ihn sind, Frieden bringt." Die Sieben im Zahlengitter bedeutet gewöhnlich, dass diese Menschen das Leben lieber direkt und praktisch erleben statt bloß theoretisch. Für die Ratschläge anderer bringen sie kein besonderes Interesse auf.

Die Blütenessenz *Southern Cross*, ein Bestandteil von *Confid Essence*, ist sehr nützlich für Kinder mit diesem Pfeil, weil sie oft ein tiefes Gespür für natürliche Gerechtigkeit besitzen und sich aufregen können, wenn sie etwas „nicht fair" finden oder wenn jemand ungerecht behandelt wird. Auch bei Selbstmitleid eignet sich *Southern Cross* oder *Confid Essence*, wenn ein Kind andere für das verantwortlich macht, was ihm widerfährt.

Viele Menschen mit dem Pfeil der Spiritualität zeigen eine große Achtung vor der Natur und allen Formen des Lebens. Hat Ihr Kind diesen Pfeil, weist diese Eigenschaft jedoch nicht auf, könnte es von einer Dosis *Red Helmet Orchid* profitieren, dem spezifischen Mittel für diesen Aspekt.

Auch *Angelsword* könnte für diese Kinder in Betracht kommen und ihnen helfen, ein besseres Unterscheidungsvermögen zu entwickeln, da sie anderen oft naiv vertrauen. *Medi-tation Essence*, die *Angelsword* enthält, kann dazu beitragen, ihr Interesse für Spiritualität, Religion oder Philosophie zu vertiefen – Gebiete, zu denen sie sich wahrscheinlich von Na-tur aus hingezogen fühlen.

PFEIL DES FORSCHENDEN

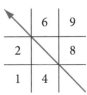

Dieser Pfeil entsteht, wenn die Ziffern Drei, Fünf und Sieben nicht im Geburtsdatum enthalten sind. David Phillips, mein Numerologielehrer, bezeichnete diese Konstellation ursprünglich als Pfeil des Skeptikers, bevor er den politisch korrekteren Begriff „Pfeil des Forschenden" einführte. Beide Bezeichnungen sind sehr passend. Ein Kind mit diesem Pfeil wird generell niemals etwas einfach glauben, sondern wird alles selbst untersuchen wollen. Wenn es dann von der Wahrheit überzeugt ist, kann es leicht zu einem glühenden Unterstützer und Verteidiger der Sache werden. Es wird sich jedoch kaum wieder mit diesem Thema befassen, wenn es nicht überzeugt ist. Für ein Kind, das sich seine Meinung über etwas schon im Voraus bildet, ohne es selbst erlebt zu haben, könnten Sie *Freshwater Mangrove* in Betracht ziehen.

Skepsis kann hilfreich sein, und viele Wissenschaftler haben diesen Pfeil. Die Skepsis motiviert sie, etwas näher zu untersuchen und nach Antworten zu forschen. Manche Menschen mit diesem Pfeil können sich über die Ungewissheiten des Lebens und ihre Unfähigkeit, dessen Geheimnisse zu ergründen, den Kopf zerbrechen. Hier ist die Blütenessenz *Crowea* angezeigt. Kinder und Teenager mit diesem Pfeil erlebt man auch als launenhaft; *Peach-flowered Tea-tree* wird ihnen helfen. *Turkey Bush* steigert ihren künstlerischen Ausdruck im Malen, in der Musik oder im Schreiben, was die Kraft dieses Pfeils oft abschwächt und hilft, ihre Persönlichkeit abzurunden.

PFEIL DES INTELLEKTS

Dieser Pfeil ist vorhanden, wenn ein Kind die Ziffern Drei, Sechs und Neun in seinem Geburtsdatum hat; sie füllen die sogenannte mentale Ebene des Rasters aus. Ein Kind mit diesem Pfeil hat wahrscheinlich ein extrem aktives und wohl ausgeglichenes Denken und ein sehr gutes Gedächtnis.

In seinem positiven Aspekt führt dieser Pfeil zu einer Persönlichkeit, die wissensdurstig, aufgeweckt und fröhlich ist. Weil sie Ideen dank ihrer mentalen Gewandtheit rasch erfassen, tragen Kinder mit diesem Pfeil oft ein großes Maß an Verantwortung sowohl zu Hause als auch in der Schule, wo sie zum Beispiel oft Klassensprecher werden. Eine der größten Herausforderungen ist für sie, nicht ungeduldig oder überkritisch zu werden gegenüber jenen in ihrer Umgebung, die nicht so schnell oder mental begabt sind wie sie. Selbst wenn Kinder Probleme im Umgang mit diesen beiden Themen haben, können sowohl *Black-eyed Susan* als auch *Yellow Cowslip Orchid* eine Hilfe sein.

Weil ihr Denken gewöhnlich so dominierend ist und sie häufig weniger Ziffern auf der emotionalen Ebene des Zahlengitters aufweisen, kann es Kindern mit diesem Pfeil schwerfallen, Zugang zu ihren Gefühlen zu erlangen. *Bluebell* und *Flannel Flower* werden in einem solchen Fall helfen. Zum Glück haben alle Kinder, die ab dem Jahr 2000 geboren werden, eine Zwei in ihrem Geburtsdatum; dies verstärkt Intuition und Sensitivität.

PFEIL DES SCHLECHTEN GEDÄCHTNISSES

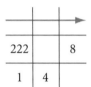 Dieser Pfeil ist im Zahlenraster der im neuen Jahrtausend Geborenen häufig anzutreffen. Er liegt vor, wenn ein Kind keine Drei, Sechs und Neun in seinem Geburtsdatum hat.

Früher wurde Menschen mit diesem Pfeil geraten, gewissenhaft zu arbeiten, um ein gutes Gedächtnis zu erlangen; fortgesetztes Lernen und Aufgaben, die viel Denken erforderten, wurden empfohlen. Doch die Kinder der heutigen Generation handeln viel mehr aus ihrem Gefühlszentrum heraus und besitzen eine angeborene, gesteigerte Intuition und Sensitivität. Dies zeigt sich besonders bei Kindern, die in diesem Jahrtausend geboren wurden und somit mindestens eine Zwei in ihrem Geburtsdatum haben. Die mit der Zwei assoziierten Qualitäten sind Intuition, Gespür und Sensitivität. Ich habe das Gefühl, dass diese Kinder von ihrer rechten Hirnhälfte oder ihrer intuitiven, schöpferischen Seite viel mehr Gebrauch machen werden als frühere Generationen. Es wird auch mehr darum gehen, zu wissen und zu spüren, was passend ist, als dass man sich nur auf rationales, logisches Denken stützt – was nicht heißt, dass das Letztere nicht ebenfalls notwendig sein wird.

Diese Kinder werden ihre Konzentration mit Hilfe von *Cognis Essence* steigern. Es enthält *Jacaranda* für zielgerichtete Aufmerksamkeit, *Bush Fuchsia* für das Integrieren der beiden Hirnhälften und *Sundew* für die Aufmerksamkeit aufs Detail. *Isopogon*, die spezifische Busch-Blütenessenz für Erinnerung und Gedächtnis, bewährt sich als wichtiges Mittel für alle, deren Geburtsziffernraster diesen Pfeil zeigt.

Ich denke, wir haben Rudolf Steiners Erziehungsmodell und seiner Philosophie im Hinblick auf Kinder sehr viel zu verdanken. Er trat für einen späteren Beginn mit bestimmten Schulfächern wie Mathematik ein und legte mehr Gewicht auf die seelische Entfaltung und die Verbundenheit mit der Natur, solange die Kinder jünger sind. Es ist wahrscheinlich, dass Kinder mit dem Pfeil des schlechten Gedächtnisses offener und empfänglicher sind für Denken und Ideen als die traditionelleren, vorwiegend mit der linken Hirnhemisphäre aktiven Generationen.

PFEIL DES EMOTIONALEN GLEICHGEWICHTS

Diesen Pfeil finden Sie in einem Geburtstagsraster, in dem Zwei, Fünf und Acht – die Ziffern der emotionalen Ebene – vertreten sind. Er wird einer der häufigsten Pfeile in den Zahlengittern von Geburtstagen bis zum Jahr 3000 sein.

Ein Kind mit dem Pfeil des emotionalen Gleichgewichts ist wahrscheinlich sowohl sehr sensitiv als auch intuitiv. Gewöhnlich helfen diese Kinder einander gern, und wenn sie älter werden, arbeiten sie wahrscheinlich berufsmäßig als Berater oder Heiler, da sie eine natürliche Fähigkeit besitzen, andere zu erkennen und zu verstehen.

Kinder mit diesem Pfeil können sehr ernst werden und sogar verschlossen. Regelmäßige Gaben von *Little Flannel Flower* werden von großem Nutzen sein und ihnen helfen, heiterer und unbeschwerter zu sein. Diese Kinder geben sehr gute Schauspieler ab, da sie ihre Emotionen exzellent zu beherrschen vermögen. Sie können sich dabei die Sensitivität und Wahrnehmungen anderer zunutze machen, um die Rollen, die sie darstellen, mit Leben und Wirklichkeit zu erfüllen.

Im täglichen Leben nehmen diese Kinder emotionale Konflikte in ihrem Umfeld auf und identifizieren sich stark damit – ganz besonders, wenn sie direkt involviert sind. Häufig wird ihre Reaktion darin bestehen, sich zurückzuziehen – ein Mechanismus, durch den sie solche Konflikte zu vermeiden versuchen. Sollten Sie beobachten, dass sich dieses Verhalten bei einem Kind mit dem Pfeil des emotionalen Gleichgewichts entwickelt, geben Sie *Tall Mulla Mulla,* eine hervorragende Blütenessenz für solche Fälle. Wenn Kinder mehr als eine Zwei in ihrem Geburtsdatum haben, neigen sie möglicherweise dazu, die Emotionen anderer in ihrem Umfeld zu übernehmen; *Fringed Violet* wird eine Hilfe sein. Es liegt auf der Hand, dass diese Kinder Filme oder Fernsehsendungen mit sehr gewaltsamen, lauten oder übertrieben melodramatischen Szenen besser vermeiden sollten, da sie überaus beeindruckbar sind und durch solche Ausstrahlungen leicht tief betroffen sein können.

PFEIL DER HYPERSENSIBILITÄT

Dieser Pfeil entsteht, wenn keine der Ziffern Zwei, Fünf und Acht – der Ziffern der emotionalen Ebene – im Geburtsdatum vertreten ist.

Kinder mit diesem Pfeil sind wahrscheinlich sehr scheu und empfindsam, sowie auch recht ängstlich und unsicher. Sie könnten Schwierigkeiten im Umgang mit Gleichaltrigen haben und sind eher Einzelgänger. Ihr Selbstwertgefühl und Selbstvertrauen sind meistens recht gering. *Confid Essence* kann bei diesen jungen Menschen erstaunliche Verwandlungen herbeiführen, indem es ihnen hilft, viel Selbstvertrauen und Mut zu entwickeln und auch ihr Selbstwertgefühl sehr stärkt.

Diese Kinder sehnen sich gewöhnlich sehr nach Liebe und neigen zu Anhänglichkeit. Wenn ein kleines, noch nicht vier-, oder noch nicht einmal dreijähriges Kind mit diesem Pfeil regelmäßig in eine Kinderbetreuungseinrichtung gebracht wird, führt dies mit größerer Wahrscheinlichkeit zu einer emotionalen Traumatisierung als bei anderen Kindern. (Dies gilt besonders für Jungen, da sie allgemein stärker unter Trennungsängsten leiden als Mädchen.) Idealerweise sollte eine solche Unterbringung auf ein Minimum beschränkt sein. Wenn die Eltern sich entscheiden, solche Kinder öfter in die Tagesstätte zu geben, dürften sich folgende Blütenessenzen als sehr hilfreich erweisen: *Bottlebrush* sowohl für die Bindung zur Mutter als auch zum leichteren Loslassen; *Illawarra Flame Tree* bei dem Gefühl, abgelehnt zu werden, und *Tall Yellow Top* bei dem Gefühl, im Stich gelassen zu werden.

Weil sie leicht zu verletzen sind, entwickeln diese Kinder oft als Abwehrmechanismus ein raues Äußeres oder eine „dicke Haut", um ihre wahre empfindsame, sanfte Natur zu verbergen. Manche Kinder geben sich sehr abweisend oder stachelig, um andere Menschen davon abzuhalten, ihnen zu nahe zu kommen. Wenn andere ihnen nahekommen – so ihr Empfinden –, werden sie diese entweder verletzen oder am Ende selbst verletzt sein. *Pink Mulla Mulla* ist eine wunderbare Blütenessenz bei solchen Verhaltensweisen; sie hilft, die Dornen zu entfernen und die Rüstung abzulegen, die zum Selbstschutz entwickelt worden sind.

PFEIL DES PRAKTISCHEN

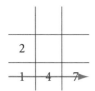

Der Pfeil des Praktischen enthält die Ziffern Eins, Vier und Sieben, die alle auf der physischen Ebene angesiedelt sind. Hier haben wir es mit den „Machern" zu tun. Manche Kinder mit diesem Pfeil sind irrtümlich als hyperaktiv diagnostiziert worden, weil sie so viel Energie haben und nie zur Ruhe zu kommen scheinen – aber sie haben eben einfach eine Menge Ausdauer! Für gewöhnlich sind diese Kinder bei handwerklichen Arbeiten sehr geschickt. Wenn sie dieses Potenzial nicht zur Nutzanwendung bringen, dann sollten entweder *Flannel Flower* – das ihnen hilft, sich mit Freuden körperlich Ausdruck zu geben – oder *Five Corners* – das ihr Selbstvertrauen aufbaut, sich auf ihre manuellen Fertigkeiten verlassen zu können – die Situation korrigieren.

Eine Herausforderung, die manchen Kindern mit diesem Pfeil begegnen kann, ist die Tendenz, allzu materialistisch und vorwiegend von weltlichen Wünschen und materialistischen Bestrebungen motiviert zu sein. *Bush Iris* spricht diesen Zug sehr effektiv an, *Pink Flannel Flower* wiederum hilft den Kindern, Dankbarkeit zu lernen, und *Bluebell* ebnet ihnen den Weg zu mehr Großzügigkeit und Bereitschaft zu teilen.

Auf einer tieferen Ebene sind diese Menschen meist sehr empfindsam, doch andere schätzen diesen Aspekt vielleicht nicht wert und lassen sich vom robusten, praktischen und aktiven Zugang aufs Leben irreführen. Interessanterweise habe ich beobachtet, dass viele Menschen mit dem Pfeil des Praktischen eine Neigung zur Musik haben. Entweder lieben sie Musik oder empfinden sie als besonders heilsam. Die Musikauswahl auf der *White Light*-CD kann eine sehr tiefgreifende Wirkung auf sie haben – vergleichbar mit einem direkten Kontakt mit der Natur.

Bei vielen dieser Kinder habe ich eine gewisse Halsstarrigkeit bemerkt; in einem solchen Fall ist *Isopogon* angezeigt.

PFEIL DER UNORDNUNG

	6	9
22		8
		→

Wenn keine der Ziffern Eins, Vier und Sieben im Geburtsdatum vorkommt, haben wir es mit dem Pfeil der Unordnung zu tun. Bei Kindern, die im neuen Jahrtausend geboren wurden, kommt es oft vor, dass auf der physischen Ebene keine Ziffern stehen. Die größte Herausforderung für diese Kinder besteht darin, ein zielgerichtetes, ordentliches Leben zu führen. Wahrscheinlich müssen sie auch gegen die Tendenz kämpfen, allzu theoretisch oder idealistisch zu sein und Projekte nicht zu Ende zu bringen. *Jacaranda* ist angezeigt bei der Neigung zu Zaudern oder Zerstreutheit, und wenn die Aufmerksamkeit des Kindes von einer neuen Sache eingenommen wird, noch bevor die gerade anliegende Aufgabe vollendet ist.

Black-eyed Susan hilft diesen Kindern, Geduld zu lernen, und dürfte sich bei Eltern und Erziehern, die sich bemühen, ihnen Geduld beizubringen, als besonders nützliches Mittel bewähren. Ich halte es für sehr erfolgversprechend, diesen Kindern auf praktische Weise zu vermitteln, wie befriedigend es ist, einfache Aufgaben zu Ende zu bringen, und nicht vor ihrer Fertigstellung bereits neue Projekte in Angriff zu nehmen. *Jacaranda* ist dabei eine hervorragende Unterstützung. Ich würde sogar empfehlen, für die Vollendung solcher Aufgaben und Projekte finanzielle Belohnungen in Betracht zu ziehen, um es den Kindern zu erleichtern, diese wichtige Lektion zu lernen.

Arbeiten im Garten würden diesen Kindern ebenfalls helfen, da sie ihnen Gelegenheit bieten, die Feinheiten der Natur zu verstehen und den Lohn zu erkennen, der gewissermaßen als Ertrag der geleisteten Arbeit geerntet werden kann. Es sollte nicht zu schwierig sein, die Kinder in den Garten zu locken, da sie wahrscheinlich von Hause aus dazu neigen, Naturschutz und Ökologie zu bejahen. Kinder mit diesem Pfeil werden sehr wahrscheinlich recht unordentlich sein; *Hibbertia* kann dazu beitragen, zu einem gewissen Maß an innerer Ordnung und Disziplin zu finden.

Die Gedanken und Ideen dieser Kinder gelten wahrscheinlich mehr der äußeren Welt, als dass sie ichbezogen wären, da die physische Ebene des Geburtstagszahlengitters keine Ziffern aufweist. Wahrscheinlich sind diese Kinder idealistisch und stellen zugunsten des Gemeinwohls sich selbst und eigene Belange bereitwillig hintan. Sie haben das Potenzial starker Motivation, Organisationen und Projekte zu unterstützen, an die sie glauben.

Wenn Ihr Kind diesen Pfeil hat, könnten Sie *Flannel Flower* in Erwägung ziehen. Die Blütenessenz wird Ihrem Kind helfen, sich auch körperlich zu bewegen. Es könnte eine Tendenz bestehen, eine vorwiegend sitzende Lebensweise zu pflegen und sich vornehmlich mit Computer, Spielekonsole und so weiter zu beschäftigen, anstatt umherzurennen, draußen zu spielen und aktiv zu sein.

PFEIL DES PLANENDEN

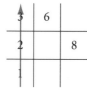

Der Pfeil des Planenden besteht aus den ersten Ziffern jeder der drei Ebenen – Eins, Zwei und Drei – und wird im 21. Jahrhundert der am häufigsten vorkommende Pfeil sein. Diese Linie zeigt schöpferische Phantasie an, auch Gedanken und Pläne, die andere und die Gemeinschaft im Großen betreffen.

Menschen mit diesem Pfeil sind zumeist begabt, viele inspirierte Pläne zu empfangen oder zu entwickeln. Dies wird in diesem Jahrhundert besonders interessant zu beobachten sein, da viele Kinder mit diesem Pfeil wahrscheinlich auch mehr als eine Zwei in ihrem Geburtsdatum haben werden. Sie wird ihre intuitiven Fähigkeiten verstärken, so dass diese jungen Menschen Inspirationen und Ideen noch leichter empfangen werden, sowohl durch ihre geistigen Führer als auch durch die geistige Welt.

Wenn Menschen mit dem Pfeil des Planenden unter Druck oder in einer Krise sind, können sie in ihren eigenen Gedanken und Plänen so gefangen sein, dass sie die Bedürfnisse anderer nicht mehr wahrzunehmen vermögen. *Kangaroo Paw* ist die perfekte Blütenessenz für diesen Zustand, auch *Calm and Clear Essence* ist eine gute Hilfe. Letzteres wird verhindern, dass sie überhaupt erst in einen solchen Zustand geraten. Menschen mit dem Pfeil des Planenden sind sehr gute Problemlöser und Störungssucher für andere; sie lieben es, Leuten zu helfen, eine Lösung zu finden, auch wenn die Angelegenheit komplex ist.

Kinder mit dem Pfeil des Planenden werden schon in jungen Jahren mit großem Vergnügen organisieren und planen – sei es für sich selbst, oder für Freunde oder die Familie. Bestätigen Sie sie in dieser Hinsicht. Oft kann man bei diesen Kindern eine nervöse Rastlosigkeit beobachten. Sie sind so sehr mit ihrem Denken beschäftigt und so absorbiert von ihren Ideen und Plänen, dass sie oft gar nicht sehen, wie sie diese manifestieren oder wie sie ihre mentale Energie in physische Aktivität umsetzen können. *Flannel Flower* wird diesen

Kindern helfen, sich selbst und ihren Gedanken körperlichen Ausdruck zu geben. Obwohl jeder, dessen Geburtstagsraster diesen Pfeil aufweist, oft ein Bedürfnis und Verlangen nach Ordnung und Methodik hat, kann es paradoxerweise auch eine Tendenz geben, praktische Details dabei zu vernachlässigen. Man neigt dazu, sich mehr mit dem großen Ganzen und der Funktion des Organisierens zu befassen, als den Plan in die Tat umzusetzen; wo dies der Fall ist, wird die Blütenessenz *Sundew* helfen.

DER PFEIL DES WILLENS

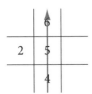

Der Pfeil des Willens liegt vor, wenn die Ziffern Vier, Fünf und Sechs im Geburtsdatum Ihres Kindes vorkommen. Jeder mit diesem Pfeil hat einen großen Drang zum Erfolg, verbunden mit einer sehr starken Willenskraft, die ihm hilft, sein ehrgeiziges Ziel zu erreichen. Manches von der Kraft und dem Drang, die wir mit diesem Pfeil assoziieren, lässt sich durch die Tatsache erklären, dass er den zentralen Punkt der mentalen, emotionalen und physischen Ebenen umfasst. Aus der Mitte, dem Gleichgewicht, kann so viel erreicht werden: William Shakespeare hatte diesen Pfeil in seinem Geburtsdatumsraster. Als eine der größten Herausforderungen erweist sich, dass diese Personen so viel Tatendrang und Energie besitzen, dass sie die Menschen in ihrem Umfeld überfordern. In vielen Fällen kann dies verhindern, dass jemand mit dem Pfeil des Willens Großes erreicht.

Kinder mit diesem Pfeil versäumen oft, den Rat von anderen anzunehmen, da sie selbst so klar ausgerichtet und erpicht sind, ihrem eigenen Kurs zu folgen. So kann es durchaus passieren, dass ihr Wollen mit dem Willen ihrer Eltern, Lehrer oder Geschwister kollidiert. *Gymea Lily* ist eine sehr hilfreiche Blütenessenz, die es ihnen erleichtert, bildlich gesprochen, einen anderen als den Fahrersitz einzunehmen, statt immer alles selbst zu bestimmen. Die Menschen im Umfeld – besonders jüngere Geschwister – werden von Gelegenheiten profitieren, mehr mitzubestimmen.

Bush Fuchsia wird Personen mit diesem Pfeil sehr helfen, ihre Intuition zu entwickeln. Wenn sie etwas langsamer treten können, um auf ihre Intuition zu hören und ihr zu folgen, können sie ihre Energie und ihren Tatendrang in die richtige Richtung lenken. *Black-eyed Susan* würde ihnen helfen, weil Menschen mit dem Pfeil des Willens oft sehr gereizt und verärgert sind angesichts von Zeitgenossen, die nicht so energiegeladen, zielgerichtet, rasch und engagiert sind wie sie. Beide Blütenessenzen sind in der Kombination *Calm and Clear Essence* enthalten.

Diese Kinder haben oft ein Gespür für die Richtung, doch auch ohne dieses Empfinden stürmen sie voran und finden ihre Richtung wahrscheinlich unterwegs. *Calm and Clear Essence* als Tropfen oder Creme kann für diese Kinder besonders am Abend sehr wohltuend sein und ihnen helfen, ruhiger zu werden, abzuschalten und in einen gesunden Schlaf zu finden.

PFEIL DER FRUSTRATION

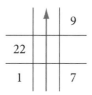 Dies ist einer der Pfeile, die Sie im Zahlenhaus der Menschen am häufigsten finden können, die nach 1970 geboren wurden. Hier gibt es keine Vier, Fünf und Sechs im Geburtsdatum, das heißt die mittleren Ziffern aller drei Ebenen – der mentalen, emotionalen und körperlichen – sind nicht vertreten.

Hier scheinen oft sowohl ein Mangel an Willenskraft und Beharrlichkeit als auch eine Neigung vorzuliegen, recht bald aufzugeben. Die Blütenessenz *Kapok Bush* wäre in dieser Situation angezeigt. Kinder mit dem Pfeil der Frustration werden profitieren, wenn sie die Stärke und Resilienz entwickeln, die verschiedenen Herausforderungen anzugehen, denen sie wahrscheinlich begegnen. Leider begegnen ihnen im allgemeinen viel mehr Herausforderungen als den meisten Menschen – insbesondere auch nach ihrem eigenen Empfinden. In meinen Numerologie-Kursen zitiere ich einen von – besonders jüngeren – Menschen mit diesem Pfeil häufig zu hörenden Satz: „Es ist nicht fair!" So manche Teilnehmer bestätigen dies mit gequältem Lächeln. Gewöhnlich sind es die Eltern solcher Kinder. Das Mittel für diesen Pfeil ist *Southern Cross*. Es passt glänzend zu der Opfer-Mentalität, die häufig mit diesem Pfeil und der typischen Frage „Warum ich?" einhergeht. *Southern Cross* wird einem Kind helfen zu erkennen, dass das Leben nicht etwas ist, das ihnen widerfährt, sondern dass sie selbst dazu beitragen können, die gewünschte Wirklichkeit durch ihre Gedanken, Intentionen, Überzeugungen und ihr Handeln zu gestalten und zu erschaffen.

Dabei kann diese Blütenessenz sie davor bewahren, zu verzagen, zu verzweifeln und einen Komplex zu entwickeln. *Southern Cross* hilft ihnen, den Silberstreif an jedem Horizont wahrzunehmen und zu erkennen, dass nichts aus Zufall geschieht. Es ist nicht ungewöhnlich, dass sich die Eltern von Kindern mit diesem Pfeil trennen, oft erleben diese auch Schwierigkeiten und Probleme mit Geld, Gesundheit und Beziehungen. *Pink Flannel Flower* hilft den Kindern, alle die wundervollen Dinge in ihrem Leben zu sehen und sich auf diese zu besinnen statt auf die gelegentlichen Enttäuschungen oder Schwierigkeiten, und trägt dazu bei, die Lebensfreude wiederherzustellen.

Im Lauf der Zeit wird die Blütenessenz *Monga Waratah* den Kindern mit dem Pfeil der Frustration helfen, eine überaus wichtige Lektion zu lernen: auf eigenen Füßen zu stehen und unabhängig zu sein. Wenn Sie die Zeichen erkennen, geben Sie einem Kind mit diesem Pfeil die Blütenessenz *Monga Waratah*; je früher Sie damit anfangen können, desto besser.

PFEIL DER AKTIVITÄT

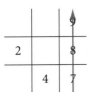

Als ich anfing, mich mit Numerologie zu beschäftigen, sagte man bei jedem, der die Ziffern Sieben, Acht und Neun in seinem Geburtsdatum hatte, dies sei der Pfeil der Hyperaktivität. Es wurde betont, dass jeder mit diesem Pfeil, insbesondere Kinder und Teenager, sehr allergieanfällig sei und auf jegliche künstlichen Farb- und Konservierungsstoffe in der Nahrung sehr heftig reagiere. Dies alles könne häufig zu Lern- und Verhaltensproblemen führen (siehe „Nahrungsmittelunverträglichkeit", S. 166). *Fringed Violet* vermindert jegliche Reagibilität gegenüber aus der Umwelt oder mit der Nahrung aufgenommenen Schadstoffen.

Eine Person mit dem, was man inzwischen als „Pfeil der Aktivität" bezeichnet, ist nervlich sehr angespannt. Viele Menschen mit diesem Pfeil sind leicht abzulenken und in ihrer Energie zerstreut; sie sind übernervös und leicht unbeständig. Bei allen diesen Zeichen ist *Jacaranda* angezeigt. Kinder mit dem Pfeil der Aktivität, die auf dem Lande aufwachsen und Zugang zum Grünen und zur offenen Landschaft haben, schneiden hier meist viel besser ab als ihre Altersgenossen, die in einem städtischen Umfeld aufwachsen, womöglich in hohen Wohnblocks mit wenig Freiraum. *Crowea* ist ein wundervolles Mittel und hilft einem Kind mit diesem Aspekt in seinem Geburtstagsraster, das Gleichgewicht zu finden.

Die Kombination *Creative Essence* dürfte für ein Kind mit diesem Pfeil ebenfalls sehr nützlich sein, da sie dessen emotionalen Ausdruck unterstützt und es dem Kind erlaubt und erleichtert, seine dramatische Begabung und angeborene Kreativität auszudrücken. Wenn sich Menschen mit diesem Pfeil nicht ausdrücken können, kommt es zu Problemen. In den Jahren der Adoleszenz können diese als zunehmend renitentes Verhalten Gestalt annehmen; *Red Helmet Orchid* vermag hier zu helfen.

PFEIL DER PASSIVITÄT

Dieser Pfeil, der bedeutet, dass die Ziffern Sieben, Acht und Neun im Geburtsdatum nicht vorkommen, trat mit dem Jahr 2000 wieder in Erscheinung, nachdem er seit Dezember 1666 nicht mehr auftreten konnte. Jedes Kind, das mit dem Pfeil der Passivität geboren wurde, wird von der regelmäßigen Einnahme der Blütenessenz *Kapok Bush* sehr profitieren. Diese Kinder haben oft nicht den notwendigen Antrieb, um im Äußeren durchzuziehen und zu bewerkstelligen, was sie gerne erreichen wollen.

Weitere Blütenessenzen, die Sie für Kinder mit dem Pfeil der Passivität in Betracht ziehen können, sind sowohl *Sundew*, zur besseren Erdung, als auch *Flannel Flower*, das ihnen hilft, sich körperlich zu betätigen. Auch die Kombination *Dynamis Essence* könnte sich als nützlich erweisen und Ausdauer und Energie stärken.

Die größte Herausforderung für Kinder mit dem Pfeil der Passivität dürfte es sein, Dinge wirklich in Angriff zu nehmen; *Kapok Bush* spricht diese Schwierigkeit an. *Hibbertia* wird helfen, eine gewisse Disziplin in Bezug auf körperliche Aktivität und Bewegung zu Hause und in der Schule zu entwickeln. Einer der wichtigen Vorzüge eines jeden, der diesen Pfeil im Geburtstagsraster hat, ist die Neigung, ein friedliches und harmonisches Leben zu führen.

Dies steht in deutlichem Kontrast zu den Ziffern Eins und Neun, die im Geburtsdatum aller Menschen vorkommen, die im 20. Jahrhundert auf die Welt kamen – dem blutigsten Jahrhundert in der Geschichte, in dem in gewaltsamen Konflikten und Kriegen mehr als hundert Millionen Menschen ums Leben kamen. Ich halte *Pink Flannel Flower* für ein herrliches Mittel, das die Wahrnehmung und die Wertschätzung all der wundervollen Dinge im Leben stärkt, die ein Kind mit diesem Pfeil wahrscheinlich empfindet.

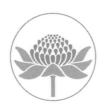

12

DIE WAHL DER
BUSCH-BLÜTENESSENZEN

Wenn Menschen zum ersten Mal etwas über die Eigenschaften der Busch-Blütenessenzen erfahren, meinen sie oft, dass sie gleich mit der Einnahme vieler verschiedener Blütenessenzen beginnen sollten. Dies zeigt, wie stark sie sich mit den geschilderten Charakteristika und Indikationen identifizieren. Diese Reaktion wiederum illustriert die wunderbare Einfachheit der Blütenessenzen. Was Sie in den Blütenessenzen sehen, sind nicht nur Sie selbst, sondern auch alle die Menschen, die Sie kennen und lieben. Sie brauchen also keine jahrelange, formelle Ausbildung, um zu dieser spontanen Einsicht zu gelangen, sondern nur ein elementares Verständnis vom Wesen des Menschen.

In diesem Buch habe ich immer wieder Blütenessenzen empfohlen, die sich bei bestimmten Zuständen, Krankheiten, Beschwerden und Themen als Hilfen eignen. Wenn die Busch-Blütenessenzen für Sie etwas Neues sind, werden meine Empfehlungen Sie bei Ihrer Auswahl der Mittel anleiten, so dass Sie selbst dann die geeignete Blütenessenz auswählen können, wenn Sie oder Ihr Kind Hilfe in einer ganz spezifischen Situation benötigen.

Es ist in der Regel recht einfach, Blütenessenzen für Kinder auszuwählen, denn was Kinder fühlen, ist meist offenkundig. Sie brauchen kein Studium der Medizin oder Psychologie, um zu sehen, wann ein Kind unter einem Mangel an Vertrauen leidet oder dass es sich unsicher oder traurig fühlt.

Manchmal wird es jedoch nötig sein, dass Sie etwas genauer beobachten. Welche Veränderung ist es, die Ihrem Kind gerade zu schaffen macht? Ist kürzlich etwas geschehen, das ihn oder sie aufgebracht hat? Achten Sie auf Hinweise, wenn Ihr Kind mit Ihnen spricht oder mit anderen kommuniziert. Gehen Dinge in der Familie vor, die Ihr Kind aus dem Gleichgewicht bringen könnten? Auch wenn Sie nicht offen darüber sprechen, nehmen Kinder sehr rasch auf, was in ihrem Umfeld geschieht.

Wenn Sie eine Vorstellung haben, wie Ihr Kind sich fühlt, können Sie die Beschreibung der einzelnen Blütenessenzen durchlesen und diejenige auswählen, die Ihnen am passendsten erscheint. Sie haben auch die Möglichkeit, sich an das Repertorium zu wenden, um die geeigneten Blütenessenzen anhand der Symptome, Befindlichkeiten oder Umstände zu ermitteln, die der aktuellen Verfassung Ihres Kindes entsprechen.

Sie können auch die Insight-Bildkarten verwenden oder die Fotos der Blüten auf den Farbtafeln dieses Buches. Breiten Sie einfach die Karten auf dem Tisch oder auf dem Fußboden aus, oder schlagen Sie den farbigen Teil des Buches auf und bitten Sie Ihr Kind, die drei Bilder auszuwählen, die ihm am besten gefallen. Dann können Sie über die Qualitäten dieser Blüten nachlesen, die in Kapitel 15 beschrieben werden, und eventuell Ihr Kind fragen, ob es mit irgendeinem dieser Aspekte etwas anfangen kann. Oder mischen Sie die Karten und bitten Sie Ihr Kind, zufällig eine zu ziehen oder aufzunehmen, ohne die Bilder anzusehen. Sie können darauf vertrauen, dass Ihr Kind diejenigen Blüten wählen wird, die ihm am meisten helfen.

BLÜTENESSENZEN-KOMBINATIONEN

Viele Busch-Blütenessenzen sind nicht nur einzeln erhältlich, sondern kommen auch als Bestandteil in Blütenessenzen-Kombinationen wie *Emergency Essence* oder *Calm and Clear Essence* etc. vor. Wenn eine bestimmte Blütenessenz empfohlen wird, können Sie Ihrem Kind die genannte Einzelessenz geben oder eine Essenzen-Kombination, in der sie enthalten ist. So finden sich zum Beispiel in der *Emergency Essence*-Mischung:

- *Angelsword,*
- *Crowea,*
- *Dog Rose of the Wild Forces,*
- *Fringed Violet,*
- *Grey Spider Flower,*
- *Sundew* und
- *Waratah.*

Wenn zum Beispiel für einen Zustand oder eine Situation *Crowea* empfohlen wurde, erhalten Sie dessen Wirkung auch durch die Einnahme einer Kombination, die *Crowea* enthält, im obigen Beispiel *Emergency Essence* – zusammen mit denjenigen der anderen Blütenessenzen, die in der Kombination enthalten sind. Natürlich profitieren Sie von allen in der Mischung enthaltenen Blütenessenzen, wenn Sie die Wirkung brauchen. Generell kann man sagen: Wenn eine der in den Kombinations-Tropfen, -Sprays und -Cremes enthaltenen Blütenessenzen nicht benötigt wird, so wird sie einfach keine Wirkung entfalten, da sie nicht auf Resonanz stößt.

Diesen Ansatz habe ich im ganzen Buch verfolgt. Auf diese Weise haben Sie in Gestalt der Blütenessenzen-Kombinationen eine stattliche Anzahl von Busch-Blütenessenzen zur Hand, die ein breites Wirkungsspektrum abdecken können. Die Kombinationsmittel sind problemlos erhältlich, sei es in vielen Drogerien oder Apotheken oder bei Therapeuten und Behandelnden. Viele Länder haben einen Importeur mit Vertrieb für das ganze Sortiment. Er nennt Ihnen gerne Bezugsquellen in Ihrer Nähe. Interessieren Sie sich für meine Seminare oder haben Sie andere Fragen, so wenden Sie sich an den Verlag.

EINZELNE BUSCH-BLÜTENESSENZEN UND DIE KOMBINATIONEN, IN DENEN SIE ENTHALTEN SIND

	BLÜTENESSENZEN-KOMBINATIONEN		
EINZEL-BLÜTENESSENZ	TROPFEN	CREME	SPRAY
Alpine Mint Bush	*(in keiner Kombination enthalten)*		
Angelsword	Emergency, Meditation	Emergency	Emergency, Space Clearing
Autumn Leaves	Transition		
Banksia Robur	Dynamis, Travel	Travel	Travel
Bauhinia	Purifying, Transition		
Billy Goat Plum	Adol, Sexuality, Woman	Body Love, Woman	Sensuality, Woman
Black-eyed Susan	Calm and Clear	Calm and Clear	Calm and Clear
Bluebell	Abund, Relationship		
Boab	Abund, Adol, Confid, Relationship		Space Clearing
Boronia	Calm and Clear, Meditation	Calm and Clear	Calm and Clear
Bottlebrush	Adol, Calm and Clear, Purifying, Relationship, Transition, Travel, Woman	Calm and Clear, Travel, Woman	Calm and Clear, Travel, Woman
Bush Fuchsia	Calm and Clear, Cognis, Creative, Electro, Meditation, Travel, Woman	Calm and Clear, Travel, Woman	Calm and Clear, Travel, Woman
Bush Gardenia	Relationship, Sexuality		Sensuality
Bush Iris	Meditation, Purifying, Transition, Travel	Travel	Travel

191

Christmas Bell	Abund		
Crowea	Calm and Clear, Creative, Dynamis, Electro, Emergency, Travel, Woman	Calm and Clear, Emergency, Travel, Woman	Calm and Clear, Emergency, Travel, Woman
Dagger Hakea	Adol, Purifying, Relationship		
Dog Rose	Confid, Purifying		
Dog Rose of the Wild Forces	Emergency	Emergency	Emergency
Five Corners	Abund, Adol, Confid, Creative, Woman	Body Love, Woman	Woman
Flannel Flower	Adol, Creative, Relationship, Sexuality	Body Love	Sensuality
Freshwater Mangrove	(in keiner Kombination enthalten)		
Fringed Violet	Electro, Emergency, Meditation, Sexuality, Travel	Emergency, Travel	Emergency, Space Clearing, Travel
Green Essence	(in keiner Kombination enthalten)		
Green Spider Orchid	Meditation		
Grey Spider Flower	Emergency	Emergency	Emergency
Gymea Lily	(in keiner Kombination enthalten)		
Hibbertia	(in keiner Kombination enthalten)		
Illawarra Flame Tree	Dynamis		
Isopogon	Cognis		
Jacaranda	Calm and Clear, Cognis	Calm and Clear	Calm and Clear
Kangaroo Paw	Adol		
Kapok Bush	(in keiner Kombination enthalten)		
Lichen	Transition		Space Clearing
Little Flannel Flower	Calm and Clear, Sexuality	Body Love, Calm and Clear	Calm and Clear, Sensuality
Macrocarpa	Dynamis, Travel	Travel	Sensuality, Travel
Mint Bush	Relationship, Transition		
Monga Waratah	(in keiner Kombination enthalten)		
Mountain Devil	(in keiner Kombination enthalten)		
Mulla Mulla	Electro, Solaris, Travel, Woman	Body Love, Travel, Woman	Travel, Woman
Old Man Banksia	Dynamis, Woman	Woman	Woman
Paw Paw	Calm and Clear, Cognis, Electro, Travel	Calm and Clear, Travel	Calm and Clear, Travel

Peach-flowered Tea-tree	Woman	Woman	Woman
Philotheca	Abund		
Pink Flannel Flower	Abund, Woman	Woman	Woman
Pink Mulla Mulla	*(in keiner Kombination enthalten)*		
Red Grevillea	Creative, Transition		
Red Helmet Orchid	Adol, Relationship		
Red Lily	Meditation, Travel	Travel	Space Clearing, Travel
Red Suva Frangipani	Relationship		
Rough Bluebell	*(in keiner Kombination enthalten)*		
She Oak	Solaris, Travel, Woman	Body Love, Travel, Woman	Travel, Woman
Silver Princess	Transition, Travel	Travel	Travel
Slender Rice Flower		Emergency	
Southern Cross	Abund, Adol, Confid		
Spinifex	Solaris	Emergency	
Sturt Desert Pea	*(in keiner Kombination enthalten)*		
Sturt Desert Rose	Confid, Sexuality		Sensuality
Sundew	Cognis, Emergency, Travel	Emergency, Travel	Emergency, Travel
Sunshine Wattle	Abund, Adol		
Sydney Rose	*(in keiner Kombination enthalten)*		
Tall Mulla Mulla	Creative, Travel	Travel	Travel
Tall Yellow Top	Adol		
Turkey Bush	Creative		
Waratah	Electro, Emergency	Emergency	Emergency
Wedding Bush	Relationship		
Wild Potato Bush	Purifying		
Wisteria	Sexuality	Body Love	Sensuality
Yellow Cowslip Orchid	Dynamis		

Eine detaillierte Liste der Blütenessenzen und der Themen, die sie ansprechen, finden Sie in Kapitel 15. In Kapitel 16 finden Sie genauere Angaben darüber, in welcher Darreichungsform (Tropfen, Creme, Spray) die Blütenessenzen-Kombinationen erhältlich sind.

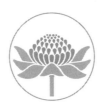

13

DIE ANWENDUNG
DER BUSCH-BLÜTENESSENZEN

Bei den Busch-Blütenessenzen ist die übliche Dosis sieben Tropfen aus dem Einnahme-fläschchen, die als Erstes am Morgen und als Letztes am Abend unter die Zunge gegeben werden. Diese Tageszeiten sind wichtig für die Psyche – und erleichtern es Ihnen, daran zu denken, die Tropfen einzunehmen oder sie Ihrem Kind zu geben.

Falls die Blütenessenz wegen einer Störung des emotionalen Gleichgewichts ausgewählt wurde, beträgt die Einnahmezeit üblicherweise zwei Wochen; wenn Sie hingegen ein kör-perliches Problem damit ansprechen möchten, sollten die Tropfen gewöhnlich mindestens einen Monat lang eingenommen werden. Es schadet nichts, wenn Sie das Mittel längere Zeit einnehmen.

Falls der Alkohol in der Blütenessenz für Kinder ein Problem darstellt, können Sie die Tropfen in ein Glas heißes Wasser geben, so dass der Alkohol rasch verdampft. Danach kann Ihr Kind das Wasser aus dem Glas trinken, sobald es abgekühlt ist. Sie können Blü-tenessenzen auch lokal anwenden. Reiben Sie die Tropfen einfach auf die Pulsstellen der Handgelenke, auf die Schläfen oder auf den kranken Körperteil oder das schmerzende Bäuchlein.

Manche Blütenessenzen-Kombinationen sind auch als Spray erhältlich, zum Beispiel *Emergency Essence*, das in jeder Krise eine beruhigende Wirkung entfaltet. *Space Clearing*-Spray reinigt und befreit die Umgebung von negativen Energien. *Calm and Clear Essence* können Sie im Schlafzimmer Ihres Kindes sprühen, bevor es zu Bett geht; dies wird ihm helfen, rascher zu entspannen und zur Ruhe zu finden.

Eine Lektion in Blütenessenzen

Shelley Sishton, eine ebenso begeisterte wie erfolgreiche Blütenessenzen-Therapeutin in Großbritannien, konnte ihre Klientin, eine Kindergärtnerin, nie davon überzeugen, die Blütenessenzen zu verwenden. Eines Tages beklagte sich die Erzieherin, wie laut die Kinder seien und wie gestresst sie selbst, und dass sie angefangen habe, die Gruppe anzuschreien. Shelley bot ihr Emergency Essence-*Spray an mit den Worten: „Sprühen Sie das einfach in den Gruppenraum!" Die Erzieherin war so am Ende ihres Lateins, dass ihr klar war, dass sie nichts zu verlieren hatte – obwohl sie der Meinung war, dass dabei nichts herauskommen würde. Schon bald nachdem sie im Raum gesprüht hatte, wurden die Kinder zu ihrer großen Überraschung ruhiger, hörten auf zu reden, waren aufmerksam und folgten ihren Anweisungen. Nachdem sie einige weitere Tage gesprüht hatte, kam zur Mittagszeit eine Kollegin in ihren Gruppenraum und fragte, was hier vorgehe; sie habe einen großen Unterschied in der Gruppe bemerkt. Shelleys Klientin antwortete: „Nun, ich habe diesen Spray ausprobiert. Ich weiß nicht, ob er diesen Unterschied bewirkt hat." Die Kollegin fragte, ob sie auch etwas davon ausprobieren dürfe, und auch sie erlebte ähnlich hervorragende Ergebnisse. Eine Woche später rief die Leiterin der Vorschule Shelleys Klientin in ihr Büro, um herauszufinden, was in den beiden Gruppenräumen vor sich gehe, da der große Unterschied inzwischen allen im Haus aufgefallen war. Die Erzieherin erklärte, dass sie* Emergency Essence-*Spray eingesetzt habe, und bemerkte: „Ich bin nicht sicher, ob es ein Zufall ist, aber irgendetwas scheint da in Gang zu kommen." Die Leiterin fragte verlegen, ob ihr Zimmer ebenfalls besprüht werden könne; sie habe am Nachmittag ein schwieriges Treffen mit einigen sehr aggressiven Eltern.*

Am nächsten Morgen hielt die Leiterin Shelleys Klientin auf, um ihr zu berichten, dass etwas Erstaunliches geschehen sei: Die Besprechung sei gut verlaufen, und zum ersten Mal in fünfzehn Jahren habe sie nachts wirklich gut geschlafen. Sie wollte wissen, ob ihr Büro wieder besprüht werden und ausprobieren, ob sie selbst noch einmal gut schlafen könnte. Am nächsten Tag beschwerte sich die Leiterin: „Es konnte nicht das Emergency Essence-*Spray gewesen sein, denn letzte Nacht habe ich gar nicht gut geschlafen." Die Erzieherin gestand, dass sie so beschäftigt gewesen war, dass sie am Vortag versäumt hatte, das Zimmer der Leiterin zu besprühen. Sie ging hin, nahm den Spray und holte den Auftrag gleich nach. Am nächsten Tag berichtete die Leiterin von einem weiteren guten Nachtschlaf. Nun verwendet die ganze Schule den* Emergency Essence-*Spray!*

Ian

ERSTE HILFE

Unfälle

Wenn die Menschen im Umfeld eines Kindes ruhig und gesammelt sind, ist die Wahrscheinlichkeit geringer, dass dieses in Panik gerät – gleich welcher Art der Unfall auch ist. Deshalb ist es wichtig, dass Sie so gelassen wie möglich bleiben, wenn Ihr Kind in Not ist. *Emergency Essence* ist bei jeder Art das Mittel der Wahl. Es reduziert sowohl bei Ihrem Kind als auch bei Ihnen einen großen Teil der Schmerzen, sowie Schock, Stress und Trauma, die mit einem Unfall einhergehen.

Angesichts der Vielzahl und Vielfalt von Unfällen, die zu Hause passieren, empfehle ich, in jedem Haushalt ein Fläschchen *Emergency Essence* greifbar zu haben. Auch im Auto sollten Sie ein Fläschchen zur Hand haben. Man weiß nie, wann man auf eine Notsituation trifft oder ein verletztes Tier findet. Natürlich können Sie *Emergency Essence* auch als Creme oder Spray dabei haben, aber am wahrscheinlichsten werden Sie sie in Form von Tropfen verwenden, da diese am vielseitigsten einzusetzen sind. Im Sommer empfiehlt es sich, im Auto ein Vorratsfläschchen mitzuführen, da diesem aufgrund des höheren Alkoholgehalts die Hitze weniger schadet. *Emergency Essence* ist bei allen Unfällen und Aufregungen des täglichen Lebens von großem Nutzen. Manchmal erleiden Kinder einen rechten Schock, wenn sie hingefallen sind; *Emergency Essence* wird sie rasch beruhigen. Sie werden es selbst erleben: Ein Kind, das vom Fahrrad gestürzt ist oder sich überschlagen hat, hört in der Regel innerhalb von dreißig Sekunden auf zu weinen, rennt wieder umher und hat das Missgeschick schnell vergessen. Sie können die Blütenessenz ungefähr alle zehn Minuten geben oder einnehmen, danach, wenn die Schmerzen nachlassen, in größeren Abständen. *Emergency*-Creme können Sie bei Schürfungen, Schwellungen, Quetschungen, Verstauchungen und Prellungen auf die betroffenen Stellen auftragen.

Sportverletzungen

Eines Donnerstags krachte ein Marathonläufer beim Training gegen ein Gartentor und zog sich eine schlimme Prellung am Knie zu, das sehr rasch anschwoll. Als er zu seinem Wagen zurückhumpelte, sagte sein Laufpartner: „O je, das war es dann wohl mit deinem Marathon am Samstag." Seine Frau hatte einige Monate zuvor an einem Workshop über Busch-Blütenessenzen teilgenommen, doch es war ihr noch nicht gelungen, ihren Mann von deren Wirkung zu überzeugen. Als er nach Hause kam, dachte er, man könnte diesen Blütenessenzen eine Chance geben, um zu sehen, ob sie tatsächlich wirkten. Er bedeckte sein Knie gleich mit Emergency-Creme, *dann noch einmal vor dem Schlafengehen. Als er am nächsten Morgen erwachte, war die Schwellung deutlich zurückgegangen.* Er verwendete Emergency Essence-Tropfen und -Creme auch am folgenden Tag und konnte an seinem Marathonlauf teilnehmen. *Den nächsten Busch-Blütenessenzen-Kurs besuchte er selbst, und er erzählte mir: „Ich war ein echter Skeptiker, aber ich weiß genug über meinen Körper und das Laufen, dass mir eines klar ist: Ohne* Emergency Essence *hätte es keine Möglichkeit gegeben, an diesem Lauf teilzunehmen. Das Zeug wirkt tatsächlich!"*

Ian

Emergency Essence bewährt sich auch bei anderen Sportverletzungen großartig, ob man beim Korbball angerempelt wird, vom Pferd stürzt oder sich bei einem Kontaktsport blaue Flecken einhandelt. *Crowea,* ein Bestandteil dieser Kombination, wirkt auf Muskeln und Sehnen und ist somit bei allen Zerrungen und Verstauchungen angezeigt. *Fringed Violet,* ein Bestandteil von *Emergency Essence,* löst emotionalen und physischen Schock. Dies ist wichtig, denn wenn der Schock nach einem Unfall nicht gelöst wird, bleibt er im Körper Ihres Kindes gespeichert und kann dort Schaden anrichten. *Fringed Violet* vermag solche Traumas aufzulösen, auch wenn sie von einem Unfall oder anderen Erlebnis herrühren, das schon Jahre zurückliegt. Es ist eine wichtige Blütenessenz für Eltern – die sie auch für sich selbst in Betracht ziehen mögen.

Bisse und Stiche

Manche Kinder sind sehr neugierig, wenn sie Insekten sehen, und nehmen sie furchtlos in die Hand, um sie genauer zu inspizieren. Wenn sie dann gebissen oder gestochen werden, lindert *Emergency Essence* den Schmerz und die Schwellung. Es ist ein großartiges Mittel bei allen Bissen und Stichen. Nehmen Sie es immer mit, wenn Sie in Urlaub fahren, zum Zelten oder an den Strand.

Beim Baden im Meer begegnet man häufig Quallen, deren Berührung nicht nur brennenden Juckreiz, sondern auch allergische Reaktionen oder Schwellungen der Lymphknoten auslösen kann. Die häufige Einnahme von *Emergency Essence* hilft, den Schmerz zu lindern.

Falls Ihr Kind unter Mückenstichen oder Zecken leidet, geben Sie *Emergency*-Creme oder -Tropfen auf die Stiche, um die Reizung zu mindern sowie Schwellung und Juckreiz zu lindern.

Spinnen und Schlangen

Im Falle eines Spinnen- oder Schlangenbisses legen Sie einen Wundverband an, um Druck auf den Biss auszuüben, und sorgen Sie dafür, dass Ihr Kind ruhig bleibt. Jede Bewegung kann dazu beitragen, dass das Gift weiter verbreitet wird und ist überaus gefährlich; deshalb ist es wichtig, dass das Kind sich nicht bewegt, während sich jemand um ärztliche Hilfe kümmert. *Emergency Essence*-Tropfen helfen, Ihr Kind zu beruhigen, bis Hilfe eintrifft.

Wenn Sie ins Buschland hinaus gehen, nehmen Sie außer *Emergency Essence* immer einige Verbandspäckchen mit für den Fall, dass so etwas passiert.

Knochenbrüche

Wenn Ihr Kind bei einem Unfall einen Knochenbruch erleidet, lindert *Emergency Essence* den ersten Schmerz und Schock. Zwei weitere Busch-Blütenessenzen helfen, die Knochen tatsächlich zu heilen: *Gymea Lily* wirkt auf Bänder und Knochen, und *Hibbertia* regt die Nebenschilddrüsen an, die eine wichtige Rolle für den Kalziumstoffwechsel spielen und somit dazu beitragen, die Heilung des gebrochenen Knochens zu beschleunigen. Beide Mittel können nach dem Unfall zusammen mit *Emergency Essence* zwei bis drei Wochen lang eingenommen werden. Danach werden die beiden Einzelessenzen ohne *Emergency Essence* weiter verwendet.

Prellungen

Bei einer Prellung können Sie *Emergency Essence*-Tropfen innerlich und/oder die Creme äußerlich anwenden, um Schmerz und Schock zu lindern. Wenn die Blutgefäße Haarrisse aufweisen, kann dies Anzeichen eines Vitamin-C-Mangels sein. *Tall Mulla Mulla* ist zur Stärkung der Blutgefäße ebenfalls zu empfehlen. Für Kinder, die sich ständig Prellungen zuziehen, wäre der Einsatz von *Bush Fuchsia* zu erwägen; es fördert die Koordination und verringert damit die Wahrscheinlichkeit allzu vieler Unfälle. *Black-eyed Susan* hilft Ihrem Kind, etwas langsamer zu treten, statt sich wie ein Wirbelwind aufzuführen. Beide Blütenessenzen sind in *Calm and Clear Essence* enthalten. Kinder, die nicht genug schlafen, neigen möglicherweise auch mehr zu Unfällen; *Calm and Clear Essence* kann ihnen helfen, einen guten, erholsamen Nachtschlaf zu finden.

Verbrennungen

Im häuslichen Umfeld erleiden Kinder rasch kleinere Verbrennungen. Die Blütenessenzen-Kombination *Solaris Essence* – sie enthält die „Hitze-Essenz" *Mulla Mulla* – ist ein wichtiges Erste-Hilfe-Mittel, wenn Ihr Kind die Hand auf die Heizung legt, sich mit heißem Wasser verbrüht, etwas Heißes von der Herdplatte zieht oder sich einen Sonnenbrand holt. Im Falle solcher Verbrennungen können Sie Ihrem Kind alle zehn bis fünfzehn Minuten *Solaris Essence* oder einfach *Mulla Mulla* geben.

Verbrennungen heilen

Die sofortige Wirkung [der Blütenessenzen] bei Verbrennungen hat mich überrascht. Dass etwas heiß ist, glaubt Cameron erst, wenn er es angefasst hat, deshalb hatten wir schon viele Heißwasser-Kontakte – keine ernsten Schäden, aber heiß genug, um Hautrötungen hervorzurufen und ihm entsprechende Schmerzen zu bereiten. Bereits wenige Tropfen *Mulla Mulla* auf die betroffene Hautpartie – und die Rötung verschwindet binnen Minuten, das Brennen sogar noch rascher. Wenn sich meine Kinder an heißen Speisen den Mund verbrennen, gebe ich ihnen einige Tropfen „hinterher", und es gibt keine Rötungen, Schmerzen, Empfindlichkeiten oder Blasenbildung mehr. Wenn sich Michael, mein anderer Sohn, jetzt den Mund verbrennt, macht er sich nicht einmal mehr die Mühe, mir das zu sagen, sondern schreit laut: „Hol' die Tropfen, schnell!"

Janne Ferguson, Victoria, Australien

Solaris Essence ist sehr effektiv, selbst bei Verbrennungen dritten Grades. Es gibt zahlreiche Fallgeschichten, in denen Leute (auch Kinder mit Verbrennungen dritten Grades) alle halbe Stunde *Mulla Mulla*-Tropfen genommen haben, und die Heilung war so umfassend, dass sie keine Hauttransplantationen benötigten. Die Kinder bleiben ruhiger, und die Blütenessenz lindert auch Schmerz und Trauma. Sobald die obere Hautschicht zerstört ist, können sehr leicht Infektionen eindringen, doch bei Verwendung von *Mulla Mulla* tritt die Heilung so rasch ein, dass dies nur selten passiert. Auch zum Lösen jeglicher Feuertraumata ist *Mulla Mulla* bestens geeignet.

Hautverbrennung

Casey hatte eine verstopfte Nase und entschloss sich zu Inhalationen. Etwa fünf Sekunden nachdem sie das eben noch kochende Wasser in eine große Schale gegossen hatte, zog sie versehentlich das ganze Gefäß vom Tisch und verbrühte sich den Bauch. Als ob dies nicht schlimm genug wäre, trug sie gerade ein Bikini-Oberteil mit einem Metallring.

Wir setzten sie in ein kühles Wasserbad – Bauch und Beine waren flammend rot –, und riefen den Krankenwagen. Während wir warteten, gab ich etwa fünf Spritzer *Mulla Mulla* unter ihre Zunge und die Hälfte der Vorratsflasche *Mulla Mulla* ins Badewasser. Als der Notarzt eintraf, war auf ihrer Haut buchstäblich kein Anzeichen von Verbrennung mehr zu sehen. Sie war natürlich immer noch sehr empfindlich, aber die Helfer konnten nicht glauben, dass die Haut nicht voller Brandblasen war. Dann gab ich ihr *She Oak* ins Wasser, um die Haut zu befeuchten, und heute sind überhaupt keine Spuren der Verbrennungen mehr sichtbar.

Julie Tucker (Anschrift bekannt)

Wenn sich Ihr Kind verbrannt hat, lassen Sie bis zu zwanzig oder dreißig Minuten lang kühles Wasser über die betroffene Stelle fließen und geben Sie häufig *Mulla Mulla*. Verbrennungen im Gesicht sind sehr gefährlich und ärztliche Hilfe dabei unbedingt erforderlich, doch es empfiehlt sich, die *Mulla Mulla*-Tropfen weiterhin zu geben, um die Schmerzen zu lindern und eine rasche Heilung zu unterstützen.

Schwere Verbrennungen

Taylah schüttete kochendes Wasser von einem im Mikrowellenherd erhitzten Gericht über ihren Arm und verbrühte sich schrecklich. Mit tiefen Brandblasen von den Fingern bis hinauf zum Ellbogen wurde sie ins Krankenhaus gebracht. Ich verordnete ihr *Dagger Hakea, Mountain Devil* und *Mulla Mulla* als Tropfenmischung.

Sie musste etwa drei Wochen lang einen Verband tragen, danach sollte sie möglicherweise eine Hautverpflanzung erhalten. Als ihr der Verband von der Hand bis zum Handgelenk abgenommen wurde, hatte sie offene Blasen an ihren Fingern und auf dem Handrücken. Ich machte ein Spray aus *Spinifex, Bush Iris, Slender Rice Flower, Mulla Mulla* und *She Oak*. Binnen drei Tagen war die Haut an der Hand getrocknet und schälte sich, es waren zwei kleine rosa Stellen an der Hand zu sehen. Als der Verband weiter entfernt wurde, begann ich sofort, ihren Arm einzusprühen. In dieser Phase hatten die Ärzte noch Bedenken, dass Taylah eine Transplantation benötigen würde. Sie beschlossen, dem Arm noch eine Woche Zeit zu lassen und abzuwarten, wie sich der Heilungsvorgang entwickelte.

In den ersten vierundzwanzig Stunden nach Anwendung des Sprays heilte Taylahs Arm mehr als in den drei Wochen davor. Binnen drei Tagen hatte sich die Verbrennung „gehoben" und geschlossen, und Taylahs abgestorbene Haut fiel rasch ab. Ich sagte „gehoben", weil die Verbrennung an die Oberfläche zu kommen schien, anstatt tief im Gewebe ihres Armes zu bleiben. Ich verschrieb *Bush Iris* und *Slender Rice Flower,* um einer Narbenbildung vorzubeugen, sowie *Mulla Mulla* für die Verbrennung, *Spinifex* zur Verhinderung von Infektionen und *She Oak,* um das Gewebe mit Flüssigkeit zu versorgen. Resultat: Dank „Flower Power" keine Hautverpflanzung!

Tahli Tremayne, Victoria, Australien

Mulla Mulla ist ein sehr gutes Mittel, selbst noch viele Jahre nach einer schlimmen Verbrennung. Es löst das Trauma aus dem Körper und hilft auch beim Heilen der Vernarbung von Brandwunden. Dieses Mittel ist auch gut für Kinder geeignet, die Hitze nicht mögen und an heißen Tagen in den Sommermonaten leiden.

Brennende Augen

Meine siebenjährige Tochter spielte draußen und braute einen „Zaubertrank" mit Kräutern und Anderem aus dem Garten. Sie öffnete eine Chilischote, die sie gefunden hatte, kratzte die Samen heraus und rieb sich das Auge. Im nächsten Moment weinte und schrie sie: „Mein Auge, mein Auge!" Sie wusch sich das Auge mit Wasser aus, doch dies half nicht. Da ich die Ursache kannte, gab ich ihr *Mulla Mulla,* und binnen Sekunden hatte sie sich beruhigt, und das Brennen ließ nach. Fünf Minuten später gab ich ihr noch einmal *Mulla Mulla,* und die durch das Reiben entstandene Rötung des Kindergesichts ließ nach. Das Mädchen ging wieder zum Spielen nach draußen.

Jane Borgeaud, Hauptstadtterritorium, Australien

Schnittwunden

Wenn Schnittwunden eher oberflächlich sind und nicht genäht werden müssen, geben Sie *Emergency Essence* gegen den Schock und die Blütenessenz *Spinifex,* um den feinen Schnittverletzungen heilen zu helfen. Handelt es sich um eine tiefere Verletzung, die genäht werden muss, geben Sie das Mittel *Slender Rice Flower*. Tiefe Schnitte beeinträchtigen zwangsläufig jeden Meridian, den der Schnitt durchtrennt. *Slender Rice Flower* wird den Energiefluss der Meridiane wiederherstellen, wenn er durch einen Schnitt beeinträchtigt wurde. Manchmal habe ich Patienten in den Sechzigern, die noch Narben aus der Kindheit trugen und deren Energiefluss im betroffenen Meridian seit jener Zeit gestört war. Es ist sehr wichtig, schon früh etwas zu unternehmen, damit Kindern ähnliche Erfahrungen erspart bleiben.

Waschen Sie jede Schnittverletzung unter fließendem Wasser aus und legen Sie einen festen Verband an, um die Blutung zum Stillstand zu bringen. Geben Sie etwa alle zehn bis fünfzehn Minuten *Emergency Essence*. Wenn bei einer sehr ernsten Verletzung die Schlagader durchtrennt wurde, spritzt reichlich Blut hervor. Legen Sie einen Druckverband an, aber achten Sie darauf, die Blutzufuhr nicht gänzlich abzuschnüren. Lagern Sie den verletzten Körperteil hoch, rufen Sie sofort nach einem Krankenwagen und halten Sie Ihr Kind still, bis dieser eintrifft.

Stürze

Nach einem bösen Sturz* können sich die Wirbel Ihres Kindes verschieben und die Nerven beeinträchtigen, die Muskeln und Organe versorgen. Dies kann dazu führen, dass die Muskeln verkrampfen. Reiben Sie lokal *Emergency Essence* ein, es wird die Muskeln entspannen. Dies wiederum erlaubt den Wirbeln, in ihre angestammte Position zurückzugleiten, und in der Folge lässt der Schmerz nach. Wenn Ihr Kind Kopfschmerzen hat, geben Sie ihm *Bush Fuchsia* und *Boab* innerlich. Diese beiden Blütenessenzen wirken auf den Bereich der ganzen Wirbelsäule und des Kopfes. Stürze können die empfindlichen Schädelknochen stauchen, was später die Lernfähigkeit des Kindes beeinträchtigt, wenn es nicht behandelt wird. Für alle Stürze, die den Kopf betreffen, gilt: Beobachten Sie das Kind die nächsten vier Stunden, lassen Sie es nicht schlafen gehen. Falls es irgendein Anzeichen von Übelkeit, Erbrechen oder mangelnden Reflexen gibt oder wenn der Schmerz nach vier Stunden noch anhält, holen Sie ärztlichen Rat ein. Gleiches gilt, wenn einige Zeit nach dem Sturz Folgeschmerzen aufkommen.

Kopfverletzungen

Babys und Kleinkinder haben einige spezielle anatomische Merkmale, die das Eintreten von Kopfverletzungen* begünstigen können. Ihr Kopf ist im Verhältnis zum ganzen Körper größer als bei Erwachsenen, zudem sind die Schädelknochen noch viel dünner als im ausgewachsenen Zustand. Sie erreichen erst im Alter von etwa fünfzehn Jahren ihre endgültige Dicke.

Kinder sind für Gehirnprellungen anfälliger als Erwachsene, weil im kindlichen Gehirn weniger Myelin vorhanden ist, eine weiche, fettige Substanz, die die Nerven schützend umgibt. Was für einen Erwachsenen ein schmerzhafter Schlag an den Kopf sein mag, der keine langfristige Schädigung nach sich zieht, kann für ein Kind recht traumatisch sein und viele schwere körperliche Konsequenzen haben. *Spinifex* ist ein Mittel für beschädigte Nervenenden. Es ist in *Emergency*-Creme enthalten, doch Sie sollten ergänzend *Spinifex* in Kombination mit *Emergency Essence* auch als Tropfen geben, wenn es zu einer Kopfverletzung gekommen ist.

Sundew ist ebenfalls in *Emergency Essence* enthalten. Bei Bewusstlosigkeit wird *Sundew* helfen. Selbst bei Kindern, die im Koma liegen, kann man *Emergency Essence* regelmäßig an den Schläfen und den Pulsstellen der Handgelenke anwenden, um ihnen zu helfen, das Bewusstsein wiederzuerlangen.

Wichtig: Wenn Ihr Kind ohnmächtig wird, bringen Sie es ins Krankenhaus zu einer vollständigen Untersuchung oder in ärztliche Behandlung. Die kritischste Zeit nach jeder Kopfverletzung sind die ersten vier Stunden; in dieser Phase können Sie *Emergency Essence* in kurzen Intervallen geben. Ihr Kind sollte in diesen vier Stunden wach gehalten und beobachtet werden im Hinblick auf Symptome wie Erbrechen, Kopfschmerzen oder Verlust der Koordination. Nehmen Sie ärztliche Hilfe in Anspruch, wenn Sie eines dieser Zeichen feststellen.

Genesung von Kopfverletzungen

Eine meiner Damen erzählte, dass ihr Sohn in einen Autounfall verwickelt war und eine so schwere Gehirnschädigung erlitten hatte, dass er eine Woche lang im Koma lag. Sie berichtete, dass ihre ganze Familie *Emergency Essence* verwendete, um diese Zeit durchzustehen, und es auch im Krankenzimmer versprühte. Als der Sohn mit der Rehabilitation begann, fing seine Mutter an, ihm *Cognis Essence* zu geben, und innerhalb weniger Wochen traten erstaunliche Verbesserungen ein. Die Ärzte seien verblüfft gewesen, die Kernspintomografien zeigten eine Regeneration der geschädigten Hirnareale. Ich halte dies für eine erstaunliche Geschichte.

Jasmin Greenough, Western Australien

In der Anfangszeit der Busch-Blütenessenzen mischte ich sie niemals zusammen. Ich verwendete die Blütenessenzen nur als Einzelmittel, vermutlich aufgrund meiner homöopathischen Ausbildung. *Emergency Essence* entstand als Resultat eines dem oben geschilderten ähnlichen Falles. Eine meine Patientinnen wurde in einen schlimmen Verkehrsunfall verwickelt, den ihr Mann miterlebte. Danach lag sie auf der Intensivstation im Koma, und man rechnete nicht mit ihrem Überleben. Ihr Mann kam sehr verzweifelt zu mir und sagte, er habe das Gefühl, ich hätte etwas, das ich tun könnte, um seiner Frau zu helfen. Intuitiv mischte ich einige Blütenessenzen zusammen und gab sie ihm mit; dies war das erste Mal, dass ich Blütenessenzen gemischt habe. Nach einer Woche kam er wieder und wollte Nachschub. Als seine Frau nach drei Tagen aus dem Koma erwachte, hatten die Ärzte ihm mitgeteilt, dass er nicht die gleiche Person erwarten solle, die er vor dem Unfall gekannt hatte, weil seine Frau so schwere Kopfverletzungen erlitten habe. Doch am Ende jener Woche war sie wieder ganz die Alte. Die Ärzte staunten und sagten, dass sie es auf nichts anderes zurückführen könnten als die Tropfen, die sie erhalten habe. Ich habe inzwischen zahlreiche Fallgeschichten erhalten, die jener ähnlich sind, insbesondere solche, in denen es um den Einsatz von *Emergency Essence* ging. In meinen Kursen pflege ich den Teilnehmern zu empfehlen, ein Fläschchen im Auto mitzuführen und eins zu Hause bereit zu haben; man weiß nie, wann Bedarf entsteht.

Nasenbluten

Nasenbluten zeigt gewöhnlich an, dass ein Kind mehr psychischen Schutz braucht. *Fringed Violet* ist in solchen Fällen ein wundervolles Mittel.

Nasenbluten

Unser kleiner Sohn hatte ständig, besonders nachts, heftiges Nasenbluten*; wenn es einmal angefangen hatte, trat es einige Wochen lang gehäuft auf. Dies beunruhigte uns alle sehr. Der Arzt empfahl, die Äderchen veröden zu lassen. Wir waren bei dieser Vorstellung nicht glücklich, und so probierten wir stattdessen *Illawarra Flame Tree*, weil ich glaubte, dass das Nasenbluten damit zusammenhing, dass sich der Junge damals von Gleichaltrigen nicht akzeptiert fühlte. Die Blutungen kamen immer, wenn er es mit seinen Altersgenossen gerade schwer hatte. *Illawarra Flame Tree* beendete die Phase des Nasenblutens innerhalb eines Tages; jetzt tritt es nur noch sehr selten auf.

Salvina Syeholm, Neusüdwales, Australien

Narben

Verwenden Sie *Slender Rice Flower,* um Narben zu entstören, besonders, wenn genäht worden ist. Geben Sie die Tropfen zwei Wochen lang; es könnte jedoch geschehen, dass der Erfolg schon vor dieser Frist eintritt.

Narben versiegeln nicht nur das Gewebe, gewöhnlich schließen sie auch Emotionen ein. Wenn ein Kind einen Unfall hat, ist es meistens irgendwie aus dem Gleichgewicht geraten. Vielleicht hatte es einen Streit oder Kampf mit den Geschwistern gegeben; vielleicht war es aufgeregt und abgelenkt, und schon kam es zu dem Unfall. Das Kind ist mit dem Fahrrad unterwegs, es stürzt oder überschlägt sich. Wenn es sich im Augenblick des Unfalls gerade zornig fühlte, wird diese Emotion in die Narbe eingeschlossen. Durch den Einsatz von *Slender Rice Flower* können Sie die Emotion wieder befreien.

Bei Operationen ist es das Gleiche. In der traditionellen chinesischen Medizin werden bestimmte Emotionen mit verschiedenen Organen und Teilen des Körpers assoziiert; Angst beispielsweise beeinträchtigt die Nieren, Trauer die Lungen. In der Regel ist es eine Emotion, die zur Störung des Gleichgewichts führt – die wiederum die Notwendigkeit einer Operation nach sich zieht. *Slender Rice Flower* wird helfen, die Narbe zu heilen, und dabei die Emotion aus der Narbe befreien, die mit dem Organ assoziiert wird.

Aufgeschürfte Knie

Reinigen Sie die Schürfwunde mit Wasser, um allen Schmutz oder andere Fremdkörper zu beseitigen. Wenn das Knie so sauber wie möglich ist, kann es mit *Emergency Essence* besprüht werden. Dies mag ein wenig brennen, doch es wird die Heilung wirklich beschleunigen. Wenn Sie *Emergency Essence* nicht als Spray zur Hand haben, können Sie einige Tropfen aus dem Einnahmefläschchen auf den aufgeschürften Bereich geben. Dazu verabreichen Sie Ihrem Kind auch *Emergency Essence*-Tropfen oral, um den Schmerz und den Schock zu behandeln.

Sonnenbrand

Kinderhaut kann sehr leicht verbrennen, besonders bei blonden und hellhäutigen Kindern. Sorgen Sie deshalb stets dafür, dass Ihr Kind vor der Sonneneinstrahlung geschützt ist. Dies bedeutet, einen Hut zu tragen, der auch den Nacken beschattet, wenn dieser frei ist, sowie leichte, aber langärmelige Kleidung, wenn die Sonne stark brennt. Am besten ist es, Ihr Kind im Sommer um die Mittagszeit nicht der Sonne auszusetzen.

Kinder brauchen Sonnenschein, der ihrem Körper hilft, Vitamin D zu erzeugen; dieses ist unverzichtbar für ein gesundes Immunsystem und feste Knochen. Geben Sie Ihrem Kind eine Dosis *Mulla Mulla* oder *Solaris Essence* in den Mund und gegebenenfalls auf die Haut, bevor es in die Sonne hinausgeht. Dies wird es davor bewahren, allzu viel Sonnenstrahlung aufzunehmen; auf diese Weise werden Hautschädigungen verringert. Ein ausgedehntes Sommer-Picknick im Freien kann bei Kindern jedes Hauttyps leicht zu einem

Sonnenbrand führen, wenn sie nicht geschützt sind. *Mulla Mulla* ist ein Bestandteil von *Solaris Essence,* einem guten Mittel zum Besprühen jedes Sonnenbrandes. Es lindert den Schmerz und heilt Verbrennungen oder Blasen; oft verhindert es auch, dass sich die sonnenverbrannte Haut schält. Geben Sie die Tropfen alle fünfzehn bis dreißig Minuten und wenden Sie die Blütenessenz gleichzeitig äußerlich an.

Sonnenschutz

Mischen Sie sieben Tropfen aus der *Mulla-Mulla*-Vorratsflasche in fünfzehn Gramm einer Sonnenschutzcreme, um die Schutzwirkung zu verstärken.

Ian

Sonnenbrand

Sarah hatte sich am Montag einen sehr schlimmen Sonnenbrand zugezogen. Ich sah sie am Donnerstagnachmittag, als ihre Haut von nässenden Blasen bedeckt war. Am nächsten Nachmittag gab ich ihr ein Fläschchen Mulla Mulla *und wies sie an, den betroffenen Bereich morgens und abends zu baden und die Tropfen auch innerlich zu nehmen. Ich gab ihr auch eine Hautcreme, in die ich* Mulla Mulla *eingerührt hatte, die sie nach dem Baden auftragen sollte.*

Am nächsten Dienstagnachmittag sah ich sie wieder und war in Anbetracht des Zustandes ihrer Haut überrascht. Ich konnte gar nicht ausmachen, wo der Sonnenbrand gewesen war, und die Haut hatte sich nicht einmal geschält. Sarah teilte mir mit, dass die Besserung seit Sonntag eingetreten sei – das heißt nach nur anderthalb Tagen der Behandlung mit der Blütenessenz.

Ian

Blasen von Sonnenbrand

Ein kleiner Junge hielt sich den ganzen Tag am Strand auf. Obwohl er mit Sonnencreme eingerieben worden war, weil er sehr hellhäutig ist, kam er sehr sonnenverbrannt nach Hause. Besonders besorgniserregend waren zwei Brandblasen auf den Schultern. Ganz behutsam trug ich *Mulla Mulla* auf die Haut auf und gab es ihm auch einige Stunden lang etwa alle dreißig Minuten in den Mund. Am nächsten Morgen hatten sich die Blasen zurückgebildet, und die Körperteile, die gerötet waren, befanden sich auf dem Weg zur Normalisierung. Die Blasen heilten im Laufe der nächsten Tage ab und hinterließen keine Narben oder Hautschäden.

J. Cody, Neusüdwales, Australien

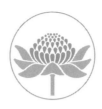

14

SYMPTOMENVERZEICHNIS

Das folgende Verzeichnis von Beschwerden und Behandlungen listet körperliche und emotionale Symptome oder Probleme und die jeweils spezifischen Blütenessenzen, die zur Behandlung verwendet werden können.

Wenn Sie diesen Teil des Buches nutzen möchten, stellen Sie zuerst das vorliegende Symptom fest und notieren Sie die Blütenessenz oder die Blütenessenzen, die dafür empfohlen werden. Anschließend finden Sie in Kapitel 15 eine ausführlichere Beschreibung der genannten Blütenessenzen, anhand derer Sie diejenigen herausfinden können, die sich für die zu behandelnden Symptome am besten eignen. Sie brauchen also nicht unbedingt alle genannten Blütenessenzen zu verwenden.

Bitte beachten Sie, dass die bei den Symptomen genannten Blütenessenzen nicht etwa nach dem Grad der Wirksamkeit, sondern in alphabetischer Folge gelistet sind.

Die in diesem Repertorium enthaltenen Informationen sollten nur als Richtschnur und Orientierung für die Behandlung der aufgeführten Symptome genutzt werden. Es wird nicht der Anspruch erhoben, dass die empfohlenen Blütenessenzen den Zustand in jedem einzelnen Fall heilen werden.

Wichtig: Konsultieren Sie einen Arzt oder Heilpraktiker, wenn Symptome anhalten oder die Situation dies erfordert.

ADHS (Aufmerksamkeitsdefizitsyndrom mit Hyperaktivität)
- *Black-eyed Susan,* um Ihr Kind zu beruhigen und bei Ungeduld
- *Calm and Clear Essence* als Einschlafhilfe und wenn das Kind erregt oder zerstreut ist
- *Cognis Essence* ist sehr spezifisch und hervorragend für die Behandlung dieses Zustandes, für Klarheit und Ausrichtung, und zur Verbindung der beiden Gehirnhälften.
- *Kangaroo Paw* hilft Ihrem Kind, andere in seinem Umfeld wahrzunehmen

Albträume

- *Dog Rose of the Wild Forces* bei starker Angst
- *Green Spider Orchid* bei Albträumen von Erlebnissen in früheren Inkarnationen
- *Grey Spider Flower* bei Schrecken/Entsetzen
- *Space Clearing*-Spray zur Klärung unangenehmer Energien

Allergien

- *Boab* zur Auflösung von familiären Mustern
- *Bottlebrush* und *Boronia,* um das Verlangen abzubauen
- *Bush Iris,* um Giftstoffe aus dem Körper auszuleiten
- *Dagger Hakea,* um Reizbarkeit und Groll zu lindern
- *Fringed Violet,* um die Sensitivität zu reduzieren
- *Fringed Violet, Dagger Hakea* und *Bush Iris* bei Heuschnupfen

siehe auch: Nahrungsmittelunverträglichkeit, Ausschläge

Angst

- *Dog Rose* bei allgemeiner Angst und Furchtsamkeit
- *Dog Rose of the Wild Forces* bei der Furcht, die Beherrschung zu verlieren
- *Flannel Flower* bei der Furcht vor körperlicher oder emotionaler Nähe
- *Grey Spider Flower* bei Schrecken und Albträumen
- *Illawarra Flame Tree* bei der Furcht vor Verantwortung
- *Jacaranda* bei der Angst, die falsche Entscheidung zu treffen
- *Wedding Bush* bei der Angst vor Verpflichtung

siehe auch: Trennungsangst

Angst vor anderen

- *Dog Rose* bei Furchtsamkeit und Schüchternheit
- *Fringed Violet* zum Schutz vor „schlechter Energie"

Antibiotika

- *Green Essence,* um das Verdauungssystem wieder zu harmonisieren
- *Purifying Essence,* um Giftstoffe nach Antibiotika-Behandlung auszuleiten

Asthma

- *Bush Iris* für das Lymphsystem und die Lösung von Verschleimung und Toxinen aus den Nebenhöhlen, Atemwegen, Lungen

- *Emergency Essence,* um Muskelspasmen zu lösen, Angst und Panik zu lindern und die Empfindlichkeit gegenüber Auslösern in der Umgebung zu reduzieren
- *Purifying Essence,* um den Körper zu entgiften und etwaige Auswirkungen von Kortison-Cremes oder Steroiden beseitigen zu helfen
- *Tall Mulla Mulla* ist das spezifische Mittel für den Atem

siehe auch: Allergien, Bronchitis, Nahrungsmittelunverträglichkeit, Ausschläge

aufgeschürfte Knie
- *Emergency Essence,* um die Heilung zu beschleunigen und bei Schmerz und Schock

Ausschläge
- *Confid Essence,* wenn das Selbstbewusstsein Ihres Kindes durch den Ausschlag beeinträchtigt ist
- *Emergency*-Creme äußerlich, nachdem das lokal angewandte *Green Essence*-Spray getrocknet ist
- *Green Essence* zur lokalen Behandlung als Spray. Trocknen lassen
- *Purifying Essence* zur Ausscheidung von Giftstoffen
- *Solaris Essence* bei Hitze oder Brennen

Autismus
- *Bauhinia* öffnet für die Möglichkeit einer Veränderung.
- *Boronia* bei zwanghaftem Verhalten
- *Bush Fuchsia* für den Orientierungssinn, als Hilfe zum Sprechen
- *Dog Rose* bei Ängstlichkeit
- *Flannel Flower* hilft Ihrem Kind, zu vertrauen und seine Gefühle zu äußern
- *Freshwater Mangrove* hilft Ihrem Kind, für neue Erfahrungen aufgeschlossen zu sein
- *Kangaroo Paw,* um die soziale Kompetenz zu verbessern, und wenn das Kind zu egozentrisch ist
- *Mountain Devil* bei Feindseligkeit und Aggression
- *Pink Flannel Flower* öffnet das Herz-Chakra und hilft Ihrem Kind, Zuneigung zu zeigen und anzunehmen
- *Sundew* hilft Ihrem Kind, sich geerdet zu fühlen, wenn es verwirrt ist
- *Wild Potato Bush* bei jeder Frustration, die oft aggressives Verhalten auslöst
- *Yellow Cowslip Orchid* für ein Kind, das Dinge in einer bestimmten Reihenfolge haben und tun muss

Beißen oder Schlagen anderer Kinder
- *Mountain Devil* bei jeder Art von aggressivem Verhalten
- *Rough Bluebell,* falls Ihr Kind einen Mangel an Einfühlungsvermögen für andere hat
- *Wild Potato Bush,* falls Ihr Kind aus Frustration andere beißt oder schlägt

Bettnässen
- *Billy Goat Plum* bei Scham
- *Boab* löst familiäre Muster auf, falls das Problem bereits in der Elterngeneration bestand
- *Dog Rose* bei Angst
- *Five Corners* für Selbstvertrauen
- *Red Helmet Orchid* bei ungelösten Vaterthemen oder Schwierigkeiten mit Autoritätspersonen

Bisse und Stiche
- *Emergency Essence* bei Schmerz und Schwellung, bei allergischen Reaktionen und – im Falle von ernsteren Bissen oder Stichen – um Ihr Kind zu beruhigen, bis Hilfe eintrifft

Bronchitis
- *Bush Iris* zur Schleimlösung
- *Emergency Essence,* wenn Ihr Kind wegen seiner Erkrankung ängstlich oder furchtsam ist
- *Mulla Mulla* bei Fieber
- *Red Suva Frangipani* bei „explosiven" familiären Situationen
- *Sturt Desert Pea* bei Trauer und Traurigkeit
- *Tall Yellow Top* bei Verlassenheit

Brustdrüsenentzündung (Mastitis)
- *Bush Iris* für das Lymphsystem
- *Emergency*-Creme zur Schmerzlinderung
- *Mulla Mulla* bei Hitze, Brennen und Fieber
- *Woman Essence* für das hormonelle Gleichgewicht

Dammschnitt (Episiotomie)
- *Slender Rice Flower,* zur Linderung der Empfindlichkeit und Beschleunigung der Heilung
- *Wisteria* (in *Sexuality Essence),* um sich bei körperlicher Nähe danach wohl und sicher zu fühlen

Desinteresse am Essen
- *Black-eyed Susan* beruhigt Ihr Kind
- *Jacaranda* hilft, sich auf das Essen zu besinnen
- *Sundew* hilft, Ihr Kind ins Körperliche zu bringen

siehe auch: Allergien, Nahrungsmittelunverträglichkeit

Diabetes
- *Peach-flowered Tea-tree* hilft, die Bauchspeicheldrüse zu harmonisieren

Anmerkung: Es ist notwendig, dass Sie mit Ihrem Arzt kooperieren.

drohender Abort
- *Emergency Essence* hilft zu verhindern, dass etwas Akutes passiert
- *Woman Essence* für die ersten drei Schwangerschaftsmonate

Ekzem
siehe: Ausschläge

Eltern-Kind-Bindung schwach
- *Bottlebrush* für die Mutter-Kind-Bindung
- *Flannel Flower* zur Erleichterung der körperlichen Nähe
- *Red Helmet Orchid* für die Vater-Kind-Bindung
- *Tall Yellow Top* bei dem Gefühl von Trennung oder Einsamkeit

emotionaler Schmerz
- *Dog Rose* bei Furchtsamkeit und Unsicherheit
- *Five Corners* bei geringem Selbstwertgefühl
- *Illawarra Flame Tree* bei dem Gefühl, abgelehnt zu werden
- *Mountain Devil* bei Wut
- *Sturt Desert Pea* bei Trauer

Erbrechen
- *Bottlebrush* als Hilfe zum Loslassen, da Erbrechen oft der Versuch des Körpers ist, Abfallstoffe auszuscheiden oder Dinge loszuwerden, die er nicht will
- *Crowea* und *Paw Paw*: bei jeder begleitenden Übelkeit mit Brechreiz

siehe auch: Schwangerschaftserbrechen

Erkältungen

- *Bush Fuchsia* bei Ohrenschmerzen (auch auf den Knochen hinter dem schmerzenden Ohr reiben)
- *Calm and Clear Essence,* wenn sich Ihr Kind kurz vor seiner Erkrankung erschöpft und gestresst fühlte
- *Emergency Essence* bei Halsweh, leichten Ohrenschmerzen und Husten
- *Solaris Essence* bei Fieber

siehe auch: Grippe, Halsweh, Husten, Ohrenschmerzen

Fieber

- *Mulla Mulla,* um Fieber und Brennen zu lindern
- *She Oak* zur Unterstützung des Wasserhaushalts

WICHTIG: Bringen Sie Ihr Kind zu einem Arzt oder ins Krankenhaus, wenn es hohläugig erscheint, das Fieber über 40°C steigt oder die Haut gräulich aussieht.

Fieberkrämpfe

- *Emergency Essence* in häufigen Gaben, sobald die Krämpfe einsetzen: um die Atemwege zu befreien und Ihr Kind zu entspannen
- *Mulla Mulla* als Hilfe, um Fieberkrämpfen vorzubeugen und um deren Schwere und Häufigkeit zu reduzieren. Geben Sie die Blütenessenz beim ersten Anzeichen von Fieber, wenn bei früheren Gelegenheiten schon Fieberkrämpfe eingetreten sind.

forderndes Verhalten

- *Black-eyed Susan* bei Ungeduld
- *Boronia* bei obsessivem Verhalten und Nörgeln
- *Dog Rose* bei Unsicherheit
- *Gymea Lily,* wenn Ihr Kind im Mittelpunkt der Aufmerksamkeit stehen will, andere übertönt
- *Isopogon* bei Dickköpfigkeit
- *Kangaroo Paw,* wenn sich Ihr Kind der Wirkung seines Verhaltens auf andere nicht bewusst ist.

Frühgeburt

- *Bottlebrush* für die Mutter-Kind-Bindung
- *Tall Mulla Mulla* zur Behandlung möglicher asthmatischer oder Bronchialbeschwerden

Frustration

- *Black-eyed Susan* bei Ungeduld
- *Wild Potato Bush,* wenn Ihr Kind seinen Körper als hinderlich (Bürde) empfindet, weil es mit ihm nicht tun kann, was es will

Furchtsamkeit

- *Dog Rose,* das spezifische Mittel bei Furchtsamkeit
- *Fringed Violet,* um Traumata aufzulösen
- *Hibbertia* bei Überwachsamkeit

Fußspitzengang

- *Cognis Essence* für die Koordination und um Ihr Kind zu erden

Geistesabwesenheit

- *Emergency Essence,* um frühere Traumata zu lindern, insbesondere Kopfverletzungen
- *Purifying Essence,* falls während Schwangerschaft oder Geburt starke Medikamente (oder Drogen) gebraucht wurden
- *Sexuality Essence,* wenn es sexuellen Missbrauch gegeben hat
- *Sundew,* um ein Kind zu erden, das verträumt ist; für gesteigerte Aufmerksamkeit, allgemein und für Details

Geschwister-Rivalität

- *Black-eyed Susan* bei Ungeduld mit Bruder oder Schwester
- *Dagger Hakea,* wenn sich Groll anstaut und auszubrechen droht
- *Five Corners* für ein Kind, das immer versucht, „das gute" zu sein, und sich stets bemüht, seinen Eltern zu gefallen; um sein Selbstwertgefühl aufzubauen; wenn es sich minderwertig fühlt, weil es nicht kann, was Bruder oder Schwester können, oder weil es sich weniger wichtig fühlt
- *Illawarra Flame Tree,* wenn Ihr Kind das Gefühl hat, abgelehnt zu werden, den Wunsch nach viel Körperkontakt hegt und leicht in Tränen ausbricht
- *Mountain Devil* bei Eifersucht auf Geschwister, Aggression und Zuschlagen
- *Pink Flannel Flower* hilft Ihrem Kind, das Positive zu sehen
- *Rough Bluebell,* wenn Geschwister bewusst in Schwierigkeiten manövriert werden; bei extremer Grausamkeit/Gewalt
- *Southern Cross,* wenn sich ein Kind im Vergleich zu Bruder oder Schwester benachteiligt fühlt

- *Wild Potato Bush* bei extremer Frustration, nicht tun zu können, was Schwester oder Bruder vollbringen
- *Yellow Cowslip Orchid,* wenn Ihr Kind gegenüber Bruder oder Schwester urteilt oder überkritisch ist

Grippe
- *Black-eyed Susan* wenn man krank wird, weil man zu viel tut
- *Bush Iris* für das Lymphsystem
- *Green Essence,* um einem Überhandnehmen von Hefe- und Schimmelpilzen aufgrund einer Antibiotika-Behandlung vorzubeugen oder es zu reduzieren
- *Illawarra Flame Tree* unterstützt das Immunsystem
- *Jacaranda* für Kinder, die krank werden, wenn sie ihre Energie zu sehr verausgaben
- *Mulla Mulla* bei Fieber
- *Paw Paw* für Kinder, die aufgrund von Überforderung krank werden

Halsweh
- *Bush Fuchsia* als Hilfe zum verbalen Ausdruck
- *Bush Iris* als Hilfe für das Lymphsystem
- *Dynamis Essence,* wenn Ihr Kind Halsweh bekommt, weil es erschöpft und müde ist
- *Flannel Flower* hilft, die eigenen Gefühle zu benennen und auszusprechen. (Dies nicht zu tun, kann zum Symptom Halsweh führen.)
- *Mulla Mulla* bei Fieber

Heuschnupfen
siehe: Allergien

Husten
- *Bush Iris* bei Husten mit Auswurf
- *Emergency Essence* (Creme oder Tropfen) zum Einreiben unterhalb des Brustbeins
- *Illawarra Flame Tree* bei dem Gefühl, abgelehnt zu werden, sowie bei geschwächtem Immunsystem
- *Sturt Desert Pea* bei Traurigkeit
siehe auch: Bronchitis

Hyperaktivität
siehe: ADHS (Aufmerksamkeitsdefizitsyndrom mit Hyperaktivität)

Klammern, Anhänglichkeit
- *Confid Essence* bei Unsicherheit und mangelndem Vertrauen
- *Emergency Essence* in akuten Phasen

Knochenbrüche
- *Emergency Essence* bei Schmerz, Schock und Trauma
- *Gymea Lily* zur Heilung von Bändern und Knochen
- *Hibbertia* zur Anregung der Kalziumproduktion und Beschleunigung der Knochenheilung

Kolik
- *Calm and Clear Essence* als Hilfe für die Verdauung
- *Emergency*-Creme zum Einreiben des Bäuchleins, um den Schmerz zu lindern

Kopfläuse
- *Billy Goat Plum* bei dem Empfinden, schmutzig oder unrein zu sein, oder bei Scham und Verlegenheit
- *Green Essence* innerlich und äußerlich zur Beseitigung der Parasiten
- *Kapok Bush* bei dem Gefühl, dass alles zuviel sei oder bei dem Wunsch, aufzugeben

Kopfschmerzen
- *Bottlebrush,* wenn Ihr Kind Verstopfung hat
- *Calm and Clear Essence*-Creme, auf die Schläfen gerieben bei Stresskopfschmerz (der dann sehr rasch verschwindet)
- *Emergency Essence* bei Kopfschmerzen nach einem Sturz
- *Tall Yellow Top* bei chronischen Nackenschmerzen

Kopfverletzungen
- *Emergency Essence* bei Schmerz, Unbehagen und Bewusstlosigkeit
- *Spinifex* bei beschädigten Nervenendigungen

WICHTIG: Bringen Sie Ihr Kind zu einem Arzt oder ins Krankenhaus, wenn es bewusstlos wird, wenn es Anzeichen von Erbrechen gibt oder die Kopfschmerzen länger als vier Stunden anhalten.

Krebs
- *Bush Iris* bei der Angst vor dem Sterben
- *Emergency Essence* zur Schmerzlinderung

- *Kapok Bush,* falls sich Ihr Kind überfordert fühlt und aufgeben will
- *Mulla Mulla* zur Mimierung von Nebenwirkungen, wenn Ihr Kind eine Strahlentherapie erhält
- *Purifying Essence* zur Reinigung der Ausscheidungsorgane und Emotionen und um Giftstoffe zu lösen, wenn Ihr Kind eine Chemotherapie erhält
- *Southern Cross* bei Fragen wie „Warum ich?" und dem Empfinden „Es ist nicht fair."
- *Transition Essence* lindert die Angst und bringt Ruhe und Gelassenheit, wenn ein Kind stirbt; erleichtert das Hinübergehen.

leicht aufgebracht, ärgerlich, verstimmt
- *Emergency Essence* für sehr sensitive Kinder, die gleich einem psychischen Schwamm zu empfindlich auf Schmerz, Frustration und Gefühle der Ablehnung oder Lieblosigkeit reagieren
- *Space Clearing*-Spray gleicht negative Energien aus und schafft ein harmonisches Umfeld
siehe auch: Allergien, Nahrungsmittelunverträglichkeit

Lernprobleme
- *Bush Fuchsia* zur Integration beider Hirnhemisphären, bei Legasthenie und Aufmerksamkeitsdefizit-Störung
- *Cognis Essence* für Ausrichtung, Verarbeitung von Information und Aufmerksamkeit fürs Detail
siehe auch: ADHS (Aufmerksamkeitsdefizitsyndrom mit Hyperaktivität)

Magensäure-Rückfluss (Reflux)
- *Jacaranda* hilft den Verdauungssäften, unten zu bleiben

manipulierendes Verhalten
- *Rough Bluebell,* um von manipulierendem Verhalten und dem Verletzen anderer Menschen abzulassen

Masern
- *Bush Iris* für die Lymphknoten und zur Hustenlinderung
- *Emergency Essence* zur Linderung von Schmerz und Pein
- *Green Essence* zum Gurgeln bei Halsweh
- *Mulla Mulla* zur Fiebersenkung

miteinander teilen
- *Bluebell* für Großzügigkeit und freudiges Teilen sowie zur Auflösung des Glaubens, es gebe nicht genug
- *Bush Iris* für ein allzu starkes Hängen an materiellen Dingen; wenn Ihr Kind über fünf Jahre alt ist und immer noch nicht bereitwillig mit anderen teilt
- *Kangaroo Paw* für eine umfassendere Wahrnehmung anderer und ihrer Bedürfnisse

Mumps
- *Emergency Essence* zur Linderung von Schmerz und Pein
- *Flannel Flower* zum Schutz der Hoden
- *Hibbertia* reduziert die Schwellung der Ohrspeicheldrüsen
- *Mulla Mulla* senkt das Fieber

Nachtängste
- *Emergency Essence* bei Entsetzen, Panik und verrändertem Bewusstseinszustand
siehe auch: Ängste

Nägelkauen
- *Boronia* und *Bottlebrush* gemeinsam durchbrechen das Gewohnheitsmuster
- *Crowea* beruhigt die Nerven und lindert die Sorgen
- *Dog Rose* bei Ängstlichkeit und Furchtsamkeit

Nahrungsmittelunverträglichkeit
- *Bauhinia* für ein gutes Funktionieren der Dickdarmklappe (Ileozäkalklappe)
- *Black-eyed Susan* für ein langsameres Essen
- *Boab,* um familiäre Muster aufzulösen
- *Bottlebrush* bei Reizdarmsyndrom und Durchfall
- *Calm and Clear Essence* bei Kopfschmerzen, Koliken und Hyperaktivität
- *Dagger Hakea* unterstützt die Gallenblase und die Gallenproduktion
- *Emergency Essence,* sofort bei Einsetzen der Reaktion bei Kopfschmerzen und Darmproblemen
- *Jacaranda,* wenn Ihr Kind zerstreut und verwirrt ist
- *Peach-flowered Tea-tree* zur richtigen Aufnahme der Nährstoffe und zur Dämpfung von Stimmungsumschwüngen
- *Purifying Essence* bei Hautausschlägen

Narben

- *Slender Rice Flower,* um die Narbe zu entstören, um die in der Narbe eingeschlossene Emotion zu lösen und um der Energie zu ermöglichen, ungehindert durch jeden Meridian zu fließen, den die Narbe kreuzt.

Nasenbluten

- *Fringed Violet* für psychischen Schutz
- *Illawarra Flame Tree* für emotionale Auslöser

niedriger Blutzuckerspiegel

- *Peach-flowered Tea-tree* zur Stabilisierung des Blutzuckerspiegels

Ohrenschmerzen

- *Bush Fuchsia* bei chronischen Ohrinfektionen, zum Einnehmen und äußerlich
- *Emergency Essence* zur Schmerzlinderung
- *Mulla Mulla* bei Fieber

Operation

- *Emergency Essence* vor und nach der Operation eingenommen, unterstützt die Heilung; bei Schmerz und Unbehagen und bei Angst und Furchtsamkeit
- *Macrocarpa* für die Nebennieren nach der Narkose
- *Purifying Essence* zur Ausleitung von Toxinen nach der Narkose
- *Slender Rice Flower,* für die Heilung von Narben und der Meridiane, die durch Schnitte geschädigt wurden

Paukenerguss („Leimohr")

siehe: Ohrenschmerzen

Prellungen, Blutergüsse

- *Emergency Essence* gegen den Schmerz und das anfängliche Trauma
- *Tall Mulla Mulla* als Hilfe zum Schutz der Blutgefäße

Quengeln

- *Dog Rose* bei Angst und Furchtsamkeit
- *Rough Bluebell* bei Manipulation
- *Southern Cross* bei dem Gefühl, Opfer zu sein

Reisekrankheit
- *Crowea, Emergency Essence* und *Paw Paw* helfen bei Übelkeit und anderen Symptomen der Reisekrankheit.
- *Travel Essence,* auf Flugreisen stündlich eingenommen, zur deutlichen Reduzierung von Jetlags und anderen belastenden Auswirkungen des Fliegens. Diese Kombination kann unmittelbar vor der Reise eingenommen werden und bei Übelkeit und anderen Beschwerden unterwegs alle zwanzig Minuten.

Röntgen
- *Mulla Mulla* (in *Solaris Essence* und *Electro Essence),* um die Absorption der Strahlung zu reduzieren

Röteln
- *Emergency Essence* bei Schmerz und Unbehagen
- *Mulla Mulla* bei Fieber
- *Wild Potato Bush* bei Frustration angesichts der körperlichen Einschränkung

Scheidung
siehe: Trennung oder Scheidung der Eltern

Schlafstörungen
- *Bottlebrush* für die Übergangszeit von Tages-Schläfchen zum nächtlichen Durchschlafen
- *Bush Fuchsia* für die Wiederherstellung der natürlichen Rhythmen
- *Bush Iris* zur Regulierung der inneren Uhr
- *Calm and Clear Essence,* damit Ihr Kind zur Ruhe findet
- *Space Clearing*-Spray zur Reinigung der Energien im Schlafzimmer

Schnittwunden
- *Emergency Essence* bei Schock
- *Slender Rice Flower* bei tieferen Verletzungen, die genäht werden müssen
- *Spinifex* zur Heilung feiner Schnitte
siehe auch: Narben

Schüchternheit, Scheu
- *Dog Rose* zum Aufbau von Mut und Selbstvertrauen
- *Five Corners* zur Unterstützung von Selbstwertgefühl und Eigenliebe

Schwangerschaftserbrechen

- *Calm and Clear Essence* beruhigt den Magen und unterstützt die Verdauung
- *Confid Essence* zur Linderung von Ängsten
- *Dagger Hakea* hilft der Leber und lindert die Übelkeit
- *Woman Essence* für das hormonelle Gleichgewicht

Sonnenbrand

- *Mulla Mulla,* um die Folgen der Sonnenbestrahlung zu lindern
- *Solaris Essence,* auf den Sonnenbrand gesprüht, lindert den Schmerz und verhindert ein Abschälen der Haut

Stürze

- *Boab* und *Bush Fuchsia* bei allen Kopfschmerzen
- *Emergency Essence* entspannt die Muskeln und lindert die Schmerzen

WICHTIG: Bringen Sie Ihr Kind bei Symptomen wie Erbrechen, Bewusstlosigkeit oder anhaltendem Kopfschmerz zu einem Arzt oder ins Krankenhaus.

Süchte

- *Boronia* bei mit der Sucht einhergehendem zwanghaftem Verhalten
- *Bottlebrush* als Hilfe, um das Gewohnheitsmuster zu durchbrechen
- *Monga Waratah* für ein Empfinden der eigenen Stärke

Trauer

- *Emergency Essence* beim ersten Schock nach der Nachricht vom unerwarteten Tod oder einer schlechten Prognose
- *Fringed Violet,* wenn Ihr Kind Schmerz, Leid und Traurigkeit von anderen übernimmt
- *Red Suva Frangipani* am Ende einer Beziehung, bei der ersten Traurigkeit und emotionalen Anspannung beim Tod eines lieben Menschen, oder für ein Kind, das wegen eines Umzugs seinen Freundeskreis verlassen muss
- *Sturt Desert Pea* bei ungelöster Trauer und Traurigkeit
- *Transition Essence* hilft, die Angst vor dem Tode zu lindern, sich auf den Verlust vorzubereiten und diesen leichter zu bewältigen

Trennung oder Scheidung der Eltern

(Viele der hier genannten Mittel helfen auch den Eltern.)

- *Bauhinia,* um die bevorstehende Veränderung zu akzeptieren (z.B. Scheidung der Eltern, Patchwork-Familie)

- *Bottlebrush* zur Festigung der Mutter-Kind-Bindung und bei Veränderung und Umbruch
- *Cognis Essence* hilft, sich besser auf schulische und kindliche Belange zu besinnen
- *Confid Essence* für Selbstwertgefühl
- *Dagger Hakea* bei Groll und allen intensiven oder negativen Gefühlen
- *Fringed Violet* als Hilfe zum Schutz vor Emotionen der Eltern
- *Illawarra Flame Tree* bei dem Gefühl, abgelehnt zu werden
- *Little Flannel Flower,* um Ihrem Kind das Spielerische, Leichte, Fröhliche zu bewahren und es daran zu hindern, die Last der Rolle des abwesenden Elternteils zu übernehmen und vorzeitig erwachsen zu werden.
- *Monga Waratah* bei unselbstständigem Klammern an den verbleibenden Elternteil nach dem Verlust des anderen
- *Mountain Devil* bei Wut
- *Red Helmet Orchid* festigt die Vater-Kind-Bindung
- *Red Suva Frangipani* für die Stärke, die in der Situation des Verletztseins und Durcheinanders gebraucht wird
- *Rough Bluebell* verhindert, dass ihr Kind einen Elternteil gegen den anderen ausspielt
- *Southern Cross* bei dem Empfinden, die Situation oder das Leben sei unfair
- *Sturt Desert Rose* bei Schuldgefühlen

siehe auch: Trauer

Trennungsangst
- *Bauhinia* und *Bottlebrush* hilft Ihrem Kind, sich der bevorstehenden Veränderung zu öffnen
- *Bottlebrush* zur Festigung der Mutter-Kind-Bindung
- *Dog Rose* bei Gefühlen der Unsicherheit, für Mut und Zuversicht
- *Emergency Essence* bei Trennungsschmerz
- *Illawarra Flame Tree* bei dem Gefühl, abgelehnt zu werden
- *Monga Waratah* bei Unselbstständigkeit und Klammern

Überwachsamkeit
- *Calm and Clear Essence,* wenn Ihr Kind verspannt und überspannt ist
- *Hibbertia,* wenn Ihr Kind immer auf der Hut und niemals entspannt ist
- *Little Flannel Flower* für mehr Verspieltheit und Spaß
- *Mountain Devil* für argwöhnische Kinder, die nicht vertrauen
- *Sexuality Essence,* wenn es in der Vergangenheit sexuellen oder körperlichen Missbrauch gegeben hat oder bei dem Gefühl, in der Vergangenheit keine Sicherheit gehabt zu haben

Unfälle
- *Emergency Essence* bei Schmerz, Schock, Stress und Trauma; bei alltäglichen Stürzen, Stößen und Prellungen und ernsteren Verletzungen
siehe auch: Knochenbrüche, Schnittwunden, Verbrennungen

Verbrennungen
- *Solaris Essence* (enthält *Mulla Mulla),* um den Schmerz zu lindern und die Hautschädigung zu minimieren

Verlust eines Elternteils
- *Bottlebrush* beim Verlust der Mutter
- *Red Helmet Orchid* beim Verlust des Vaters
- *Red Suva Frangipani* für den ersten Schock und Trauma
- *Sturt Desert Rose* bei Schuldgefühlen
siehe auch: Trauer, Trennung oder Scheidung der Eltern

Verstopfung
- *Bottlebrush* befreit den Dickdarm
- *Emergency Essence* hilft Ihrem Kind, sich zu entspannen

Vertrauen
- *Confid Essence* baut das Selbstvertrauen auf; hilft, sich selbst treu zu sein und das zu tun, was man tun muss; reduziert Furchtsamkeit und Scheu

wählerisch beim Essen
- *Bauhinia* hilft Ihrem Kind, aufgeschlossen zu sein für etwas, das ein wenig anders oder ungewohnt ist
- *Freshwater Mangrove,* wenn sich Ihr Kind eine Meinung über eine Speise gebildet hat, ohne sie auch nur probiert zu haben
- *Paw Paw* und *Crowea* regen den Appetit an und unterstützen die Verdauung
siehe auch: Desinteresse am Essen, Nahrungsmittelunverträglichkeit

Warzen
- *Five Corners* und *Billy Goat Plum* bei jeder Abneigung gegen sich selbst; sie ist oft der Nährboden für Warzen.
- *Green Essence,* um die Warzen zum Schrumpfen zu bringen

Wenn Ihr Kind sich nicht recht wohlfühlt / Unwohlsein
- *Crowea* zur Wiederherstellung der Ausgeglichenheit und als allgemeines Stärkungsmittel
- *Dynamis Essence* für Vitalität

Windelausschlag
- *Emergency Essence*-Tropfen und -Creme, um den Ausschlag zu lindern
- *Green Essence* zur Reinigung
- *Purifying Essence* zur Ausleitung der Giftstoffe, die zum Ausschlag führen
- *Spinifex* (äußerlich) lindert den Ausschlag

Windpocken
- *Billy Goat Plum* bei Ekel vor Schorf und Ausschlag
- *Emergency Essence* bei Frustration und das Unbehagen mit juckender Haut
- *Spinifex* zur Reduzierung der juckenden Bläschen
- *Wild Potato Bush* bei der Frustration, sich gefangen und eingeschränkt zu fühlen

Würmer
- *Green Essence,* um Parasiten auszuscheiden
- *Purifying Essence* (enthält *Bottlebrush),* um den Dickdarm zu entgiften

Wut
- *Dagger Hakea* bei Groll und Verbitterung gegenüber Angehörigen und Freunden
- *Mountain Devil* bei Hass, Eifersucht, Argwohn

Wutanfälle
- *Calm and Clear Essence* bei Ungeduld, die zu Wutausbrüchen führt, und beim Empfinden, von unterschiedlichen Emotionen überwältigt zu werden
- *Emergency Essence,* um Ihr Kind zu beruhigen; bei dem Gefühl, die Beherrschung zu verlieren; bei Angst und Verwirrung
- *Isopogon* bei Dickköpfigkeit
- *Mountain Devil* bei Raserei
- *Red Helmet Orchid,* wenn Ihr Kind gegen Autorität und Autoritätspersonen rebelliert
- *Rough Bluebell* bei Manipulation
- *Wild Potato Bush* bei Frustration

Zahnen

- *Emergency Essence* zur Schmerzlinderung, bei Panik und Angst, gibt Durchhaltevermögen, für Frieden und Ruhe
- *Solaris Essence* bei Fieber im Zusammenhang mit dem Zahnen

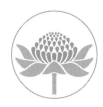

15

EINZEL-ESSENZEN

Dieser Teil listet die negativen (–) und positiven (+) Aspekte jeder Blütenessenz auf. Die negativen Aspekte sind Zustände, die mit Hilfe der jeweiligen Essenzen behandelt werden können; die positiven Aspekte sind die Ergebnisse, welche durch die Wirkung der entsprechenden Blütenessenz herbeigeführt oder gesteigert werden können. So verwendet man beispielsweise *Five Corners,* um ein schwaches Selbstwertgefühl zu behandeln, während die Blütenessenz gleichzeitig die Selbstakzeptanz steigert.

1. **ALPINE MINT BUSH**
   - geistige und emotionale Erschöpfung, Mangel an Freude; Verantwortung für andere wird als Last empfunden.
   + Revitalisierung, Freude, Erneuerung

2. **ANGELSWORD**
   - Störung der wahren spirituellen Verbindung zum höheren Selbst; Besessenheit; spirituelle Verwirrung
   + spirituelles Unterscheidungsvermögen; Zugriff auf Fähigkeiten aus früheren Leben, Auflösung von blockierten psychischen Energien; klare spirituelle Kommunikation; psychischer Schutz

3. **BANKSIA ROBUR**
   - Entmutigung, Lethargie, Frustration, Müdigkeit
   + Freude am Leben, Begeisterung, Interesse am Leben

4. **BAUHINIA**
   - Widerstand gegen Veränderung; Starrheit, Zögern
   + Akzeptanz, Aufgeschlossenheit

5. **BILLY GOAT PLUM**
   - Scham; Unfähigkeit, den eigenen Körper zu akzeptieren, Abscheu gegen Körperliches
   + Lust und sexueller Genuss; Akzeptanz seiner selbst und des eigenen Körpers, Aufgeschlossenheit

6. **BLACK-EYED SUSAN**
   - ungeduldig, stets „auf dem Sprung", überengagiert, ständiges Kämpfen
   + Fähigkeit zu Einkehr und Stille, Entschleunigen, innerer Friede

7. **BLUEBELL**
   - Verschlossenheit, Furcht vor Mangel, Gier, Starrheit
   + Öffnung des Herzens, Glauben an Fülle, universelles Vertrauen, freudiges Miteinander-Teilen, bedingungslose Liebe

8. **BOAB**
   - Verstrickung in negative Familienmuster, Opfer von Missbrauch und Vorurteil
   + persönliche Freiheit durch Auflösen von Familienmustern; Bereinigen von anderen, nichtfamiliären, negativen karmischen Verbindungen

9. **BORONIA**
   - zwanghafte, kreisende Gedanken, Sehnsucht, Leiden an gebrochenem Herzen
   + Klarheit, Gelassenheit, schöpferische Visualisierung

10. **BOTTLEBRUSH**
   - ungelöste Mutterprobleme; überwältigt von wichtigen Veränderungen im Leben, z. B. Alter, Adoleszenz, Elternschaft, Schwangerschaft, nahender Tod
   + Gelassenheit und Ruhe; Bewältigen und Weitergehen; Mutter-Kind-Bindung; harmonisiert den Dickdarm

11. BUSH FUCHSIA
- – Gefühl, abgeschaltet zu sein; Nervosität vor öffentlichem Sprechen, Ignorieren des Bauchgefühls; Unbeholfenheit
- + Mut, seine Meinung zu sagen; Klarheit; mit der eigenen Intuition verbunden; Aufnahme und Verwertung von Information; Integration männlicher und weiblicher Aspekte, Koordination, harmonisiert Ohr und Stimme

12. BUSH GARDENIA
- – verbrauchte / schale Beziehungen, Selbstsucht, mangelnde Wahrnehmung
- + Leidenschaft, erneuertes Interesse am Partner; verbesserte Kommunikation

13. BUSH IRIS
- – Angst vor dem Tode, Materialismus, Atheismus, körperlicher Exzess, Habgier
- + Erwachen der Spiritualität; Annehmen des Todes als Übergangsstadium; Auflösen von Blockaden im Basis-Chakra und auf der Vertrauensebene; harmonisiert das Lymphsystem

14. CHRISTMAS BELL
- – mangelndes Fülle-Bewusstsein, Gefühl des Mangels, schlechte Verwaltung des eigenen Besitzes
- + Hilfe, um die erwünschten Resultate zu manifestieren; Unterstützung zur Meisterung der materiellen Ebene

15. CROWEA
- – ständiges Sich-Sorgen; das Empfinden, nicht ganz in sich zu ruhen; Unwohlsein
- + Frieden und Ruhe; ausgeglichen und in der eigenen Mitte sein; Klarheit der eigenen Gefühle; harmonisiert den Magen, Muskeln und Sehnen

16. DAGGER HAKEA
- – Groll, Bitterkeit gegen die nächsten Angehörigen, Freunde und Geliebten
- + Vergebung; offene Äußerung der Gefühle, harmonisiert Leber und Gallenblase

17. DOG ROSE
- – Furchtsamkeit; Scheu; Unsicherheit; Vorbehalte in Bezug auf andere Menschen, quälende Ängste
- + Zuversicht, Glauben an sich selbst, Mut, Fähigkeit, das Leben umfassender anzunehmen; Harmonisierung der Nieren

18. DOG ROSE OF THE WILD FORCES
- – Angst, die Beherrschung zu verlieren, Hysterie; Schmerzen ohne erkennbaren Grund
- + fühlt sich ruhig und zentriert in Zeiten inneren und äußeren Aufruhrs; emotionale Ausgeglichenheit

19. FIVE CORNERS
- – geringes Selbstwertgefühl, kann sich selbst nicht leiden; eine gebrochene, unterdrückte Persönlichkeit; triste, farblose Kleidung
- + Selbstliebe und -akzeptanz, feiert die eigene Schönheit; Fröhlichkeit

20. FLANNEL FLOWER
- – mag nicht berührt werden; mangelnde Sensibilität des Mannes; Intimität wird als unangenehm empfunden.
- + Sanftheit und Sensibilität bei Berührung; Vertrauen; Offenheit; Äußerung der Gefühle; Freude an körperlicher Aktivität

21. FRESHWATER MANGROVE
- – Das Herz ist verschlossen wegen übernommenen, nicht auf eigenem Erleben beruhenden Erwartungen oder Vorurteilen.
- + Offenheit für neue Erfahrungen, Menschen und Wahrnehmungsweisen; gesundes Infragestellen überlieferter Maßstäbe, Überzeugungen und Glaubenssätze

22. FRINGED VIOLET
- – Schädigung der Aura; Not, Schmerz, Kummer; mangelnder psychischer Schutz
- + Beseitigung der Auswirkungen jüngerer oder älterer schmerzlicher Ereignisse; heilt Auraschäden; psychischer Schutz

23. GREEN SPIDER ORCHID
- – Albträume und Phobien aufgrund von Erlebnissen in früheren Inkarnationen; heftige, negative Reaktionen beim Anblick von Blut
- + telepathische Kommunikation; Fähigkeit, Information bis zum geeigneten Zeitpunkt zurückzuhalten, Einstimmung

24. GREY SPIDER FLOWER
- – Entsetzen; Angst vor übernatürlichen und psychischen Angriffen; Albträume
- + Vertrauen; Ruhe; Mut

25. GYMEA LILY
- – Arroganz; sucht nach Aufmerksamkeit, sehnt sich nach Status und Glanz; dominierende, andere „überfahrende" Persönlichkeit
- + Bescheidenheit; lässt zu, dass andere sich äußern und beitragen; Wahrnehmen, Wertschätzen und Beachten anderer; spezifische Wirkung auf die Wirbelsäule, Knochen und Bänder

26. HIBBERTIA
- – Fanatismus im Selbstverbessern; Drang, Wissen zu erwerben; exzessive Selbstdisziplin; Überlegenheit, Überwachsamkeit
- + Zufriedenheit mit dem eigenen Wissen; Akzeptanz; Besitz und Anwendung eigenen Wissens

27. ILLAWARRA FLAME TREE
- – überwältigendes Gefühl, abgelehnt zu werden; Furcht vor Verantwortung
- + Vertrauen; Engagement; Eigenverantwortlichkeit; Selbstbestätigung

28. ISOPOGON
- – Unfähigkeit, aus früheren Erfahrungen zu lernen; Sturheit; starkes Kontrollbedürfnis
- + Fähigkeit, aus früheren Erfahrungen zu lernen; Wiedererlangen vergessener Fertigkeiten; fähig sein, mit anderen umzugehen, ohne sie zu manipulieren oder zu kontrollieren; Fähigkeit, sich an die Vergangenheit zu erinnern

29. JACARANDA
- – fühlt sich zerstreut, unbeständig, unentschlossen, gehetzt
- + Entschlossenheit; rasches Denken; Zentriertheit

30. KANGAROO PAW
- – Unbeholfenheit; mangelndes Gespür; Unempfindlichkeit; Ungeschicklichkeit; Schwerfälligkeit
- + Freundlichkeit, Einfühlungsvermögen, Gewandtheit; Freude am Umgang mit Menschen; Entspannung

31. KAPOK BUSH
- – Apathie, Resignation, Entmutigung, Halbherzigkeit
- + Bereitwilligkeit; Fleiß; Wille, etwas eine Chance zu geben; Ausdauer; Wahrnehmung

32. LITTLE FLANNEL FLOWER
- – Verleugnen des inneren Kindes; Ernsthaftigkeit bei Kindern; Grimmigkeit bei Erwachsenen
- + Sorglosigkeit; Verspieltheit; Fröhlichkeit

33. MACROCARPA
- – fühlt sich erschöpft, verbraucht, ausgelaugt
- + Begeisterung; innere Stärke; Durchhaltevermögen

34. MINT BUSH
- – Beunruhigung; Verwirrung; anfängliches Chaos und Gefühl der Leere vor spiritueller Einweihung
- + sanfte spirituelle Einweihung, Klarheit, Ruhe, Fähigkeit zur Bewältigung

35. MONGA WARATAH
- – Bedürftigkeit; Koabhängigkeit; Unfähigkeit, etwas allein zu tun; Entmachtung, Sucht-Persönlichkeit
- + Stärkung des Willens; Rückeroberung der eigenen Tatkraft; Überzeugung, dass man die Abhängigkeit von jeder Verhaltensweise, Substanz oder Person durchbrechen kann; Selbstermächtigung

36. MOUNTAIN DEVIL
- – Hass, Wut, Groll, Argwohn
- + bedingungslose Liebe, Glücksgefühl, gesunde Grenzen, Vergebung

37. MULLA MULLA
- – Furcht vor Flammen und heißen Gegenständen, Schmerz und Leiden unter Hitze und Sonne, Verbrennungen; Fieber
- + Linderung der Wirkungen von Feuer und Sonne; Wohlfühlen mit Feuer und Hitze

38. OLD MAN BANKSIA
- – Ermüdung, phlegmatische Persönlichkeit, Verzagtheit, Frustration
- + Freude am Leben; neue Begeisterung; Interesse am Leben

39. PAW PAW

- – Gefühl der Überforderung/Überwältigung; Unfähigkeit, Probleme zu lösen; fühlt sich belastet durch Entscheidung
- + besserer Zugang zum höheren Selbst zur Lösung von Problemen; Aufnahme neuer Ideen; Ruhe, Klarheit

40. PEACH-FLOWERED TEA-TREE

- – Stimmungsumschwünge; mangelndes Engagement, um Vorhaben zu Ende zu bringen; allzu leicht gelangweilt; Hypochonder; Verlangen nach Zucker; Schwankungen des Blutzuckerspiegels
- + Fähigkeit, Projekte zum Ende zu bringen; persönliche Stabilität; übernimmt Verantwortung für die eigene Gesundheit

41. PHILOTHECA

- – Unfähigkeit, Anerkennung anzunehmen; übermäßige Großzügigkeit
- + Fähigkeit, Liebe und Anerkennung zu empfangen; Fähigkeit, Lob anzunehmen

42. PINK FLANNEL FLOWER

- – Gefühl, das Leben sei matt und schal; mangelnde Freude oder Wertschätzung für die alltäglichen Aspekte des Lebens
- + Dankbarkeit; Lebensfreude; hält sein Herz-Chakra geöffnet; Wertschätzung

43. PINK MULLA MULLA

- – tiefe, uralte Verletzungen der Psyche; gibt sich gepanzert und stachelig, um nicht verletzt zu werden; hält andere Menschen auf Abstand
- + tiefe spirituelle Heilung; Vertrauen und Öffnung

44. RED GREVILLEA

- – fühlt sich festgefahren; Überempfindlichkeit; beeinträchtigt durch Kritik und unangenehme Menschen; verlässt sich zu sehr auf andere
- + Unerschrockenheit; die Stärke, unangenehme Situationen zu verlassen; Gleichmut gegenüber dem Urteil anderer

45. RED HELMET ORCHID

- – Aufsässigkeit, Hitzköpfigkeit, ungelöste Vaterprobleme, Selbstsucht
- + Vater-Kind-Bindung, Sensibilität, Achtung, Rücksichtnahme

46. RED LILY
- – Verschwommenheit; Trennung; fühlt sich gespalten; unschlüssig; mangelnde Ausrichtung; Tagträumen
- + sich geerdet fühlen; Ausrichtung; in der Gegenwart leben; mit dem Leben und mit Gott verbunden

47. RED SUVA FRANGIPANI
- – anfängliche Trauer, Kummer und Verstörung am Tiefpunkt einer Beziehung oder beim Tod eines geliebten Menschen; emotionaler Aufruhr; Durcheinander und Verletzlichkeit
- + fühlt sich ruhig und genährt; innerer Frieden und Kraft zur Bewältigung

48. ROUGH BLUEBELL
- – absichtlich verletzend, manipulierend, ausnutzend oder bösartig
- + Mitgefühl; die angeborene Liebesschwingung freilassen; Sensitivität

49. SHE OAK
- – weibliche Unausgeglichenheit; Kinderlosigkeit aus nichtorganischen Gründen
- + emotionale Offenheit zur Empfängnis; weibliche Ausgeglichenheit; Hydratation; Optimierung des Flüssigkeitshaushalts

50. SILVER PRINCESS
- – Ziellosigkeit; Verzagtheit; Mattigkeit; fehlende Ausrichtung
- + Motivation; Ausrichtung; Lebenssinn

51. SLENDER RICE FLOWER
- – Vorurteil; Rassismus; Engstirnigkeit; Vergleichen mit anderen
- + Bescheidenheit; Gruppenharmonie; Zusammenarbeit; Wahrnehmung des Schönen in anderen; Heilung von Narben

52. SOUTHERN CROSS
- – Opfermentalität; Beklagen; Bitterkeit; Märtyrerrolle; Armutsbewusstsein
- + persönliche Kraft; Verantwortung übernehmen; positives Denken

53. SPINIFEX

- – Gefühl, Opfer einer Krankheit zu sein; Nervenschädigung; feine Schnittwunden; blasenbildende Hautläsionen
- + innere Kraft aus emotionalem Verstehen der Krankheit

54. STURT DESERT PEA

- – emotionaler Schmerz; tiefe Verletztheit; Traurigkeit
- + Loslassen; Auslöser für „gesundes Trauern"; Auflösung von tief wurzelnder Trauer und Traurigkeit

55. STURT DESERT ROSE

- – Schuldgefühle; Bedauern und Reue; geringes Selbstwertgefühl; leicht beeinflussbar
- + Mut; Überzeugung; sich selbst treu sein; Integrität

56. SUNDEW

- – Unentschlossenheit; Verschwommenheit; sich abgetrennt fühlen; mangelnde Ausrichtung; Tagträumen
- + Aufmerksamkeit fürs Detail; sich verwurzelt fühlen; Konzentration; im Jetzt leben

57. SUNSHINE WATTLE

- – Gefühl, in der Vergangenheit festzustecken; Erwartung einer düsteren Zukunft, Kampf
- + Optimismus; Akzeptanz für Schönheit und Freude im Jetzt; offen für eine helle Zukunft

58. SYDNEY ROSE

- – fühlt sich abgetrennt, verlassen, ungeliebt oder pessimistisch
- + Erkenntnis, dass wir alle eins sind; fühlt sich in Sicherheit und Frieden; herzliches Mitgefühl, Empfinden der Einheit

59. TALL MULLA MULLA

- – fühlt sich unwohl; hat Angst, sich unter Leute zu mischen; ist in Gesellschaft von anderen den Tränen nahe; einzelgängerisch, leidet unter Konfrontation und meidet sie
- + fühlt sich entspannt und sicher unter anderen Menschen; ermutigt zu zwischenmenschlicher Interaktion; Kreislauf ausgeglichen

60. TALL YELLOW TOP
- – Entfremdung; Einsamkeit, Isolation
- + Gefühl der Zugehörigkeit; Akzeptanz seiner selbst und anderer; Gewissheit, „zuhause" und/oder angekommen zu sein; Fähigkeit, auf andere zuzugehen

61. TURKEY BUSH
- – blockierte Kreativität; fehlender Glaube an die eigene schöpferische Fähigkeit
- + inspirierte Kreativität; schöpferischer Ausdruck; Ausrichtung; erneuertes künstlerisches Selbstvertrauen

62. WARATAH
- – Verzweiflung, Hoffnungslosigkeit; Unfähigkeit, in einer Krise angemessen zu handeln
- + Mut; Zähigkeit, Anpassungsfähigkeit, starkes Vertrauen; gesteigerte Überlebensfertigkeiten

63. WEDDING BUSH
- – Schwierigkeiten mit Verpflichtungen
- + engagiert sich in Beziehungen, setzt sich für Ziele ein; widmet sich seiner Lebensaufgabe

64. WILD POTATO BUSH
- – fühlt sich bedrückt; fühlt sich belastet; Schwermetallvergiftung
- + Fähigkeit, im Leben voranzuschreiten; Freiheit; erneuerte Begeisterung

65. WISTERIA
- – empfindet Unbehagen beim Sex; ist sexuell verschlossen; männliches Macho-Verhalten
- + kann Sex genießen, gesteigerte Sinnlichkeit, sexuelle Offenheit, Zärtlichkeit

66. YELLOW COWSLIP ORCHID
- – kritisch, urteilend, bürokratisch, pingelig
- + menschenfreundlich, unparteiisch; kann die eigenen Emotionen hintanstellen; konstruktiv; kluger Vermittler

Begleitende Blütenessenzen

67. AUTUMN LEAVES
- – Schwierigkeiten beim Übergang von der körperlichen Ebene in die geistige Welt
- + Loslassen und weitergehen; wachsende Wahrnehmung von geliebten Menschen in der geistigen Welt und zunehmende Kommunikation mit ihnen

68. GREEN ESSENCE
- – emotionale Not und Stress in Verbindung mit Darm- und Hautleiden
- + Harmonisierung der Schwingungen von Hefe- und Schimmelpilzen oder Parasiten mit der eigenen Schwingung; Reinigung

69. LICHEN
- – weiß sich in der Sterbephase nicht nach dem Licht zu orientieren und in dieses hinüberzugehen; auf der Astralebene erdgebunden
- + Erleichterung des Hinübergangs in das Licht; Hilfe bei der Trennung zwischen dem materiellen und den ätherischen Körpern; Auflösung der erdgebundenen Energien

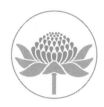

16

BLÜTENESSENZEN-KOMBINATIONEN

Alle Blütenessenzen-Kombinationen sind als Tropfen erhältlich, sofern nicht anders angegeben.

ABUND ESSENCE – FÜLLE

− Pessimismus; nichts annehmen können; Furcht vor Mangel; Armuts-Denken
+ freudiges Miteinander-Teilen; Glauben an Fülle; Auflösung von Denkmustern finanzieller Sabotage; universelles Vertrauen

Hilft beim Ablösen von negativen Überzeugungen, Familienmustern, Selbstsabotage und Furcht vor Mangel. Gleichzeitig hilft es, sich zu öffnen, um auf allen Ebenen – nicht nur der finanziellen – reichlich zu empfangen.

Enthält: Bluebell, Boab, Christmas Bell, Five Corners, Philotheca, Pink Flannel Flower, Southern Cross, Sunshine Wattle

ADOL ESSENCE – PUBERTÄT

− Hoffnungslosigkeit; Gefühllosigkeit; Gefühl, nicht dazuzugehören; Einstellung: „Es ist nicht fair"; Verlegenheit; Aufsässigkeit; Wut
+ bewältigt Veränderung; berücksichtigt andere; gesteigerte Kommunikation; mehr Selbstachtung

Spricht die für die meisten Teenager wichtigsten Themen an. Steigert die Selbstakzeptanz; Kommunikation, sozialen Fertigkeiten; Harmonie in Beziehungen, Reife, emotionale Stabilität und Optimismus.

Enthält: Billy Goat Plum, Boab, Bottlebrush, Dagger Hakea, Five Corners, Flannel Flower, Kangaroo Paw, Red Helmet Orchid, Southern Cross, Sunshine Wattle, Tall Yellow Top

BODY LOVE – FEUCHTIGKEITSCREME (nur als Creme erhältlich)

- – Abneigung gegen den eigenen Körper, Haut und Berührung
- + Akzeptanz des Körpers; Liebe und Pflege für sich selbst; Feuchtigkeitsversorgung der Haut

Fördert und ermutigt zu Liebe, Pflege, Nährung und Berührung des physischen Körpers. Hilft, mit Abneigung oder Ablehnung – gegen den eigenen Körper, die Haut oder liebevolle Intimität – umzugehen.

Enthält: Billy Goat Plum, Five Corners, Flannel Flower, Little Flannel Flower, Mulla Mulla, She Oak, Wisteria

CALM AND CLEAR ESSENCE – RUHE & KLARHEIT
(auch als Spray, Creme und Einnahmespray erhältlich)

- – fühlt sich ständig über-engagiert; hat keine Zeit für sich selbst; Ungeduld; Eile; Kummer; schlechte Schlafgewohnheiten
- + beansprucht Zeit und Raum für sich selbst; hilft, ruhiger zu treten, zu entspannen und Spaß zu haben; Klarheit; Ruhe und Frieden

Hilft, Zeit für sich selbst zu finden, ohne Druck und Forderungen von außen zu entspannen, langsamer zu treten und entspannende Betätigungen zu genießen.

Enthält: Black-eyed Susan, Boronia, Bottlebrush, Bush Fuchsia, Crowea, Jacaranda, Little Flannel Flower, Paw Paw

COGNIS ESSENCE – LERNEN

- – Tagträumen; Verwirrtheit; fühlt sich überfordert
- + Aufnehmen von Ideen; Klarheit und Ausrichtung; Steigerung aller Lernfähigkeiten und -fertigkeiten

Gibt Klarheit und Konzentration beim Arbeiten, Sprechen, Lesen oder Studieren. Gleicht die intuitiven mit den kognitiven Vorgängen aus und hilft, Ideen und Informationen zu integrieren. Hervorragend zum Lernen, Studieren und für die Beschäftigung mit Dingen, die starke Konzentration erfordern. Unterstützt das Problemlösen, indem es den Zugang zum höheren Selbst verbessert, das alles Wissen und die Erfahrung aus der Vergangenheit speichert.

Enthält: Bush Fuchsia, Isopogon, Jacaranda, Paw Paw, Sundew

CONFID ESSENCE – SELBSTVERTRAUEN

- geringes Selbstwertgefühl, Schuldgefühle; Mangel an Überzeugung; Opfer-Mentalität
+ Übernimmt Verantwortung für das eigene Leben; Integrität, Zuversicht; persönliche Kraft; sich selbst treu sein

Bringt die positiven Eigenschaften des Selbstwertgefühls und Selbstvertrauens hervor. Erlaubt uns, uns in Gesellschaft anderer Menschen wohlzufühlen und negative Überzeugungen aufzulösen, die wir in Bezug auf uns selbst vielleicht hegen, sowie jegliche Schuldgefühle, die wir aufgrund früherer Handlungen in uns tragen. Diese Kombination hilft uns auch, die Verantwortung zu übernehmen für Situationen und Ereignisse, die in unserem Leben geschehen, und zu erkennen, dass wir die Fähigkeit und die Kraft besitzen, nicht nur diese Ereignisse zu verändern, sondern auch solche zu erschaffen, die wir wünschen.

Enthält: Boab, Dog Rose, Five Corners, Southern Cross, Sturt Desert Rose

CREATIVE ESSENCE – KREATIVITÄT

- schöpferische Blockaden und Hemmnisse; Schwierigkeiten, Gefühle zum Ausdruck zu bringen
+ verbessert die Fähigkeit zu singen; schöpferischer Ausdruck; Klarheit der Stimme, Reden vor Publikum

Inspiriert den schöpferischen und emotionalen Ausdruck und gibt Mut und Klarheit, die benötigt werden, um zum Beispiel vor Publikum zu sprechen und zu singen. Diese Essenz befreit die Stimme. Sie hilft auch, schöpferische Blockaden zu lösen und kreative Lösungen in allen Bereichen des Lebens zu finden.

Enthält: Bush Fuchsia, Crowea, Five Corners, Flannel Flower, Red Grevillea, Tall Mulla Mulla, Turkey Bush

DYNAMIS ESSENCE – ENERGIE

- – vorübergehender Verlust von Schwung, Begeisterung und Interesse
- + Erneuerung von Leidenschaft und Begeisterung fürs Leben; sammelt und harmonisiert die eigenen Lebenskräfte

Erneuert Begeisterung und Lebensfreude. Für alle, die sich „nicht ganz wohl" fühlen, erschöpft und abgespannt oder nach Rückschlägen nicht ganz wiederhergestellt sind.

Enthält: Banksia Robur, Crowea, Illawarra Flame Tree, Macrocarpa, Old Man Banksia, Yellow Cowslip Orchid

ELECTRO ESSENCE – STRAHLUNG

- – fühlt sich erschöpft und leer; nicht mehr in Harmonie mit den Rhythmen der Erde
- + Linderung der emotionalen und körperlichen Auswirkungen jeglicher Strahlung

Lindert beträchtlich Furcht und Schmerz, die mit Erd-, elektrischer und elektromagnetischer Strahlung verbunden werden. Hilft, mit den natürlichen Rhythmen der Erde in Harmonie zu gelangen.

Enthält: Bush Fuchsia, Crowea, Fringed Violet, Mulla Mulla, Paw Paw, Waratah

EMERGENCY ESSENCE – NOTFALL
(auch als Spray, Einnahmespray und Creme erhältlich)

- – Panik; Leid; Angst; emotionaler oder körperlicher Schmerz, Aufregung
- + Bewältigungsfähigkeit

Hervorragend für jegliche emotionale Aufregung. Beruhigende Wirkung in einer Krise. Wenn jemand fachärztliche Hilfe benötigt, schenkt diese Blütenessenzen-Kombination Beruhigung und Trost, bis die Hilfe da ist. Geben Sie dieses Mittel stündlich oder häufiger, falls nötig, bis die Person sich wohler fühlt.

Enthält: Angelsword, Crowea, Dog Rose of the Wild Forces, Fringed Violet, Grey Spider Flower, Sundew, Waratah

Die Creme enthält zusätzlich: Slender Rice Flower und Spinifex

MEDITATION ESSENCE – MEDITATION

- – Schwierigkeiten, tief in die Meditation zu gehen; psychische Angriffe; beschädigte Aura; Gefühl psychischer Erschöpfung
- + Erwachen der Spiritualität; Steigerung der Intuition; innere Führung; Hilfe für den Zugang zum höheren Selbst, tiefere Meditation, Telepathie

Weckt die eigene Spiritualität und ermöglicht einem, seine religiöse oder spirituelle Praxis weiter zu vertiefen. Fördert den Zugang zum höheren Selbst und bietet dabei psychischen Schutz und eine Heilung der Aura. Für alle Meditierenden sehr zu empfehlen.

Enthält: Angelsword, Boronia, Bush Fuchsia, Bush Iris, Fringed Violet, Green Spider Orchid, Red Lily

PURIFYING ESSENCE – REINIGUNG

- – emotionale und körperliche Vergiftung; fühlt sich belastet; emotionale Altlasten
- + Gefühl der Loslösung und Erleichterung, „innerer Frühjahrsputz"

Löst und bereinigt emotionale Abfälle und restliche „Nebenprodukte", beseitigt angehäufte emotionale Lasten

Enthält: Bauhinia, Bottlebrush, Bush Iris, Dagger Hakea, Dog Rose, Wild Potato Bush

RELATIONSHIP ESSENCE – BEZIEHUNG

- – emotionaler Schmerz und Chaos; Verwirrung; Groll; Blockierung; unterdrückte Emotionen; Beziehungsunfähigkeit
- + bringt Gefühle zum Ausdruck; verbesserte Kommunikation; Vergebung; Durchbrechen negativer Konditionierung aus der Familie; erneuertes Interesse; Vertiefung der Eltern-Kind-Verbindung

Steigert die Qualität aller (besonders der engen) Beziehungen. Löst und beseitigt Groll, blockierte Emotionen und Verwirrtheit, emotionalen Schmerz und Zerrissenheit einer schwierigen Beziehung. Hilft, Gefühle in Worte zu fassen und auszudrücken und die Kommunikation zu verbessern. Diese Blütenessenzen-Kombination durchbricht frühe, negative Konditionierungen aus der Familie und Muster, die uns in unseren derzeitigen, erwachsenen Beziehungen beeinträchtigen. Ein perfektes Folgemittel für Menschen in intimen Beziehungen ist *Sexuality Essence*.

Enthält: Bluebell, Boab, Bottlebrush, Bush Gardenia, Dagger Hakea, Flannel Flower, Mint Bush, Red Helmet Orchid, Red Suva Frangipani, Wedding Bush

SENSUALITY – INTIMITÄT (nur als Spray erhältlich)

-    Furcht vor emotionaler und körperlicher Nähe
+   ermutigt zu Nähe, Leidenschaft und sinnlicher Erfüllung

Fördert die Fähigkeit, körperliche und emotionale Nähe, Leidenschaft und sinnliche Erfüllung zu genießen.

Enthält: Billy Goat Plum, Bush Gardenia, Flannel Flower, Little Flannel Flower, Macrocarpa, Wisteria

SEXUALITY ESSENCE – SEXUALITÄT

-    Folgen von sexuellem Missbrauch; Scham; Verklemmtheit; Furcht vor Intimität
+   erneuerte Leidenschaft; Sinnlichkeit; Freude an Berührung und Intimität; Verspieltheit; Erfüllung

Eine Hilfe zur Auflösung von Schamgefühl und den Folgen von körperlichem oder sexuellem Missbrauch und Trauma. Erlaubt, den eigenen Körper zu akzeptieren und sich darin wohlzufühlen. Befähigt, sich für Sinnlichkeit und Berührung zu öffnen und körperliche und emotionale Nähe zu genießen. *Sexuality Essence* erneuert Leidenschaft und Interesse in Beziehungen.

Enthält: Billy Goat Plum, Bush Gardenia, Flannel Flower, Fringed Violet, Little Flannel Flower, Sturt Desert Rose, Wisteria

SOLARIS ESSENCE – SONNE

-    Furcht und Pein im Zusammenhang mit Feuer
+   Linderung der negativen Wirkungen von Feuer und Sonnenstrahlen

Deutliche Linderung von Furcht und Bedrängnis im Zusammenhang mit Feuer, Hitze und Sonne. Ein hervorragendes Mittel, das man im Sommer und bei längerer Sonneneinwirkung zur Hand haben sollte.

Enthält: Mulla Mulla, She Oak, Spinifex

SPACE CLEARING – REINIGUNG (nur als Spray erhältlich)

–   negative mentale, emotionale und psychische Energien; disharmonische oder unangenehme Umgebung
+   Ausdehnung des heil(ig)en Raumes; Auflösung von negativen und störenden Energien; Schaffung eines sicheren, harmonischen Umfeldes; ermöglicht, sich geborgen und ruhig zu fühlen

Erzeugt eine heilsame, sichere und harmonische Umgebung. Reinigt und befreit das Umfeld von negativen emotionalen, mentalen und psychischen Energien. Sehr bewährt zur Klärung von angespannten Situationen, Harmonisierung von Räumen und Wiederherstellung des Gleichgewichts.

Enthält: Angelsword, Boab, Fringed Violet, Lichen, Red Lily

TRANSITION ESSENCE – ÜBERGANG

–   fühlt sich festgefahren; mangelnde Ausrichtung; Angst vor dem Tode, Angst vor Unbekanntem; nicht akzeptieren
+   Annehmen der Veränderung; Gelassenheit; lindert die Angst vor dem Tode, Hinübergang in Frieden

Hilft, größere Veränderungen im Leben anzunehmen, zu bewältigen und zu durchschreiten. Verhilft zur Wahrnehmung der Ausrichtung im Leben, besonders Menschen, die vor Entscheidungen stehen. Auch Menschen, die wissen, was sie wollen, aber nicht, wie sie es erreichen, werden von dieser Blütenessenzen-Kombination profitieren. Sie lindert auch die Angst vor dem Tode und hilft, mit diesem Thema umzugehen. Somit ermöglicht dieses Mittel, leicht und sanft hinüberzugehen – in Ruhe, Würde und Gelassenheit.

Enthält: Autumn Leaves, Bauhinia, Bottlebrush, Bush Iris, Lichen, Mint Bush, Red Grevillea, Silver Princess

TRAVEL ESSENCE – REISEN (auch als Spray und Creme erhältlich)

-   Desorientierung; fühlt sich persönlich erschöpft und leer; emotionale Folgen des Reisens; Jetlag; Reisekrankheit
+   Erquickung; Zentrierung; Bewahrung und Schutz des persönlichen Raumes

Spricht die Probleme an, die mit Flugreisen einhergehen. Ermöglicht dem Reisenden, ausgeglichen und „startklar" am Ziel anzukommen. Nützlich bei allen Formen des Reisens.

Enthält: Banksia Robur, Bottlebrush, Bush Fuchsia, Bush Iris, Crowea, Fringed Violet, Macrocarpa, Mulla Mulla, Paw Paw, Red Lily, She Oak, Silver Princess, Sundew, Tall Mulla Mulla

WOMAN ESSENCE – FRAU (auch als Spray, Creme und Einnahmespray erhältlich)

-   Stimmungsschwankungen; Abgespanntheit; körperlicher Widerwille; (weibliche) hormonelle Störungen
+   ausgeglichene Weiblichkeit; Ruhe und Stabilität; hilft, Veränderungen zu bewältigen

Harmonisiert Unausgeglichenheiten während der Regel und in den Wechseljahren. Hilft einer Frau, sich selbst, ihren Körper und ihre Schönheit zu entdecken und sich damit wohlzufühlen.

Enthält: Billy Goat Plum, Bottlebrush, Bush Fuchsia, Crowea, Five Corners, Mulla Mulla, Old Man Banksia, Peach-flowered Tea-tree, Pink Flannel Flower, She Oak

STICHWORTVERZEICHNIS

Index

Praktische Hinweise zur Anwendung
(Ergänzung des Verlages[9])

DIE EINNAHMEFLASCHE

Bei einer empfohlenen Einnahmezeit von zwei Wochen benötigen Sie ein 15ml- und bei vier Wochen ein 30ml-Fläschchen, wenn Sie morgens und abends 7 Tropfen einnehmen.

Dosierung:

für Einnahmefläschchen bis 30ml: 7 Tropfen
für Einnahmefläschchen bis 60ml: 14 Tropfen
für Einnahmefläschchen bis 90ml: 21 Tropfen
für Einnahmefläschchen bis 120ml: 28 Tropfen

Die Tropfenzahl gilt für jede Blütenessenz, die Sie in der individuell hergestellten Mischung kombinieren möchten.

Sie können auch Fläschchen mit einem Sprühkopf verwenden. Für die Herstellung eines Raumsprays gilt die gleiche Dosierungsempfehlung.

Herstellung:

1) Erforderliche Tropfenzahl aus dem Vorratsfläschchen (Stock Bottle) in die Einnahmeflasche geben.
2) Geben Sie ein Viertel Brandy (Weinbrand; falls erhältlich: Bio-Brandy) dazu.
3) Das Einnahmefläschchen auffüllen; verwenden Sie Wasser von guter Qualität, Quellwasser oder stilles Tafelwasser (z. B. Volvic, St. Leonhards oder Evian).

---

9 www.g-e.ch

Haltbarkeit – Einnahme – Alkoholgehalt:

Der Inhalt einer solchen Einnahmeflasche sollte innerhalb von 3 Monaten aufgebraucht oder ersetzt werden. Für längere Reisen oder bei Aufbewahrung in einem Fahrzeug während des Sommers verwenden Sie 2/3 (Bio-)Brandy und 1/3 Wasser, oder ein Vorratsfläschchen.

Sobald Blütenessenzen trüb werden, undurchsichtig sind oder sauer schmecken, müssen sie ersetzt werden. Wenn die Pipette nicht mit Zunge oder Lippen in Berührung kommt, bleibt die Blütenessenz ca. 6 Monate haltbar.

Mit jeder Einnahme von Blütenessenzen nehmen Sie positive Blütenessenzimpulse auf, deshalb dürfen Sie sie bei Bedarf beliebig oft einnehmen.

Sollte eine Einnahme unter die Zunge nicht sinnvoll erscheinen oder schwer möglich sein, geben Sie die Tropfen mit etwas Wasser, Tee oder Saft.

Die eingenommene Alkoholmenge ist gering und unbedenklich. Zum Vergleich: Eine reife Banane enthält ca. 40 mal mehr Alkohol als 7 Tropfen aus der Einnahmeflasche. Diese Einnahmemenge entspricht vom Alkoholgehalt her 7ml Apfelsaft.

Wenn Sie den Alkoholgehalt dennoch reduzieren wollen, können Sie, wie Ian White vorschlägt, heißes Wasser verwenden oder anstelle des Brandys 1/3 der Füllmenge pflanzliches Glyzerin, das leicht süßlich schmeckt, aber keine Karies erzeugt. Das Einnahmefläschchen hat damit ungekühlt eine Haltbarkeit von etwa 5 Wochen.

Literaturverzeichnis

Allen, Hannah, *Don't Get Stuck,* Natural Hygiene Press, Florida 1985

Biddulph, Steve, *Raising Boys,* Finch Publishing, Sydney 1998; dt. Ausg.: *Jungen!,* München: Beust ⁹2003

Dethlefsen, Thorwald & Dahlke, Rudiger, *The Healing Power Of Illness,* Element Books, Dorset 1990; dt. Origi-nal.: *Krankheit als Weg : Deutung und Be-deutung der Krankheitsbilder,* München: Bertelsmann 1983 etc.

Green, Dr Christopher, *Toddler Taming,* Doubleday, Sydney 1990; dt. Ausg.: *Komm, wir gehn aufs Töpfchen!,* Bergisch Gladbach: Lübbe 1986

Gruner, Mark & Brown, Eric, *Your Numbers Your Life,* John Bannister Results, Maroochydore 1995

Hay, Louise, *You Can Heal Your Life,* Hay House, Santa Monica 1984; dt. Ausg.: *Heile dein Leben,* München: mvg 1989

Losey, Meg Blackburn, *The Children of Now,* New Page Books, Franklin Lakes, NJ 2007; dt. Ausg.: *The Chil-dren of Now. Kristallkinder, Indigokinder, Sternenkinder und das Phänomen der Übergangskinder,* Hanau: Amra 2008

Miller, Neil Z., *Vaccines, Autism and Childhood Disorders,* New Atlantean Press, Santa Fe 2003

Noontil, Annette, *The Body is the Barometer of the Soul,* Noontil, Melbourne 1994

Odent, Michel, *Birth Reborn,* Pantheon Books, New York 1984; dt. Ausg.: *Erfahrungen mit der sanften Geburt,* München: Kösel 1986

Parker, Jan & Stimpson, Jan, *Raising Happy Children,* Hodder & Staunton London, 1999

Phillips, Dr David A., *Discovering the Inner Self,* Hay House, Sydney 1996; dt. Ausg.: *Gebrauchsanweisung für mich,* Wien: Novy 2007

Ray, Sondra, *Ideal Birth,* Celestial Arts, San Francisco 1985

Ray, Sondra & Mandel, Bob, *Birth & Relationships,* Celestial Arts, California 1987

Rossmanith, Angela, *When Will the Children Play?,* Reed Books, Melbourne 1997

Stevenson, Ian, *Children Who Remember Past Lives: A question of reincarnation,* University Press, Virginia 1987; dt. Ausg.: *Wiedergeburt. Kinder erinnern sich an frühere Erdenleben,* Grafing: Aquamarin 1989; Frank-furt: Zweitausendeins 1992

Thomas, Jan, *Chiron ... on Children,* Cheironia, Ballarat 2001

Verny, T., *The Secret Life of the Unborn Child,* Sphere Books, London 1981; dt. Ausg.: *Das Seelenleben des Unge-borenen,* Frankfurt: Ullstein ¹²1995

Virtue, Doreen, *The Crystal Children,* Hay House, Sydney 2003; dt. Ausg.: *Die Kristall-Kinder,* Burgrain: Koha ²2008

White, Ian, *Australian Bush Flower Essences,* Bantam Books, Sydney 1991; dt. Ausg.: *Bush Blüten Essenzen,* Chieming: Laredo ²1996

White, Ian, *Bush Flower Healing,* Random House, Sydney 1999; dt. Ausg.: *Heilen mit Australischen Bush Flower Essenzen,* Bielefeld: Reise Know-How Verlag 2000

White, Ian, *White Light Essences,* Australian Bush Flower Essences, Sydney 2002

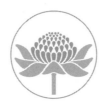

AUSTRALIAN BUSH FLOWER
ESSENCE SOCIETY

Die *Australian Bush Flower Essence Society* wurde gegründet, um Sie mit den aktuellsten Informationen über die Busch-Blütenessenzen zu versorgen. Mitglieder erhalten für eine geringe Gebühr jährlich vier Rundschreiben (Newsletters in englischer Sprache) mit Neuigkeiten über das Busch-Blütenessenzen-Sortiment und Einzelheiten über internationale Workshops. Es gibt auch ein Forum, auf dem Sie durch Veröffentlichung von Fallgeschichten Ihre Erfahrungen mit Blütenessenzen weitergeben können.

Wir freuen uns über Fallgeschichten und Erlebnisberichte; Ihre Beiträge sind höchst willkommen – und werden auch in deutscher Sprache gerne entgegengenommen.

Australian Bush Flower Essences
45 Booralie Road
Terrey Hills NSW 2084
Australien
Telefon (international): +61 2 9450 1388
Telefax (international): +61 2 9450 2866
E-Mail: info@ausflowers.com.au
Internet: www.ausflowers.com.au

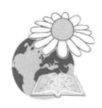

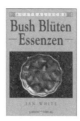
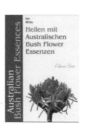
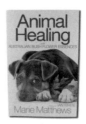

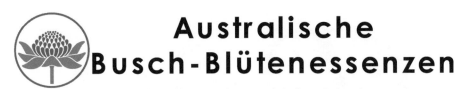
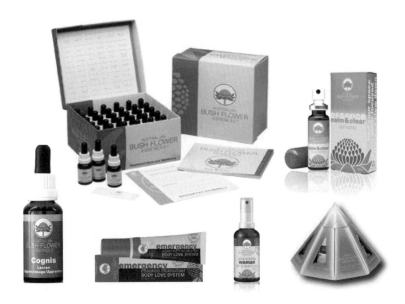

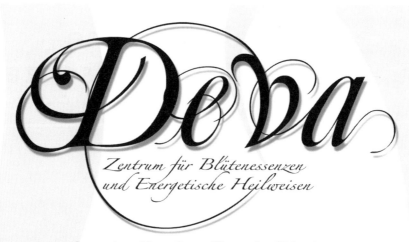

Zentrum für Blütenessenzen
und Energetische Heilweisen

Australische Bush Blüten
von Ian White

sowie

Klassische Essenzen

Wildpflanzenessenzen

Essenzen von Maui / Hawaii

Baumessenzen

LichtWesen®

und weitere Essenzen

aus aller Welt

www.deva-muenchen.de
b.mark@deva-muenchen.de
+49-89- 53 33 37
DEVA
Häberlstr. 20
80337 München
Inh. Beatrice Mark HP

Vertrieb in Deutschland

NEU Onlineshop NEU

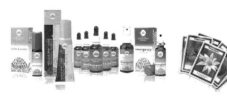

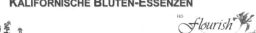

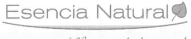

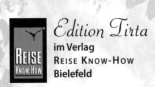
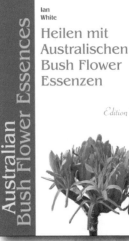
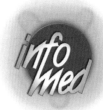
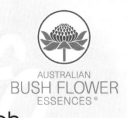